怎样吃水果

fruit

石四维 · 著

U0226473

上海科学技术文献出版社

图书在版编目（CIP）数据

怎样吃水果 / 石四维著 . —上海：上海科学技术文献出版社，2012.4
ISBN 978-7-5439-5331-4

Ⅰ.①怎… Ⅱ.①石… Ⅲ.①水果—食品营养②水果—食物疗法 Ⅳ.① R151.3 ② R247.1

中国版本图书馆 CIP 数据核字（2012）031433 号

责任编辑：应丽春
封面设计：周　婧

怎 样 吃 水 果

石四维　著

＊

上海科学技术文献出版社出版发行
（上海市长乐路 746 号 邮政编码 200040）
全国新华书店经销
江苏常熟市人民印刷厂印刷

＊

开本 890×1240　1/32　印张 9.625　字数 240 000
2012 年 4 月第 1 版　2012 年 4 月第 1 次印刷
ISBN 978-7-5439-5331-4
定价：20.00 元
http://www.sstlp.com

CONTENTS **目 录**

前 言

水果的养生保健

水果的天然营养 / 003
　　人造的不如神造的 / 003
　　身体的最佳平衡状态 / 004
　　水果不能代替蔬菜和正餐 / 005
　　发达国家的膳食平衡盘 / 007
水果的色和香 / 008
　　红橙黄绿白黑各色水果 / 009
　　均匀食用多色水果 / 011
　　水果香味是减压剂 / 011
水果的性和味 / 012
　　对照体质吃水果 / 013
　　水果的五味 / 015
　　瓜果食疗除疾谣 / 016
何时进食水果好 / 017
　　不能空腹食的水果 / 018

饭前饭后吃水果的不同功效 / 019
　　吃水果的四个时段 / 020
　　服药前后不宜吃水果 / 021
运动对水果的需求 / 023
　　运动前后选择的理想水果 / 023
　　运动时常喝的果汁 / 024
启动性能量的水果 / 029
　　水果和人的性取向 / 029
　　番茄红素增加男性精子 / 030
　　石榴苹果保护性功能 / 030
　　小黄瓜清热助性 / 031
　　治性疾的瓜果 / 032
孕妇产妇吃水果补身 / 033
　　孕妇首选性温的水果 / 034
　　孕期吃水果要适量适时 / 036

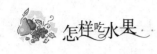

孕期的"营养胎教" / 037

产后渐进吃水果 / 038

老年人吃水果防早衰 / 039

老年人吃水果的宜忌 / 040

吃水果防老年痴呆和老花眼 / 042

祛病延年的水果粥 / 043

老年人吃水果"量少多餐" / 045

护牙护眼的水果 / 046

预防牙龈发炎的水果 / 046

保护视力的水果 / 048

养颜美容的水果 / 049

杨贵妃吃水果成了东方艳后 / 050

给皮肤搭配美容食 / 053

维吾尔族的瓜果美容秘方 / 055

养发美发的水果 / 056

护发乌发的果疗便方 / 056

治白发脱发的果疗便方 / 058

健康美味的果汁 / 059

果汁源自纯水果 / 060

果汁有益身体健康 / 061

混合果蔬汁疗效更佳 / 063

喝果汁的学问 / 066

儿童无需天天喝果汁 / 067

病人慎用果汁 / 068

水果美酒夜光杯 / 069

葡萄酒是最洁净的保健饮料 / 069

果酒制法与功效 / 071

养生养颜的果醋 / 074

美国流行"苹果醋养生法" / 075

醋泡番茄防动脉硬化 / 076

葡萄醋降压降脂 / 076

清热生津的果醋 / 077

果醋能美白除斑 / 077

自制果酱价廉物美 / 078

番茄酱护心脏 / 078

红果酱清血脂 / 079

滋补养血的果酱 / 080

防治癌症的果酱 / 081

养生保健的果粥果泥 / 082

果粥的制法和功效 / 082

打成果泥好吸收 / 089

探病人对症送水果 / 089

针对病情送水果 / 090

送"全方位的健康水果" / 092

水果抗癌疗效好 / 094

水果是最佳防癌食物 / 095

五色果蔬的搭配 / 096

每日3份果蔬降低患癌风险 / 097

番茄红素的防癌功效 / 098

果皮含有抗癌物质 / 098

杏子奇异果是抗癌水果 / 099

放化疗吃水果促食欲 / 101

水果防癌的疗效 / 102

变废为宝的果皮 / 107

苹果的精华在果皮 / 108

橘皮理气化痰 / 109

柚皮健脾消食 / 110

梨皮润肺消痰 / 111

石榴皮收敛止泻 / 112

香蕉皮清肠抑菌 / 112

葡萄皮健胃益血 / 113

西瓜皮清热解毒 / 114

番茄皮抗衰老 / 116

水果的挑选和保鲜 / 116

挑选水果的原则 / 117

挑选水果实例 / 118

水果保鲜实例 / 120

冰箱不是保险箱 / 123

反季节水果和畸形水果 / 124

反季节水果是"激素水果" / 125

不能"以貌取果" / 126

吃当季和当地的水果 / 127

吃畸形水果有碍健康 / 128

烂水果不烂部分也有毒 / 129

水果洗净食用安全 / 130

12 种果蔬最容易被污染 / 131

不洁水果影响男性生育 / 131

洗涤剂洗水果不可靠 / 132

洗净水果的办法 / 132

水果错配"鸳鸯"危害健康 / 134

水果别与海鲜同食 / 134

水果的食用禁忌 / 135

水果的食谱便方

百果之宗——梨 / 143

梨的食谱 / 145

梨的便方 / 148

全方位的健康水果——苹果 / 150

苹果食谱 / 152

苹果便方 / 156

智慧之果——香蕉 / 158

香蕉食谱 / 160

香蕉便方 / 163

水果皇后——草莓 / 164

草莓食谱 / 166

草莓便方 / 167

果之牡丹——荔枝 / 169

荔枝食谱 / 171

荔枝便方 / 174

中国珍珠——葡萄 / 176

葡萄食谱 / 178

葡萄便方 / 179

天下仙果——桃子 / 182

桃子食谱 / 183

桃子便方 / 185

九州名果——石榴 / 187

石榴食谱 / 188

石榴便方 / 189

九标水果——李子 / 190
　　李子食谱 / 192
　　李子便方 / 193
长寿仙桃——奇异果 / 194
　　奇异果食谱 / 196
　　奇异果便方 / 198
长寿食品——山楂 / 200
　　山楂食谱 / 201
　　山楂便方 / 205
抗癌之果——杏子 / 211
　　杏子食谱 / 212
　　杏子便方 / 216
果中极品——芒果 / 219
　　芒果食谱 / 220
　　芒果便方 / 222
热带名果——菠萝 / 223
　　菠萝食谱 / 224
　　菠萝便方 / 229
最甜金果——柿子 / 231
　　柿子食谱 / 232
　　柿子便方 / 235
水果"三友"之一——枇杷 / 238
　　枇杷食谱 / 239
　　枇杷便方 / 240
水果"钻石"——樱桃 / 243
　　樱桃食谱 / 244

樱桃便方 / 247
万能之药——梅子 / 248
　　梅子食谱 / 249
　　梅子便方 / 250
象征吉利的柑橘 / 254
　　柑橘食谱 / 256
　　柑橘便方 / 261
疗疾佳果——橙子 / 264
　　橙子食谱 / 266
　　橙子便方 / 268
天然水果罐头——柚子 / 270
　　柚子食谱 / 272
　　柚子便方 / 273
补血果——甘蔗 / 275
　　甘蔗食谱 / 276
　　甘蔗便方 / 276
宜母果——柠檬 / 278
　　柠檬食谱 / 280
　　柠檬便方 / 282
夏季瓜果王——西瓜 / 284
　　西瓜食谱 / 285
　　西瓜便方 / 289
瓜中之王——哈密瓜 / 290
　　哈密瓜食谱 / 291
　　哈密瓜便方 / 293
后　记 / 294

FOREWORD 前言

人的一生平均消耗六七十吨(1 吨=1 000 千克)食物。食物给人体带来营养,维持生命活动;食品的添加剂、各种污染物以及食物消化吸收后的残渣和代谢废物滞留在体内沉积时,也给人体带来各种毒素,它是体内多余的垃圾。当生成的毒素多于消除的毒素,残留在呼吸系统时,人就会感冒、咳嗽、气管敏感、哮喘;残留在胃肠道,会引发便秘、恶心、呕吐、腹泻;残留在皮肤,会出现斑点、过敏、暗疮、粉刺、湿疹;残留在骨骼,会腰背疼痛、关节痛;残留在大脑,会失眠、焦虑、抑郁、容易疲倦、精神紧张。

为了使身体功能更好地运转,就要进行正常的新陈代谢。平日我们所摄入的食品,如肉、鱼、蛋和谷类等均属生理酸性,如果酸性食品成为每日进食的主要组成部分,必将导致酸过度,体液和血液中的乳酸、尿酸含量增加,使毒性代谢缓慢的物质阻塞在体内。而水果属生理碱性食品,它能使体内的酸碱度保持平衡,启动人体自身的调理。水果纤维能使肠路畅通,不同的水果具有不同的排毒功能,助人排出体内毒素,让身体变得更清洁。

世界上可供食用的水果有 300 多种,中国大陆现有果园 1.5 亿亩(1 亩=666.66 平方米),总产量约 1 亿吨,占世界水果总产量的 17%,居

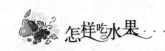

世界第一。卫生部在 2007 年版的《中国居民膳食指南》中，把水果作为膳食的重要组成部分，提出每人每天应摄入多种新鲜水果 200 克至 400 克，而目前在我国经济最发达的上海，城乡居民平均每标准人日消费水果仅 44 克。

水果含有丰富营养，多数可供生食，不需烹调即可享用。不过想当然也会闹笑话。20 世纪我国名将张学良讲过这样一件事：他小时，父亲张作霖在东北边防带兵，人家送来一些香蕉，那时交通闭塞，南方生产的水果大家没见过。有人说这是洋茄子，要凉拌着吃，但那是没有熟的青香蕉，下口涩得不好吃。有人提出要煮来吃，结果糊糊一堆全扔了。还有一次，人家送来一个大食盒，一个叠一个，中间有个大柚子，张学良也没见过，问这个橘子怎么这么大？今天不少人见了有"水果之王"称号的榴莲也会目瞪口呆。英国有个妇女问政府健康官员："对于一个从来没见过的水果，你会剥开它，把它煮开，还是用刀砍它？"现在英国超市对水果的保健功效和食用方法进行标识，连苹果、香蕉这些常用水果也要标识清楚，教人怎样吃水果，尤其是让超重人群学会吃水果，以调整饮食结构，改变英国作为欧洲最肥胖国家的地位。美国纽约市议会也通过一项决议，让低收入社区居民多吃蔬菜水果，帮他们对抗肥胖和其他健康问题。我国香港特区政府每月还给高龄老人发放果金，鼓励他们吃水果抗衰老。

世人食用作为天然食物的瓜果历史悠久。我国现存较早的重要医学文献《黄帝内经》总结古代人民长期与疾病作斗争的经验时提出"五谷为养，五果为助，五畜为益，五菜为充，气味合而服之，以补精益气"。五果就是指桃、李、橘、栗、枣等多种鲜果和干果、坚果，它们在食物结构中能辅助五谷以养人之正气，使人延年益寿。距今 2 200 多年战国时代哲学家韩非子说："树橘柚者，食之则甘，嗅之则香。"三国时魏文帝曹丕也有

"浮甘瓜于清泉，沉朱李于寒水"之句。我国民间有不少关于瓜果的谚语、俚语，如西瓜能清热生津，解暑除烦，有"天生白虎汤"之称；新疆日夜温差大，更有"朝穿皮袄午穿纱，怀抱火炉吃西瓜"的俚语。白虎汤为汉伤寒论方，指西瓜皮与其同功之喻，而春夏伏气发瘟热，觅得隔年收藏者啖之，如汤沃雪。古人还将一些瓜果晒干后制成药材，配方治病，沿袭至今。

目前，我国人民生活已由温饱型向小康型转变，在饮食安排上开始以"五果为助"，但是公众营养知识匮乏。据国家发改委公众营养与发展中心的调查，被认为属于严重缺乏营养知识的"营养盲"有40%，远远多于"文盲"。不少家庭常因营养缺乏，特别是食物中缺少叶酸而导致残疾人出生，殊不知水果含有叶酸。欧洲一些发达国家把发给孕妇水果补助费，预防早孕畸胎列入提高人口素质的健康计划。日本是世界人均期望寿命最长的国家之一，日本人的饮食长寿经中有一条是每天吃水果，特别强调吃含丰富维生素 C 的苹果和橘子。

吃水果大有学问，如何选择水果？吃多少？何时吃？又怎么和其他食物搭配？我国不少人习惯饭后吃水果，这是在吃饱或吃得过饱的基础上，以帮助消化为名，再添加的食物，这部分热量几乎全部被储存，从而加重了超重和肥胖。吃水果也要量体裁衣，和吃药一样都需对症食疗，亦非多多益善，"猛补"会造成身体不适。人们希望吸取更多的自然界的营养成分，来预防疾病，健身增寿，迫切需求食用瓜果的科学知识。因此，今日对水果的研究已引起农林学、食品学、营养学、中医药学和烹饪学等方面的关注。特别是现今科学界提出"有机全球化"的目标，农民开始种植不施化肥和化学农药的有机食品，包括瓜果在内，要求拒绝转基因和离子辐射，保护生物多样性、实施轮作、保护生态环境、防止水土流失等，使人们不久都能享受"有机、健康、环保"的瓜果。

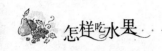

　　本书分两部分：第一部分综述水果的营养成分、保健功效、食用宜忌及食用安全等；第二部分介绍25种常见水果的食用方法，包括食谱（菜肴、点心）和便方，帮助读者调整饮食结构，启动身体的自我净化过程，溶解多余的脂肪，清除身体各种器官（肝、肾、肺、淋巴系统、生殖系统以及皮肤等）的废物和毒素，净化血液，改善血质，促进新陈代谢，清洁并修复整个消化吸收系统，增强消化能力，调整吸收平衡，养生保健，延缓衰老。

　　长寿靠自己，学会使用水果营养保健的自然疗法，健康百岁不是梦。

水果的养生保健

shui guo de yang sheng bao jian

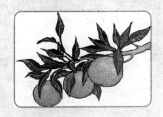

古人赞瓜果

树橘柚者,食之则甘,嗅之则香;树枳棘者,成而刺人。故君小慎所树。

《韩非子·外储说左下》

果之美者,江浦之橘,云梦之柚。

《吕氏春秋》

嚼疑天上味,嗅异世间香。润胜莲生水,鲜逾橘得霜。

唐·白居易《题郡中荔枝十八韵兼寄杨万州八使君》

荔枝新熟鸡冠色,烧酒初开滤珀香。

唐·白居易《荔枝楼对酒》

日啖荔枝三百颗,不辞长作岭南人。

宋·苏轼《食荔枝》

洞庭朱橘未弄色,襄水锦橙已变黄。

宋·梅尧臣《食橙寄谢舍人》

紫箨青林长蔽日,绿丛红橘最宜秋。

宋·欧阳修《责陵书事寄谢三舍人》

梅子留酸轮齿牙,芭蕉分绿与窗纱。

宋·杨万里《闲居初夏午睡起》

香橙肥蟹家家酒,红叶黄花处处秋。

元·无名氏《中吕·喜春来·四节》

水果的天然营养

　　水果是我们日常生活中,膳食的重要组成部分。它是大自然的产物,具有抗衰老的神奇能量,它散发出的香气,能安稳人的情绪,使人心情愉悦,有助美容健康。它含有丰富的营养成分,特别是含有人体必需而又不能自己合成的矿物质,具有强化氧化作用、防止细胞衰老的维生素,以及可以明显降低血液中胆固醇浓度的可溶性纤维——果胶等。长期食用水果对某些疾病的预防和治疗能起辅助的效果,对人体健康十分有益。

　　水果能防病治病保健养生为世人共识。我国早在距今 3 000 多年的商周时代,就有食瓜果的记载,民间有"热天吃块瓜,药物不用抓"的俗语。美国也有句民谚: An apple a day, keep the doctor away(每日一苹果,不用看医生),其实,这里讲的苹果是泛指水果,每天坚持吃水果,可以让你远离许多疾病。如吃苹果除保护肝脏外,还可以延缓记忆力衰退,预防哮喘、糖尿病、心肌梗死和牙龈发炎等。

人造的不如神造的

　　水果含有的天然维生素和市售的维生素制剂是否一回事? 谁的作用大? 制剂能否代替水果? 英国牛津大学曾对 2 万多名患冠心病、动脉栓塞和糖尿病的高危人群进行抗氧化维生素 C、维生素 E 和 β-胡萝卜素作用的随机对照研究,跟踪研究对象 5 年,结果表明,这三种维生素制剂对研究对象的全死因死亡率、心肌梗死发病率、冠心病死亡率、非致死卒中(中风)发病率、卒中(中风)死亡率、肿瘤发病死亡率的降低,无任何作用。

　　营养免疫学专家认为,天然植物中的维生素并非单独起作用,而是与其他维生素和营养素相互联合一起工作。一种维生素补充的过多或

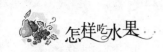

不足,都会影响和削弱其他营养素或维生素的作用。由于化学合成的维生素是与其他维生素和营养素分离的,复方的各成分间的比例也与天然的不尽相同,所以它们不能产生与天然维生素一样的功效。一些外国专家把这种现象称为"人造的不如神造的"。

美国哈佛大学医学院的科研人员近年还发现,健康成人服用多种维生素制剂不仅起不到健身防病的作用,反而可能会对身体造成伤害。一些研究认为,维生素制剂不会起到防止罹患心脏病或癌症的作用,过量服用某些维生素制剂甚至可能增加罹患癌症的风险。如维生素 E 制剂被认为与肺癌有关。我国有位医学专家曾在美国分析了美国 100 万人 10年追踪研究的资料,发现不吃或很少吃水果的人群,肺癌死亡率为经常吃水果人群的 1.75 倍,而且 45~74 岁之间的每个 5 岁年龄组均出现类似的结果。那么到底是水果中的什么成分起到了这样的作用? 是不是天然维生素? 服用市售维生素试剂也能起到相同作用吗? 这位专家进一步分析了肺癌死亡与服用维生素制剂的关系。结果发现,经常服用维生素制剂并不能起到类似的保护作用。专家在分析重度吸烟者肺癌死亡率与进食水果和服用维生素制剂的关系时,发现进食水果仍有保护作用,而服维生素制剂却没有。于是得出下列结论:人工合成的维生素不能代替水果对肺癌死亡的预防作用。不仅如此,过多地服用维生素制剂还可能引致一些副作用,有些甚至非常严重。如服用过量维生素 D 会导致软组织钙化,对肾脏和心血管系统会造成损伤;长期服用维生素 E 易引致血栓等。英国营养学家提出,公众现在购买维生素保健品像买糖一样方便,在摄入剂量方面,应该像其他药物一样对维生素标出限量。

身体的最佳平衡状态

水果是一种低热量食品,除含有维生素外,还有由碳、氢、氧 3 大元素合成的碳水化合物(糖类),包括消化性的糖质和非消化性的纤维。糖质的种类较多,有蔗糖、葡萄糖、果糖等,不少水果的糖分较高,但是水果中含有 70%~80% 是水分,比人体内有 60% 是水分还多,水果中的水分也不是单纯的水,这样糖分的占有率就不太多了。不过水果中的糖分多为单糖,单糖对血糖升降影响较大,糖尿病患者吃水果时就要注意总热量的摄取及糖类的分配。通常 1 只拳头大小的橙、半个柚或 8~12 颗葡萄算是一份的量,其所含的糖和热量相等,糖尿病患者可按此比例选择水果。水果中的膳食纤维是不带有甜性的糖分,它可以促进消化器官的运动,吸收了水分造成膨胀,防止便秘,使大便排出的量和硬度正常。清洁了肠部,不让致癌物质久留体内。膳食纤维还能形成饱腹感和抑制脂肪的吸收,达到减肥和防止动脉硬化、心脏病等功效。成人 1 日约需 20~25 克膳食纤维,主要由水果和蔬菜来提供。

水果中的脂肪和蛋白质含量不高,矿物质种类各异,结合维生素和膳食纤维可由消费者按自己体质来对配。在保持营养平衡时,选择食物要注意酸碱平衡。

水果不能代替蔬菜和正餐

有人认为,水果和蔬菜同为植物性食物,也同是碱性食物,一般讲水果价格比蔬菜贵,肯定营养价值更好,有条件的话,何不以水果来代替蔬菜?就营养价值来讲,水果绝不能代替蔬菜,因为两者的营养各有所长。蔬菜是好几种重要维生素、胡萝卜素和钙、铁、铜、锰、镁等无机盐的主要来源,蔬菜中膳食纤维的含量也很丰富。拿青菜与苹果比,其胡萝卜素高 25 倍、钙高 18 倍、铁高 11 倍、磷高 8 倍;拿菠菜与橘子比,其维生素 B_2 高 4 倍;一般水果的维生素 C 含量还不及辣椒、菜花和豆苗。整体而言,水果中维生素和无机盐的种类和含量均低于蔬菜。另外,蔬菜能有效地促进人体吸收蛋白质、碳水化合物和脂肪,如单吃动物蛋白,人体的吸收率为 70%,若蔬菜加动物蛋白,吸收率高达 90%,而水

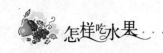

果就起不了此作用。但水果生食,基本不经加工,维生素极少损失,弥补了蔬菜的不足。

水果富含纤维素,不少水果几乎不含脂肪和蛋白质,有些人用水果代替正餐,并无节制地食用,认为既减肥又养颜,岂非一举两得。有个女演员长期拍戏,一日只睡几小时,很少有睡到自然醒的享受。早晨起床难免懒洋洋,没精打采,她起床后的第一件事就是给自己准备一盘新鲜的水果早餐。她说这顿营养丰富的早餐可以让自己振奋精神,还能以内养外,调养身心。其实,从营养学角度来说,单靠吃水果,难以满足人体对维生素和碳水化合物等多种基本营养素的需求,且多数水果含糖分较高,由于其味甜美,很容易吃得过多,其中的糖就会转化为脂肪而堆积在体内,尤其是晚餐大量吃水果,导致脂肪堆积的可能性更大了。

1个成年人每日需要 2 000 千卡(1 千卡=4.184 千焦)的热量,水果热量不要超过 200~300 千卡,占全日总热量需求的 1/10~1/7。每 100 克草莓大约有 30 千卡热量,100 克荔枝可以提供约 90 千卡的热量,若 1 次吃下较多,摄入的热量就不低了。夏天有的女孩只吃西瓜不吃饭,而半个中等大的西瓜,瓜瓤重约 2 千克,等于摄入 680 千卡的热量,约相当于 3 碗半饭,所以不宜把水果当正餐。

同时,人体所需的养分是多种的,如蛋白质、脂肪、碳水化合物、维生素、水等。如单纯地摄入维生素的话,就会造成营养不良,从而导致机体功能紊乱。另外钙、锌、铁等微量元素,在一些水果中含量甚微,长期用水果当正餐,会引起这些微量元素摄入不足,从而引起贫血、女性月经出现不规则或造成头发分叉、免疫功能下降等现象。因此,水果餐只能与正餐搭配。

过量食用水果,还会使体内积蓄大量维生素 C,进而产生草酸。草酸与人体汗液混合排出,会损伤皮肤,使皮肤变得粗糙,严重者会产生药物过敏性皮炎。我国明代药学名家李时珍在《本草纲目》中引用了"儒门事亲"一个例子说：有一富翁家有两个儿子，喜食樱桃，每日都吃近千克，连食半个月后，大儿子得了肺痿，二儿子得了肺痈，不久相继而死。李时珍评论道："百果之生，所以养人，非欲害人。富贵之家，纵其嗜欲，两死是何？"再好的食物，吃得过多，都会适得其反。

发达国家的膳食平衡盘

那么一日要吃多少水果呢？西方一些国家的水果推荐摄入量为每日7份，总量大体在450~500克之间。我国营养学家按目前国民的膳食状况推荐的每日水果摄入量为100~200克，有的营养学家综合中外的差异，主张每日至少吃200~400克水果，也就是相当于一个中等大小的苹果、梨或桃子，并提出一日要分四五次吃。

保健专家在解释"氧化"与"抗氧化"的概念时说："就像铁在空气中容易氧化生锈一样，人吸入氧气后也会在体内发生化学反应，产生大量对人体有害的自由基，这种氧化作用正是人们老化以及患各类慢性病的重要原因。为避免氧气的这一副作用，抗氧化就成为必需。"而水果因含丰富的胡萝卜素、维生素C和生物类黄酮等，具有很强的抗氧化能力，但是水果的这种抗氧化能力并非吃一次就能"一劳永逸"。以维生素C为例，维生素C为水溶性营养素，由于排尿等因素，平均2小时就需要补充1次。理论上说，1日除去8小时的睡眠时间，工作、生活还有16小时，就应该补充8次，但在现实生活中，很少有人能达到每日吃8次水果的理想状态，能做到吃4次就不错了。如果每日吃1~2次水果，吃够200~400克的量也可以了。抗氧化成分较多的水果有西瓜、番茄、苹果、葡萄等，可以消灭或减少人体内的自由基。

发达国家的膳食指导方针中，把水果作为蔬菜一部分，提出每日的食用量推荐。英国食品标准局的"膳食平衡盘"里，水果、蔬菜占每日食物摄入量的1/3以上，即每日应该吃至少400克以上的水果、蔬菜，无

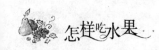

论选择哪种形式的果蔬,例如新鲜果蔬、冷藏果蔬、干燥果蔬、果蔬汁,或是果蔬罐头都可以。美国农业部的食物消费金字塔是每日吃水果2~4份,每份100克。日本农林水产省和厚生劳动省的健康饮食指针是每日吃水果2客,每客相当于1只橘子或半只苹果。

如何衡量自己每日吃够足量的水果、蔬菜?1个苹果、梨、橙、香蕉,2个李子,半个柚子,1片瓜类或菠萝,以及其他同等大小的水果,重量大约都在80~100克。此外,还有150毫升果汁、一串葡萄、樱桃,或者吃一份色拉。如果你在正餐中比较注意补充蔬菜,那么基本能够保证160~200克的摄入量,适量增加一些佐餐的水果,就能轻而易举达到400克的果蔬摄入。

专家建议,一日吃1个苹果,它有抗饥饿、防止热量过剩的作用;1根香蕉,它富含维生素B$_6$,还能促进肠道有益细菌的生长;100克葡萄,它能帮助身体摄入有机酚类物质,防止血液黏稠。另外,可以在早餐时,粥里放1把干果,或是吃半串葡萄或半个苹果,也可以喝1杯果汁;午餐时吃1份色拉或1份香蕉三明治;晚餐时多吃些蔬菜,特别在吃鱼、鸡和猪肉时,至少要同时吃两种以上的蔬菜。在看书、看电视或上网浏览时,也可加个苹果补充营养。

水果的色和香

近年各国科学家和心理学家对颜色和香味都有深入细微的研究,认为水果的颜色和香味也是一种能量,包含有一种与疾病作斗争的武器——植物营养素。根据水果的色泽和香味,亦即用人的视觉和嗅觉来区分不同的植物营养素对机体不同的功效,最大限度地摄取颜色和香味具有的能量,有益改善人们的心情。因此,水果自然浑成的色泽,看起来赏心悦目,闻起来清新香甜,吃起来可口美味。

红橙黄绿白黑各色水果

在多彩的自然界,数以百计的水果中,红、橙、黄、绿、白、黑各领风骚,它们均具独特的营养价值。

红色是多彩之首,在营养和医药价值上,红色水果也一点不比绿色或其他色彩的水果逊色。红色能刺激和兴奋神经系统,它能让人联想到爱情和激情,还能增加肾上腺素分泌和增强血液循环。红色水果如苹果、番茄、红枣、山楂等,它们均含有丰富的胡萝卜素。胡萝卜素具有抗氧化能力,它具有捕捉人体内氧自由基、参与维生素 A 的合成等功能。因此,能增强人体组织中细胞的活性和具抗衰老、调节免疫力和增强抗病力的作用,尤其能防止黄斑变性。番茄、西瓜、葡萄柚等水果的红色果肉中,医学上证实,它有防治口腔癌、乳腺癌和胰腺癌的功效。近年番茄红素被用来防治晚期或浸润性前列腺癌,效果十分显著。

红色水果较其他色种水果优越的地方是,它不仅是改善焦虑情绪的良药,还是一种富含补血铁质的天然补剂。如苹果、西瓜等适合抑郁症患者食用;大枣、樱桃等适合贫血患者,也适合女性经期失血后的滋补;番茄、草莓、苹果还能促进血液循环,振奋心情。红山楂中含有的一种黄酮类物质,有明显的扩张冠状动脉和降压强心功效。因此,高血压、心脏病患者可多食山楂。冬天吃山楂、番茄等红色水果,还可防治感冒。另外,粉红色象征爱和女性气质,在人们希望感受爱和温暖并变得温柔时,可以选择桃子等粉红色水果。美国心脏协会还把 2 月 4~10 日定为"全国红色食物周",以鼓励人们多吃红色水果蔬菜,加深对红色果蔬有益心脏健康的认识。

橙色是最能刺激食欲的颜色,在心情灰暗或感到担心时,橙色能使人产生活力,振作起来,调节情绪,减轻身体疼痛和敏感性,有助于肌肉松弛。橙色的水果主要有橙、柑橘、芒果、杏子等。人们如用眼过度,出现

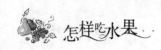

眼睛疼痛、干涩、发胀等问题，可多吃橙色水果，防止视觉疲劳。

黄色可刺激神经和消化系统，有助于提高逻辑思维能力和增强自信，对青少年集中精力和提高学习兴趣也有帮助。黄色水果有香蕉、柠檬、木瓜、柿子、菠萝等。黄色水果所含的胡萝卜素比蔬菜中的胡萝卜素更易被人体吸收，而且能更好、更全面地转化为维生素 A，为人体所利用。儿童缺乏维生素 A 会影响视力和身体发育，还会经常感染呼吸系统疾病。

绿色象征环保，富有生机与活力，有利于稳定心情和减轻紧张情绪，起到镇静作用，对晕厥、疲劳与消极情绪均有一定的克服作用。绿色水果有鳄梨、青梅等，尤其是梅子色青味酸甜，具有生津敛阴、柔肝开胃除烦的作用。

白色是调节心情的"灵丹妙药"，有助保持乐观心态，并能激发创意。白色水果如白梨、莲藕是秋冬防燥良药，有美肌润肤、润燥去火、润肺生津、清热解毒的功效。

黑色保护身心、强精固气、滋阴补阳，令人沉着自信。黑色水果富含多种维生素和硒、铁、钙、锌等物质，具有防癌、抗癌、抗氧化、抗衰老等功效。如桑葚含有多种氨基酸、维生素及有机酸、胡萝卜素等营养物质，矿物质的含量也比其他水果高出许多，主要有钾、钙、镁、铁、锰、铜、锌等。桑葚具有增强免疫、促进造血红细胞生长、防止人体动脉及骨骼关节硬化、促进新陈代谢等功能。乌梅含有丰富的维生素 B_2 和钾、镁、锰、磷等，并含有大量有机酸，经肠壁吸收后会很快转变成碱性物质，是当之无愧的抗衰老食品。它所含的有机酸还能杀死侵入胃肠道中的真菌等病原菌。黑葡萄的保健功效更好，它含有丰富的钙、钾、磷、铁以及维生素 B_1、维生素 B_2、维生素 B_6、维生素 C 等，还含有多种人体所需的氨基酸。常食黑葡萄对神经衰弱、疲劳过度大有裨益，也是妇女、儿童和体弱贫血者的滋补佳品。

均匀食用多色水果

水果的颜色不同,含有的营养素也会不同,重要的是红、橙、黄、绿、白、黑等颜色本身就是营养素,也是能量的源泉。水果的深颜色透出的植物化学反应中隐藏的各种维生素和无机物是及时清洗我们体内老化物的清洁剂,也是防止细胞老化的强烈的抗氧化剂。最有效的吸收水果营养素的方法是不要只吃一种颜色的水果,而要均匀食用多种颜色的水果,就是吃"彩虹颜色"的水果。

每种水果的营养成分,不可能像人工制造得面面俱到,自然界往往各有偏重,如草莓富含维生素 C,100 克草莓含 60 毫克维生素 C,已足够 1 个人 1 日所需量,但草莓含维生素 B_1、维生素 B_2 较少,脂肪和蛋白质的含量更少,若老是只吃这一种颜色的水果,营养不够全面,与其他颜色的水果搭配使用效果更好。所以每周有规律地吃不同颜色的水果,或几种颜色的水果巧妙地一起食用,可以最大限度地提高水果的功效。不仅可以获得不同种类的维生素,还可以同时获得很高的抗氧化效果,尤其是记住按季节多吃几种颜色又鲜艳又深的水果,健康收益会倍增。

水果香味是减压剂

人人喜闻水果的清香味,有些水果的特殊香味更受人青睐。人们常在新的橱柜或家具放些菠萝皮,或在新装修的房里放几个菠萝,在冰箱里放些橘皮,都有消除异味的功效。其实水果香味最大的功效是提神醒脑,使长时间紧张工作的人为之精神一振,如浓郁的葡萄柚香味使人精神愉悦,香蕉味能帮助人体制造"开心激素",有助于稳定情绪、解除焦虑。不少演员在演出前常会闻闻香蕉来"压惊",避免演出时怯场。一些求职面试者,往往也先吃 1 根香蕉,以便缓解紧张的情绪,稳定心态,提高信心。法国《女性》杂志还建议,不妨在办公室里放点能散发出香味的

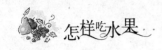

东西,以提高工作效率,如香橙、柚子的味道会消除紧张不安感,还有制怒作用。

人一紧张,血压紧跟着就上升,一些水果富含钾能保持人体电解质平衡及酸碱代谢平衡,使神经肌肉兴奋性维持常态,协调心肌收缩与舒张功能,是降低血压、防止肌肉痉挛、保护血管的"良药"。此外,紧张与体内缺乏镁也有一定关系,而一些水果中含有的镁正好具有消除疲劳、缓解紧张的效果。美国科学家研究证实,连续1周每日吃2根香蕉,可使血压降低10%。对无糖尿病的老高血压者,如每日吃5根香蕉,其降压效果相当于降压药日服用量产生疗效的50%。对于抑郁症患者,平时多吃香蕉,也会使悲观失望、厌世烦躁的情绪有所舒解。而香蕉的香味正是引导你脱去它的外衣。

水果的香味对年轻人也有很大的引诱力,闻香味谈情爱极富浪漫色彩,而学生考试压力大时,也需要香蕉、葡萄、柑橘、菠萝、芒果、苹果、草莓这些有速效性能量的水果来消除大脑和心理疲劳,改善大脑供氧,缓解不良情绪。考试期间,学生的食谱应适量增加水果的量,最好每天都有水果,如1~2个苹果或柑橘、10多个草莓或1个芒果,这些水果香味浓,吃了会使体内酸碱达到平衡,减轻心理压力。一些含有铜、锌等微量元素和较多不饱和脂肪酸的水果,还能激活大脑的神经反射活动,补充大脑营养,强健大脑系统,缓解由于长期脑力活动带来的疲劳,学生也能增强记忆力。

水果的性和味

日常食物可分两大类:酸性食物和碱性食物,前者以谷类、肉类、鸡、鸭、鱼、蛋为代表,后者主要指水果、蔬菜、豆类和奶类。偏吃酸性食物,会使体内的乳酸代谢物增高,堆积酸毒,不仅增加了钙、镁、钾等碱性元素的消耗,还会使血液黏度升高、胆固醇沉积在血管壁,引发多种疾病。水果也有酸味,那是因为水果含有机酸如柠檬酸、苹果酸等,这些有机酸能在体内完全代谢,最后只剩下钾;有些有机酸如枸橼酸、抗坏血酸(维生素 C)、草酸等在体内可完全代谢成二氧化碳、水和能量排出体外,也可抵消过多的酸性成分,维持血液呈弱碱性的生理状态,使酸性和碱性两类食品保持良好的平衡。

不过有些营养学家认为,果蔬能够预防慢性疾病的发生,是因为它们产生能量低,而且含有丰富的维生素、矿物元素、膳食纤维以及对健康有益的植物化学物质,而不是酸碱平衡的作用。但是对大量摄取酸性食物的人,更需要饮食中含有水果,让身体能保持最佳的平衡状态。

作为碱性食物的水果有寒、凉、温、热四种属性,介于寒热之间的则为平性。中医学也将人的体质分为热性、寒性或实性、虚性。吃水果按体质强弱、肠胃状态和年龄大小因人而异。中医学强调均衡、阴阳调和,体质偏热的人要多吃寒凉的水果;体质偏寒的人,自然要多吃温热的水果;更多不寒不热的人可随选平性的水果。不管吃哪类水果,只要不过量,一般都不会有大碍。

对照体质吃水果

热性体质的人平时易面色赤红,常怕热,易出汗,长期体温偏高,眼睛有血丝,容易失眠,舌苔黄厚,口干口臭,嗜喝冷饮,易嘴破生疮,体味重,尿少色黄,易便秘,女性经期常提早且量多、分泌物浓而有异味、烦躁易发火等。寒凉性水果有助清热泻火,使人体能量代谢率降低,让热量下降。西瓜是最佳选品,它含大量水分、多种维生素、氨基酸和糖分,具有清热解暑、利水消肿、爽利解渴等功效。常食适量西瓜,可降低血压和胆固醇,促进新陈代谢,能软化及扩张血管。同属寒性的水果有甜瓜、柚、柿子、奇异果、杨桃、桑葚、香蕉、番茄、莲藕等,属凉性的水果有草

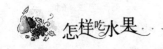
莓、芒果、橙、罗汉果等。

寒性体质的人平时脸色苍白，舌色淡红，畏寒，手脚经常冰凉，不易口渴，不爱喝水，出汗少，尿少色淡，易腹泻，女性月经期常延迟且天数较多、多血块、体力差、极易疲倦等。应选择偏温热性的水果，有枣、栗、桃、杏、龙眼、荔枝、樱桃、橘、杨梅、石榴、菠萝、木瓜等，热性水果中榴莲最佳。这些水果都有人体必需的营养物质，具有生津止渴、养血益气的作用。以桃为例，其蛋白质、钙、磷、铁、胡萝卜素、维生素 B_2、烟酸、维生素 C 含量丰富，还含有苹果酸、柠檬酸、葡萄糖、果糖等营养成分。桃是低热量、低脂肪，可预防肥胖、糖尿病、心脏病，还能活血化瘀，适宜于女性因过食生冷而引起的痛经。桃所蕴含的温和果酸可以帮助肌肤锁住水分、清理毛孔、延缓色素沉淀、预防皱纹。富含维生素可促进血液循环和细胞分化使面部明亮，而有美容功效。

实性体质的人往往中气十足、精力充沛、舌苔较厚重、偶有口干口臭，呼吸气粗、腹胀、心胃之间常有压迫感。和热性体质的人一样，适合多吃性平、性凉的水果，如梨等；不要吃太多温热性的水果，如荔枝等。

虚性体质的人往往说话有气无力，食欲不振，舌苔少，手心脚心常有温热感，女性经量少、常迟来、腰酸背痛、头晕目眩。和寒性体质的人一样，适合多吃性平、性温热的水果，如红枣等，少吃寒凉性的水果，如芒果等。

中性体质的人气色良好，四肢温暖，嘴不干，舌苔少，口不臭，无烦恼，无疲劳，尿液浅黄，排便正常，女性月经正常、色鲜红。选择水果范围较广，最适合的平性水果有苹果、甘蔗、葡萄、梅、李、枇杷、无花果、椰子、柠檬、山楂等。这类水果开胃健脾、补虚、易消化，可长期食。苹果的营养成分极丰富，含有糖类、蛋白质、钙、磷、铁、锌、钾、镁、硫、胡萝卜素、维生素 B_1、维生素 B_2、维生素 C、烟酸、纤维素等，可止泻通便，对女性经期常见的便秘很有疗效。在皮肤护理中，还能去痘和消除黄褐斑。

水果的五味

水果的五味即甘、酸、咸、苦、辛五种滋味,另外还有淡和涩两种味道,不过习惯还是称五味,各有对应的人体器官和功效。

甘味 中医学认为,甘味入脾经,有滋养补血、补充热量、解除肌肉疲劳、调和脾胃和止痛解毒等作用。代表水果是大枣、龙眼、荔枝和香蕉等,但过食后会壅塞、滞气,不仅使血糖升高和胆固醇增加,并且还会引起身体缺钙及维生素 B_1 的不足,也会导致肥胖。

酸味 中医学认为,酸味入肝经,有收敛固涩、健脾开胃、促进食欲等作用,并可增强肝脏功能,提高钙、磷元素的吸收,代表水果是柠檬、橙、乌梅等。食用过量可引起胃肠道痉挛及消化功能紊乱,脾胃虚弱者宜少食,另外,过食也会损伤筋骨。

咸味 中医学认为,咸味入肾经,有软坚散结即让坚硬块状物软化的作用,并有调节人体细胞和血液的渗透平衡及正常的水钠钾代谢作用,代表水果是坚果栗子,食用过量会导致血液凝滞。

苦味 中医学认为,苦味入心经,有解除烦躁、清热解毒、泻火通便、利尿及健胃等作用,代表瓜果是苦瓜,它含有一种蛋白质能增加免疫细胞活性,清除体内有毒物质,但多食会引起腹泻、消化不良等,胃病患者慎用。

辛味 中医学认为,辛味入肺经,有发散、行气、活血的作用,还能促进血液循环和肌体之代谢、祛风散寒、解表止痛,代表水果是金橘,可治疗感受风寒。但食之过量会刺激胃黏膜,并可使肺气过盛,火气上升。患有痔疮、肛裂、消化道溃疡、便秘及神经衰弱者慎食。

水果的味和水果的性结合起来,才能发挥效用。如同样是凉性水果,作用相近皆可清热,但味不同时作用就会不同,不同的病症所选择的性味亦不同,例如火气大、口干喜喝冰水,可选择吃性味甘凉的梨;如果体虚头晕、面色苍白、腰酸，则可选吃性味甘温的龙眼。所以选择水果时只有性味一致，作用才会相近，再加上与自己体质搭配适合，才能达到调理身体的目的。

 ## 瓜果食疗除疾谣

我国对瓜果的性味结合食疗除疾有一首民谣：

瓜果是个养生宝，四性五味疾病疗。

西瓜汁多当饮料，消暑利尿除百病。

黄瓜祛脂减肥妙，冬瓜消肿又利尿。

苹果止泻又开胃，助消化来补身体。

柑橘消食顺气血，止渴润燥清口胃。

草莓健胃又补脾，气血和顺益身体。

香蕉通便清内火，润肠能使血脉和。

葡萄安胎又利尿，还助消化疗效好。

桃子活血并补气，润燥还能健身体。

杏子治阴虚内寒，补充胃酸食欲畅。

樱桃酸甜又可口，提神健胃富营养。

椰子果汁能止渴，既可防暑又清火。

菠萝止渴又解乏，疏通肠胃益处多。

枇杷味美治哮喘，孕妇食之能助产。

生梨润喉又化痰，梨汁止渴润心肺。

李子止渴又生津，多食反而会伤身。

梅子解渴能清心，乌梅生津又安神。

山楂消食又降脂，抗癌健胃散淤滞。

奇异果能预防癌，常食还能治胃病。

番茄补血助容颜，健胃消食又生津。

藕节止血又散瘀，能治咳血止血痢。

桑葚补肝又健肾，养血明目又生津。

无花果中有琼浆，能防亦治高血糖。

柿饼清热又健脾，止渴补血舒脉理。

罗汉果小功效大，润喉止渴把痰化。

红枣补脾又生津，活血和胃益气顺。

核桃润肺生乌发，滑肠补肾强腰身。

桂圆健脑又养心，补中益气营养多。

白果益肝又平喘，银杏缩便白带无。

板栗充饥又滋补，山区佳果数第一。

瓜果各味能治痰，合理食之收效益。

偏食多食反有害，适量对症才开胃。

何时进食水果好

何时进食水果？是空腹、餐前、餐后，还是两餐之间？其实，只要在食物总能量不超标的基础上，胃里又感觉舒服，一般讲什么时候吃都可以。若从治疗角度考虑，应在饭前或饭后1~2小时吃水果。如果是促进消化，则可在饭后半小时食用；如是吃有助睡眠的水果，那就临睡前食用。

水果中糖的主要成分是果糖和葡萄糖，无需通过消化、分解，直接进入小肠就可被吸收。而其他含淀粉及蛋白质成分的食物，则需要在胃里停留一段时间进行消化，如果饭后马上吃水果，消化慢的淀粉和蛋白质会阻塞消化快的水果，所有食物一起搅和在胃里，水果在体内会产生发酵反应，会出现胀气、便秘等症状，给消化道带来不良影响。

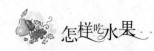

 不能空腹食的水果

进食水果的黄金时间虽是在早晨空腹时，可让身体直接吸收水果的营养成分，但水果多为酸味，对于胃酸过多或胃功能较弱的人，空腹食水果可能伤胃。下列水果不能空腹食，它们是：

橘子 橘子含有大量糖分和有机酸，空腹时吃橘子，使胃酸猛增，刺激胃黏膜，造成胃胀满、嗳气、吐酸水。

甘蔗 空腹时吃甘蔗过量，使体内突然渗入大量高糖分，易发生"高渗性昏迷"。

鲜荔枝 空腹时食过量鲜荔枝，会得突发性低血糖急性中毒即"荔枝病"，并易发热，加重便秘。

柿子 柿子含有柿胶酚、果胶、鞣酸和鞣红素等物质，具有很强的收敛作用。胃空时遇到较强的胃酸，容易和胃酸结合凝成难以溶解的硬块。小硬块可随粪便排出，若结成大的硬块，易引起"胃柿结石"，称"柿石症"。结石会引起胃黏膜充血、水肿、溃疡，严重者可引起胃穿孔。

番茄 番茄含有大量的果胶、柿胶酚、可溶性收敛剂等成分，易与胃酸和胆汁发生化学反应，凝结成不易溶解的块状物。空腹生吃番茄，这些硬块可堵塞胃的出口幽门，使胃里压力升高，造成胃扩张而使人感到胃胀痛或诱发胆结石。

山楂 山楂的酸味具有行气消食作用，但空腹食用，不仅耗气，而且会增加饥饿感并加重胃病。

石榴 石榴的酸味空腹会影响胃口，特别是胃酸过多的人不容易接受。

香蕉 空腹不宜大量吃香蕉，因它含大量镁元素，会使血液中含镁量骤然升高，造成人体血液内镁与钙的比例失调，对心血管有严重抑制作用，引起明显的麻木、嗜睡乏力等症状。

饭前饭后吃水果的不同功效

只要不是特别酸涩的水果,均可饭前吃。水果是低热量食物,其平均热量仅为同等重量面食的 1/4,同等猪肉等肉食的约 1/10,先进食低热量的食物,就比较容易把握总的摄入量。另外,胃在饭前都已基本排空,吃了水果,其中的糖类在体内会迅速转化为葡萄糖,极易被机体吸收。随着血液中糖含量的升高,大脑对胃中空虚的感觉会逐渐降低,再加上水果中的膳食纤维能给胃一种饱腹感,从而抑制了旺盛的食欲,到正常用餐时自然就不会吃得过多,达到辅助减肥目的。同时,吃水果还会将体内油脂带走,减少对脂肪性食物的需求,也减少对肠胃伤害,避免肠胃的胀气不舒服,并间接地阻止了过多的脂肪在体内囤积。

美国宾夕法尼亚州立大学教授朱莉·弗勒德认为,饭前吃水果可帮助人们减少热量摄入,而且吃整个水果要比喝果汁更有效。在常见的水果中,苹果的减肥功效比较理想。这项研究把体重正常的受试者分成 3 组,在 5 周的时间里,第一组人午餐前什么都不吃;第二组人午餐前每人吃 1 个苹果;第三组人午餐前吃苹果酱或喝苹果汁。15 分钟后,3 组人吃同样的午餐,餐后,研究人员对这些人体内的热量进行测量后发现,饭前吃 1 个苹果的人,摄入热量要比另外 2 组人少 187 卡路里,确定午餐前吃苹果可减少热量摄入并防止肥胖。

进餐时吃水果,可以把它当成菜肴的原料,或者作为一道餐后甜点少量食用。如果用水果替代部分蔬菜,因为水果比蔬菜能量高一些,这时就需要注意控制一餐的总能量。由于很多水果中含有膳食纤维,饭后吃水果对那些荤多素少的不良饮食结构是一个补充。一些酒足饭饱有油腻感的人,那时吃些酸甜可口、凉爽宜人的水果会觉得舒服些。但是糖尿病患者饭后不要吃太甜的水果,以免加重餐后血糖升高。

对一些吃工作餐的上班族来说,忙了一上午,午餐中最好加一份水

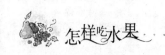

果,如 1 个苹果或 1 根香蕉,缓解紧张和疲劳。有些上班族选择方便面代餐,饭后应吃些水果,如苹果、草莓、橙、奇异果等,可以弥补维生素和矿物质的不足。爱喝下午茶的人,西瓜汁、葡萄汁、柠檬汁都是煮茶的极好原料,香蕉蛋糕也是相配的最佳点心。

总之,成年人在饭前吃水果,会有饱足感,可减少之后的食物摄取;饭后吃水果,则可帮助消化,只要吃得合适,对身体都有益。对正处于长身体的儿童和一些脾胃虚寒的妇女,就不宜或不适应饭前吃水果,这部分人群可在两顿饭之间加食 1 次水果。

吃水果的四个时段

空腹吃水果通常安排在早餐前 10 分钟。此时吃水果可增进维生素的吸收,同时水果中的果酸也起到开胃的作用。有些白领不爱吃早餐,用水果开胃,可选不太冷或太酸的水果,如苹果、梨、香蕉、葡萄等,吃来涩味不浓、酸味不强。有胃病的人,不宜在这个时段吃水果。

第二个时段是上午 10 时左右。这时正是工作压力大的时间,多数人会感到心情烦躁,此时如吃个水果,它的酸甜滋味可让人感觉神清气爽,有助于缓解紧张和急躁情绪。

第三个时段是午后 1 小时。此时吃水果有助消食,可选择富含蛋白酶的菠萝、奇异果以及有机酸较多的橘、杏、柠檬、山楂等。

第四个时段是下午 4 时左右。此时容易饥饿,水果可作为下午加餐,让一日的工作劳累和紧张得到缓解和放松。在水果的选择上,和早餐前吃的水果差不多,如怕生冷,可在吃水果前喝 1 杯热水,保证胃肠舒适。

正常人每日进食 1~3 次水果均可。糖尿病患者在血糖稳定的前提下,每天可在两餐间、饥饿时或体力活动后,摄取 1 次低糖型或中等量糖的水果,如西瓜、苹果、梨、奇异果等,不宜在饭前或饭后立即吃水果。糖友要把握住吃水果的标准线,空腹血糖小于 7.8 毫摩尔/升,餐后 2 小时血糖在 10 毫摩尔/升以下,以及糖化血红蛋白 7.5%以下,病情稳定,不常出现高血糖或低血糖的患者,可以适量选用含糖量低、味道酸甜的水果,数量约 200 克。对于血糖高、病情不稳定的患者,只能选用含糖量在 5%以下的水果,如草莓、番茄、黄瓜等。家中有血糖仪的患者,如果在吃水果前和吃水果后 2 小时测一下血糖或尿糖,对了解自己能否吃此种水果和吃得是否过量,是很有帮助的。

办公室人群喜欢在两餐之间吃点小零食,他们常在上午 10 时和下午 3 时左右有点饥饿感,吃点零食也不会对下一餐有影响。西方国家的上班族认为,工作之余来点小零食,不仅充饥,有时还是种习惯和对抗压力的方式。他们的零食依次为薯片、虾条、饼干、巧克力。营养专家认为,零食首先应是坚果和水果。水果是最好的零食,但很多人嫌带水果麻烦,可买包装的水果干,如葡萄干、杏仁或核桃、腰果等坚果。坚果中含有丰富的亚油酸成分,可帮助脑部血液畅通,还含有丰富的蛋白质和植物油,能够饱腹。

服药前后不宜吃水果

服药前后 1~2 小时最好不要吃水果,也不要用果汁来送服药片。因为多数水果含柠檬酸和苹果酸,它们会改变肠道中的酸碱环境,进而间接影响到药物作用。如果汁中富含的果酸会加速抗生素溶解,不仅降低药效,还可能生成有害的中间产物,增加毒副作用。阿司匹林会妨碍乙醛氧化成乙酸,造成人体内乙醛蓄积,不仅加重发热和全身疼痛症状,还易引起肝损伤。而果汁则会加剧阿司匹林对胃黏膜的刺激,诱发胃出血。

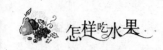

没有熟透的水果中含有大量有机酸，对酸敏感的药物与这些水果一起服用，可能会导致药物完全或部分失效。水果中还有些成分会干扰人体内的代谢酶，使药物代谢酶活力下降，药物浓度在体内升高，产生不良反应。另外，水果中一般含有一些矿物质，如钙、镁离子，这不利药物吸收，特别是对矿物质成分比较敏感的药物影响较大。例如在服用维生素 K 时，不宜吃橘子，因为橘子中的维生素 C 会使维生素 K 分解破坏；服用磺胺类药物、螺内酯（安体舒通）、氨苯喋啶和补钾药物时，均应忌食橘子，因为富酸味的橘子易使药物在人体泌尿系统结晶，损伤肾脏；服用利尿剂时，也勿同时吃富含钾的香蕉，会使体内钾蓄积更严重，易诱发心脏、血压方面的并发症；服用阿司匹林、布洛芬、糖皮质激素、白术等药时，不宜吃桃子；服用四环素时，忌食葡萄。

有些水果可以干扰许多药物在体内的代谢，不仅能使血液中的药物浓度增高，还会影响肝脏解毒功能，从而引起头昏、恶心、心悸、倦怠乏力、低血压、卒中（中风）及心脏病发作等不良反应。如富含维生素 C 的柚子，也含有一种活性成分，可与某些药物共同竞争肝脏中的 P_{450} 酶用于代谢，这种酶在肝内是有限的，如果在服药期吃太多柚子，就会消耗过多的 P_{450} 酶，干扰药物的正常代谢。因此，服药前 3 日和服药后 6 小时内都应避免吃柚子和西柚汁。特别是对他汀类降脂药物、钙拮抗剂类降血压药、安定类药、抗组胺药、免疫抑制剂等影响最为明显。柚子还会阻碍女性对避孕药的吸收，美国一项研究显示，女性在服用避孕药前后，食用 2~3 个柚子，或直接用 1 大杯柚汁送服避孕药，或服药期间经常吃柚子，则可能达不到避孕的效果。

另外，一些青涩的水果中存在较多的鞣质成分，如柿子、苹果、杏等，这种成分容易和药物发生化学反应，导致药物在体内聚集沉淀，溶解度变小，从而降低药效。

运动对水果的需求

运动是现代人的必需课,连汽车族也会扔掉驾驶盘,迈开双脚在运动场跑步。今日无论是健身还是健美都为年轻人青睐,也为中老年人关注。专业运动员由营养师按其运动项目和强度制订出科学的饮食方案,对广大民众来说,不同年龄层次也要按运动需求安排相应的食谱。在至关重要的营养素中,富含大量维生素和矿物质的水果是首选食品。在运动前、运动过程中和运动结束后,因人而异安排好能量摄取和消耗,以保持运动前后体重的一致性。

运动前后选择的理想水果

运动前的正餐通常在运动前 2 小时食用高碳水化合物和低脂肪且易于消化的食品。但早锻炼不可能吃了 2 小时后再起步,而空腹锻炼常会导致头晕眼花,出现“运动性低血糖”及晕厥。吃完马上锻炼又会导致胃疼,甚至呕吐。因此,如果在醒来 1 个小时内锻炼,一定要先补食含有 200~300 千卡能量的食物,且必须是容易消化的食物,不要吃脂肪和蛋白质类食物,也不要喝糖水、吃蜂蜜。运动前最理想的食品就是水果,在起步半个小时前吃个苹果、芒果、奇异果或吃点葡萄、草莓任意选择,最方便的是香蕉,只需剥皮,不用水洗也无核,它香甜不腻,能有效地供应维生素 A、维生素 C 和维生素 B_6,也是重要的能量来源。香蕉还含有多数水果中所没有的维生素 E,每 100 克果肉的含量高达 0.4 毫克,可活化细胞。所以锻炼前吃根香蕉和碳水化合物,一方面保证了血糖的充分供给;另一方面,糖的分解能够促进脂肪的燃烧。另外,还可饮用些果蔬汁或果汁,比固体食物更为方便。

运动时身体排出大量汗液,水分流失过多,需要随时补充。等到运

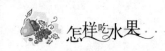

动结束,与水分流失的同时,体内很多矿物质也已随着汗水排出体外,主要是钾和钠两种元素。人体中钠的"库存"量相对较大,而且钠也比较容易从食物中得到补充,但钾元素在体内的含量比较少,而它是人体内重要的营养成分,也是重要的电解质,主要储存于细胞内,对维持体内酸碱平衡和细胞的新陈代谢、神经肌肉的兴奋性起着十分重要的作用。因此,运动后更要注意选择含有丰富钾元素的食品及时补充。补充钾最理想的选择就是水果中含钾量最高的香蕉和橘子。

运动时人体中的维生素 C 也随着汗液被排出体外。维生素 C 的每日摄取量最少是 90 毫克,大运动量的人可以超过 2 000 毫克,因此,运动后 30 分钟就要吃些酸味水果,如柑橘、奇异果、番茄、红枣等,2 小时内还应喝些含碳水化合物和水分的果蔬汁,既补充了水分,也补充了维生素 C,减轻了乏力和疲劳。葡萄中富含果糖和葡萄糖等容易吸收的糖分,可以快速提供身体所需的能量,在运动损耗大量体力后,喝杯葡萄汁也是理想饮料。据《不列颠运动医学》报道,研究表明肌肉的运动性损伤对樱桃果汁的抗氧化剂有明显反应。因此,运动后喝樱桃汁可以缓解肌肉扭伤和肌肉过度疲劳引起的疼痛。研究发现连续 8 日每日喝 2 大杯樱桃汁并坚持运动的人,比那些喝水的人,更不容易发生肌肉酸痛的现象。

另外,人剧烈运动后,乳酸、尿酸极易在肌肉里积聚起来,一旦乳酸、尿酸在人体组织里积聚过多,结晶石易在人体关节中沉积,引发剧痛。柠檬所含的枸橼酸能中和乳酸、尿酸的酸性,故运动后吃些柠檬汁和柠檬制品能有效消除疲劳感、肌肉酸痛、关节疼痛,提高人的运动能力。

运动时常喝的果汁

菠萝梨汁 菠萝 1/4 个、梨 1 个和橙 1/2 个去皮切片,放入榨汁机,加冰水榨汁即成。菠萝含维生素 C、碳水化合物、水分、无机盐和各种有机酸,运动后喝此汁可为机体补充足量的水分、电解质和营养素,对进行有氧运动,耐力运动和大运动量运动的人尤适合。

菠萝葡萄柚汁 菠萝 1/4 个和葡萄柚 1 个去皮切片,放入榨汁机,加 200 毫升冷开水,搅匀即成。此汁美味止渴,富含维生素 C、维生素 B₆、叶酸、铜和钾,有利于运动时提高耐力和延缓疲劳。

菠萝甜瓜汁 菠萝 1/4 个去皮切片;甜瓜 1/4 个去皮和籽,切片;苹果 1/2 个洗净,连皮切片,一起放入榨汁机,倒入冷开水,搅匀即成。此汁富含碳水化合物、多种维生素和铜、钾、镁、磷,能为运动提供能量,适合运动前饮用。

苹果李汁 苹果 1 个洗净,连皮切片;李子 5 个去皮切块,一起放入榨汁机榨汁,倒入杯中,加冰块即成。此汁富含钾,有助于维持肌肉和神经系统的正常功能,并能调节血压,适宜运动前后饮用。

苹果梨汁 苹果和梨各 1 个洗净,连皮切片;橙子 1 个去皮,切块,一起放入榨汁机榨汁,倒入杯中,加 1 小匙蜂蜜和冰水,搅匀即成。此汁含大量碳水化合物、多种维生素、叶酸和钙、铜、钾、镁、磷,有利于运动结束后补充能量,尤适合耐力运动后饮用。

苹果芒果汁 苹果 1 个洗净,连皮切片;芒果 1 个去皮切片,一起放入榨汁机榨汁,倒入杯中,加冰块即成。此汁富含碳水化合物、维生素 A、维生素·C、钾、磷和镁,能提供大量能量,适合运动前后饮用。

苹果黑莓汁 苹果 1 个洗净,连皮切片;黑莓 150 克洗净,一起放入榨汁机,加 200 毫升冷开水榨汁即成。此汁富含多种维生素和铜、镁、磷,并能提供相当数量的钙,使运动者保持骨骼健康。

苹果甜菜汁 苹果 1 个洗净,连皮切片;甜菜根 1 个切片;胡萝卜 1 根连皮切片,一起放入榨汁机,加冷开水 150 毫升榨汁即成。此汁含维生素 C、叶酸和铁,均为运动者必需的营养素。

苹果芹菜汁 苹果 1 个洗净,连皮切片;芹菜 3 根切段和苜蓿 25 克一起放入榨汁机搅匀榨汁,倒入茶杯,加冰块即成。此汁含多种维生

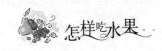

素和叶酸,尤适合女性运动员饮用。

芒果橙汁 芒果 1 个去皮和核,果肉切成小块;橙子去皮,切块,一起放入榨汁机,加 150 毫升冷开水和 1 匙蜂蜜搅匀榨汁即成。此汁富含多种维生素和铜、钾、钙、铁,适合运动前饮用,有助减少运动时人体损伤。

芒果菠萝汁 芒果 1 个去皮和核,果肉切成小块,放入冰箱冷藏 2 小时后取出;橙子 1/2 个去皮,切块,和芒果一起放入榨汁机,加菠萝汁 150 毫升,搅匀榨汁即成。此汁富含碳水化合物,适合运动后 1~2 小时内饮用,有助于补充肌肉内的糖原储备。

芒果香蕉汁 芒果 1 个去皮和核,果肉切成小块;香蕉 1/2 根剥皮,切成小块,一起放入榨汁机,加 150 毫升牛奶、100 毫升冷开水和适量果糖搅匀榨汁即成。此汁含大量蛋白质和糖类,适合运动后补充所需的热量和营养。

芒果草莓汁 芒果 1 个去皮和核,果肉切成小块;草莓 100 克洗净,放入冰箱冷藏 2 小时后取出,和芒果一起放入榨汁机,倒入 150 毫升橙汁,搅匀榨汁即成。此汁富含钙、铁和碳水化合物,脂肪含量低,适合耐力运动后或负重训练者饮用。

草莓菠萝汁 草莓 100 克洗净,放入冰箱冷藏 2 小时后取出放入榨汁机,倒入先榨好的菠萝汁 100 毫升,搅匀再榨汁,倒入杯中,加冰块即成。此汁含多种维生素、叶酸和钙、锌、镁、磷,有助于运动结束后恢复能量储备和骨骼健康。

草莓苹果汁 草莓 125 克洗净,切开;苹果 1 个洗净,连皮切片;桃子 1 个去皮和核,切片,一起放入榨汁机,加冷开水 150 毫升,搅匀榨汁即成。此汁富含铁质,能促进氧气在体内的运输,尤适合女性运动时饮用。

草莓奇异果汁 草莓 150 克洗净,切开;奇异果 1 个去皮,切开,一起放入榨汁机,加冷开水 150 毫升,搅匀榨汁即成。此汁富含维生素 C 和钾,能促进有氧运动能量的生成,适合运动时饮用。

奇异果梨汁 奇异果 2 个去皮,切开;梨 1 个洗净,连皮切开;橙子 1/2 个去皮,切块,一起放入榨汁机,搅匀榨汁,倒入杯中,加冰块即成。此汁富含维生素 C,可预防运动时肌肉损伤,加速肌肉伤痛愈合。

奇异果甜瓜汁 奇异果 2 个去皮,切开;甜瓜 200 克去皮和籽,切片,一起放入榨汁机,搅匀榨汁,倒入杯中,加冰块即成。此汁富含碳水化合物、多种维生素和钙,适合耐力运动前饮用,可预防肌肉损伤和骨质疏松。

奇异果西瓜汁 奇异果 2 个去皮,切开;西瓜 1/4 个洗净,连皮去籽,切块,放入冰箱冷藏 2 小时后取出,与奇异果一起放入榨汁机,倒入先榨好的菠萝汁 100 毫升,搅匀再榨汁即成。此汁富含多种维生素和矿物质,适合运动后特别是大运动量和耐力运动后饮用。

西瓜橙汁 西瓜 1/4 个洗净,连皮去籽,切块;橙子 1 个去皮,切块,一起放入榨汁机,搅匀榨汁,倒入杯中,加冰块即成。此汁富含维生素 C 和钾,有助于维持运动时肌肉和神经系统的正常功能。

西瓜树莓汁 西瓜 1/4 个洗净,连皮去籽,切块;树莓 100 克洗净,切开,一起放入榨汁机,搅匀榨汁,倒入杯中,加冰块即成。此汁富含多种维生素、叶酸和镁、磷,适合运动前或运动后饮用,有助肌肉迅速补充能量。

樱桃草莓汁 樱桃 15 颗和草莓 10 颗洗净,和柠檬 1/2 个一起放入榨汁机,搅匀榨汁,倒入杯中,加冰块即成。此汁富含蛋白质、糖、磷、胡萝卜素、维生素 C 和铁,适合增强运动前后体质。

樱桃汁 樱桃 50 克洗净,加清水煎煮,放入白糖 25 克,晾凉或加冰块即成。此汁含铁量高,适合运动后饮用,有助缓解肌肉扭伤和肌肉过度疲劳引起的疼痛。

樱桃橙汁 樱桃 50 克洗净;橙子 1 个去皮,切块,一起放入榨汁机,搅匀榨汁,倒入杯中,加入鸡蛋 1 个和奶油适量,鸡蛋液、奶油与果

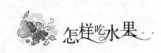

汁调匀即成。此汁含铁量高,适合运动前后饮用,有助减少运动时人体损伤。

橙子葡萄柚汁 橙子 2 个和葡萄柚 1 个去皮,切块,一起放入榨汁机,搅匀榨汁,倒入杯中,加冷开水和蜂蜜适量,拌匀即成。此汁富含维生素 C,能促进有氧运动能量的生成,适合运动时饮用。

橙子香蕉汁 橙子 4 个去皮,切块;香蕉 1 根剥皮,切小块,一起放入榨汁机,搅匀榨汁,倒入杯中,加冰块即成。此汁富含维生素 C 和钾元素,适合运动前饮用,保证血糖的充分供给。

香蕉甜瓜汁 香蕉 2 根剥皮,1 根榨汁,再和 1 个去皮切块的甜瓜、1 个洗净连皮切块的苹果及另 1 根切段的香蕉一起放入榨汁机,搅匀榨汁即成。此汁富含多种维生素和钾,有助于维持肌肉和神经系统的正常功能,并能调节血压,适宜运动前后饮用。

香蕉橘子汁 香蕉 2 根剥皮,切段;橘子 3 个剥皮,掰瓣;菠萝 1/3 个去皮,切块,一起放入榨汁机,搅匀榨汁,倒入杯中,加冰块即成。此汁富含多种维生素和钾,有助于维持肌肉和神经系统的正常功能,并能调节血压,适宜运动前后饮用。

香蕉牛奶汁 香蕉 1 根剥皮切段和牛奶 1 杯、蜂蜜 1 大匙,一起放入榨汁机搅匀榨汁。此汁富营养,又马上可变成能源,使精力旺盛,适宜运动前饮用。

葡萄甜瓜汁 无籽青葡萄 100 克洗净;甜瓜 1/2 个去皮和籽,切片,一起放入榨汁机,加冷开水 150 毫升,搅匀榨汁,倒入杯中,加冰块即成。此汁富含钾,适合大运动量运动和耐力活动后急需消渴饮用。

葡萄奇异果汁 无籽青葡萄 200 克洗净;奇异果 1 个去皮切片,一起放入榨汁机,搅匀榨汁,倒入杯中,加冰块即成。此汁富含大量碳水化合物和维生素 C,能提供运动所需能量,预防肌肉疼痛和损伤,适合耐力运动前饮用。

启动性能量的水果

　　许多人都知道水果具有减肥与美容的功效，鲜为人知的是不少瓜果还能协助分泌激素，启动性功能，帮助人们创造和谐美满的性生活，也能巧治一些性隐疾，有助于辅助治疗性功能障碍及尿路感染等疾病。草莓、柑、橘、木瓜、甜瓜等富含维生素 C，对精子的生成和提高精子的活动都具良好效果；芒果既适宜男性性功能减退食用，也适宜女性月经过少、闭经者食用。糖尿病患者在性生活过程中易出现低血糖现象，会心慌、出冷汗、全身无力，有时不得不中止性生活。如果在行房前吃点葡萄干，就能很好地避免低血糖发生。总之，男性除加强体育锻炼外，要适当多吃些水果，以免睾丸激素水平降低，影响勃起功能。

 ## 水果和人的性取向

　　性学家认为，女性喜欢吃哪种水果与其性取向相关，根据其对水果的喜好，可以判断出一个人的性格。通常情况下，喜欢吃苹果的女性性格坚毅、踏实、可靠；喜欢吃草莓的女性任何时候都不会忘记向人展露她的美，这类女性通常魅力与诱惑同时具备；喜欢吃橙子的女性总是以谦逊、腼腆和神秘令男性折腰，她们聪慧但不失风趣；喜欢吃葡萄的女性害怕孤单，追求快乐是其永恒目标；喜欢吃梨的女性常魅力四射。

　　男性与女性对水果的性取向略有不同，一些喜欢吃橙子的人会带给女性快乐和满足，不用怀疑他对你不忠；喜欢吃菠萝的男性会带给你异惑感受；喜欢吃桃子的男性永远处于为自己挑选情人的过程中，他还会尝试与各类女性进行爱情体验。

　　香蕉常因形状引起一些人的联想，香蕉富含维生素 B，吃香蕉可以通过促进性器官部分的血液循环来提高性生活和性高潮的质量。

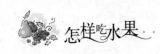

 番茄红素增加男性精子

番茄红素是一种使番茄、西瓜、番石榴及其他红色水果显出色彩的物质。除了上色以外，番茄红素还是一种有效的抗氧化剂，它能中和高度不稳定的分子。如果没有它，这些分子就将和人的细胞发生反应后产生破坏作用，人称番茄红素是男人生命元素。

印度全国医学会的一项实验发现，有些水果如西瓜、葡萄、番茄含有丰富的番茄红素，经常食用可增加不育男性的精子数量。研究人员对30名23~45岁患有不育症的男性进行口服番茄红素疗法，每日2次口服2毫克番茄红素，连续3个月，结果发现，在番茄红素指数和不育症之间存在密切联系，有67%的患者精子状况有明显改善，73%的患者精子活动更加活跃，63%的患者精子结果有了改善。实验后，6人的妻子成功受孕。

英国科学家也作过一项研究，让6名平均年龄42岁的健壮男性在2周内，每天饮用1罐400毫升的番茄汤，期间收集他们的精液样本，发现精液内，可消除令男性不育的有害化学物自由基的番茄红素水平显著增加，涨幅达到7%~12%。专家由此推断番茄汤呈现红色的番茄红素，或能把男性体内的精子强化成超级精子，男性只要每日饮1碗番茄汤，将能大大增加生育能力。

 石榴苹果保护性功能

石榴因其色彩鲜艳，籽多饱满，常是多子多福的象征。美国加州大学洛杉矶分校发表的研究报告指出，石榴汁与治阳痿药物相同，含丰富抗氧化物，提高一氧化氮浓度，放松血管壁令性器官大量充血勃起，功效直追"伟哥"。我国民间也有用石榴皮12克和五加皮10克，同入锅加适量清水煎汤，日服1~2次，治遗精过频。

慢性前列腺炎是男性的小"感冒"，目前国外常用"苹果疗法"治疗慢性前列腺炎，因为苹果中的锌能改善慢性前列腺炎患者缺锌的情况。医学专家认为，与常用的含锌药物疗法相比，苹果比含锌高的药物更具疗效，且具有安全、易消化吸收并易为患者接受的特点。同时缺锌时男性附属性器官变化显著，对精子的形态功能均有损害。前列腺是精浆锌的来源，而精浆锌是保证精子获能提高精子活力及穿透力的重要因素。男性多吃苹果大有好处，能保护性功能。另外，每日吃苹果，1 日 3 次，每次 1 个，连续食用，可治遗精频繁和性功能低下。

对月经不调和更年期综合征的女性，我国民间有个偏方：将苹果 250 克洗净，切成 4 块，加少量醋精同入锅，加适量清水煮沸，调入白糖，用小刀将 1 只烤鸡脯肉切下，抹上苹果酱佐餐食，益气养血。

小黄瓜清热助性

小黄瓜生吃具有清热、止渴、解忧效果。中医认为，小黄瓜最适宜用于肝郁与湿热所导致的性功能失调。因此，由小黄瓜主打的凉拌菜最受男性青睐。

由小黄瓜与鲑鱼卵、鱼子酱组成的双色黄瓜，做法极简单：将小黄瓜洗净剖半，去籽切段，铺上鲑鱼卵、鱼子酱即成。鲑鱼卵和鱼子酱能补充蛋白质、鱼油等养性助性的营养素。

海蜇皮能清热消炎、消积润肠、解渴除烦、醒清提神，配上小黄瓜能有效调节肺热、肝郁及湿热引起的性功能失调。黄瓜凉拌海蜇皮的原料是：海蜇皮 200 克，小黄瓜和胡萝卜各 1 段，白醋 2 大匙和果糖半大匙。先将海蜇皮洗净去盐分、切丝，再用清水浸泡后捞起，放入沸水中余烫，捞起泡于冷水中。小黄瓜洗净，切细丝；胡萝卜削皮、洗净、切丝，最后将海蜇皮与小黄瓜丝、胡萝卜丝混合，加白醋、果糖拌匀即成。此菜脾胃虚寒者忌食。

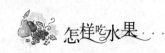

另外,乌梅也能补虚敛精、温肾助育。乌梅、党参各 12 克,细辛 3 克,干姜、当归、附子、黄柏各 9 克,黄连 6 克和花椒 2 克,加水煎汤,口服 1 剂,早、晚分服,治男性不育症。

 治性疾的瓜果

有助生殖系统健康和治性疾的瓜果还有:

木瓜 治肾虚阳举不坚和早泄,用木瓜 250 克切片,放入 1 000 毫升米酒或低度白酒中,浸泡 2 周后饮用,日服 2 次,每次 15 毫升,连服 2 周。

红枣 治肾阳不足型阳痿和早泄,用红枣 6 枚、生姜 2 片与泥鳅 400 克、料酒、米醋、精盐,加水炖熟,日服 1 剂,长服有效。

莲子 治梦遗过多,用新鲜莲子(莲子中央的绿色小芽芯不要剥去)15 克加清水煎服,连同莲子一起服用;也可用新鲜莲子 10 克(带莲心)放在饭面上蒸熟嚼食,日服 2 次,连服 2 日。

白果 治肾虚遗精,用银杏果 10 枚带壳炒熟后取仁食用,日服 2 次,连服 2 周;或用白果仁 2 枚研细末,打入 1 只鸡蛋,加精盐和清水,调匀蒸熟,早、晚各服 1 剂。

龙眼 治心脾两虚、阳痿早泄,用龙眼肉、红枣各 15 克和粳米 100 克煮粥,早、晚各热服 1 次。

刺莓 治心脾气血不同、阳痿不举,用刺莓果 100 克浸泡于 500 毫升米酒中,7 日后早、晚各服 15 毫升。

荔枝 治睾丸肿痛,用荔枝核 15~20 颗,打碎后加清水煎服;还可治阳痿,对男性气滞血淤型不育有疗效,并可治女性月经痛。

芒果 治睾丸炎和睾丸痛,用芒果核 10 克,打烂后清水煎服,日服 2 次,连服 2 周。

葡萄 治前列腺炎和小便短赤涩痛,用新鲜葡萄 250 克洗净、去核、捣烂,加适量温开水饮服,日服 1~2 次,连服 2 周。

奇异果 治前列腺炎和小便涩痛,用新鲜奇异果 50 克去皮、捣烂,加温开水 250 毫升,调匀饮服,连服 2 周。

甘蔗 治前列腺炎和小便涩痛,用甘蔗 500 克去皮切成小段,榨取汁液饮服,日服 2 次。

杨梅 治前列腺炎和小便涩痛,用杨梅 60 克洗净、去核、捣烂,加温开水 250 毫升,调匀饮服,日服 2 次,连服 2 周。

南瓜 治前列腺肥大,预防前列腺癌,每日坚持吃南瓜子 50 克。

橘子 治女性尿道感染,每日喝 300 毫升橘汁,有助于将细菌排出体外,并可防止细菌依附在尿道壁上,还可治女性因缺乏维生素 B_2 而阴道干涩。

核桃 治肾结石和尿路结石,并能延缓衰老,每日吃核桃 2~4 个(日服 2~3 个核桃,还可补肾)。或用核桃肉 300 克放入开水中,加少量精盐浸泡 10 分钟,挑去核桃皮衣,洗净,沥干。锅置火上,放少量清水和白糖 150 克,熬至糖汁浓稠,投入核桃肉拌炒,使糖汁裹包在核桃肉上。换锅将香油加热,投入粘满糖汁的核桃肉,用小火炸至金黄色,捞出,沥去油,晾凉后即成琥珀核桃,补肾固精,治阳痿、遗精、小便频数、体虚所致便秘等。

乌梅 治子宫出血,用乌梅 30 克加清水 500 毫升煮沸,小火再煮 20 分钟,去渣取汁,加红糖适量,日服 1 剂,分 2~3 次饮服能收敛止血。

孕妇产妇吃水果补身

欧美一些妇女怀孕时特爱吃西柚和橘子,有的国家还发给孕妇购买新鲜水果的补助,这是因为水果中富含叶酸,而叶酸对胎儿和胎盘生长有重要作用。孕妇补充叶酸,既可提高记忆力,预防冠心病和妊娠合

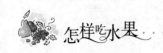

并症，又可预防早孕畸胎。其实，我国唐代医书早有记载："柚能治妊妇不思食、口淡，去肠胃中恶气，消食。"今日英国亚伯丁大学对 2 000 名准妈妈调查，研究也显示，孕妇多吃苹果，可减少胎儿罹患气喘的比例，使孩子能在以后的人生道路上远离疾病。孕妇产妇吃水果补身，是提高人口素质健康的第一步。

孕妇首选性温的水果

对正常孕妇而言，没有一种水果是绝对禁忌，但不宜大量食用，一日吃 1~2 个较合适，若用水果代替正餐更不可取。由于水果大多含糖量较高，均在 10% 左右，而其脂肪、蛋白质含量相对不足，水果吃得太多，餐后血糖就会升高。过多摄入水果不仅容易造成妊娠糖尿病，过多摄入糖分也会增加生育巨大胎儿的可能性，会给顺产带来麻烦，并影响宝宝生长发育所必需的蛋白质等的摄入。

所有孕妇都应首选含糖量相对较低和性温的水果，如苹果、樱桃、草莓、梨、橘子、柚子、桃、葡萄、西瓜等。多吃苹果可防止孕妇过度肥胖，也有助于胎儿发育；常喝葡萄汁可帮助孕妇吸收铁质，以利造血，还有安胎的作用；孕妇吃柚子还可预防贫血症状发生。中医认为，妇女怀孕后，体质一般偏热，阴血往往不足，此时一些热性水果如荔枝、桂圆等要少食，否则易产生便秘、口舌生疮等"上火"症状，尤其是有先兆流产的孕妇更应谨慎，因为热性水果易引起胎动不安。夏天酷暑，孕妇本身"火力"较旺，容易"上火"，更要少吃荔枝、桂圆等容易引起"上火"的水果。有的孕妇脾胃虚寒，大便溏薄、面色苍白无华，对于西瓜、香瓜、梨、柚子之类的寒凉性水果就应少量食用，偶尔适当吃些荔枝也许会改善症状。

孕妇在怀孕早期常会出现一些生理反应，如恶心、呕吐、食欲不振、偏食等，严重者甚至引起各种营养的缺乏，燥热天气孕妇更会厌食。不论是脾胃虚弱,出现反胃想吐或吃下即吐,还是肝胃不和,呕吐酸水或苦水会伴随胸闷、胁胀、嗳气叹息、头胀、头晕、烦躁、口渴、口苦等,苹果、柚子、芒果、甘蔗、柠檬、西瓜等都可促进食欲。每日进食苹果既可保证营养素的摄入,又可减轻孕期反应。日本学者认为,妊娠反应期间吃苹果可调节水盐及电解质平衡,预防因呕吐而出现的酸中毒,同时吃苹果可促进胎儿正常发育和顺利分娩。

帮助孕妇止吐的水果有苹果、橙子、柚子、甘蔗、枇杷、乌梅、芒果、柠檬、西瓜等,具体用法是:

苹果茶 苹果 1 个洗净,去籽,连皮切丁,加清水 500 毫升煮沸,亦可加少许白糖调味,代茶饮。

橙子蜂蜜汤 橙子 1 个去皮切块,用清水泡去酸味,加蜂蜜和清水煎汤频服。

柚皮蜂蜜膏 柚皮洗净,加入蜂蜜、冰糖、姜汁熬成膏状,晾凉装瓶冷藏,每次用 1 汤匙加热开水稀释,日喝 2 次。因柚性寒,感冒有痰者慎食。

甘蔗生姜汁 甘蔗汁 100 毫升加入生姜汁 5 毫升,日服 2~3 次。生姜能促进血液循环、温暖身体,喜酸味的孕妇尤适合饮此汁。

乌梅姜汤 乌梅 20 克和生姜 20 克切片,加清水 400 毫升煎至250 毫升,加红糖适量,日服 1 剂,分 2 次饮服。

芒果姜汤 芒果 1 个去皮和核,切片,与洗净的生姜 5 片加清水500 毫升煮 10 分钟,食芒果饮汤,日服 1~2 次。

枇杷蜜汁 枇杷叶洗净,在火上稍烤,抹去绒毛,加清水煎取汁,兑入蜂蜜服用。

西瓜汁 西瓜榨汁,日饮 2~3 次,每次 100 毫升,适用于肝热气逆型的妊娠呕吐,即呕吐的气势强,频频作呕、呕出酸水、胸闷嗳气、心烦头痛等症状。

孕妇早期妊娠反应,喜欢选择味酸的水果,但最好别吃山楂,因为

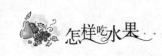

怎样吃水果

山楂有活血散瘀的作用，能刺激子宫收缩，可能诱发流产，有流产史或有流产征兆的孕妇应忌吃，即使是山楂制品也不例外。

作为果蔬的冬瓜因其利尿，且含钠极少，是孕妇的消肿佳品。它与鲈鱼搭配，制成冬瓜炖鲈鱼，鲈鱼含脂肪、维生素、钙、磷、铁等多种营养成分，具有补肝肾、益脾胃、化痰止咳之效，且可治胎动不安等。制法是用冬瓜200克，鲈鱼1条，茯苓25克，红枣（去核）10颗，枸杞15克，姜3片，精盐少许。茯苓压碎用纱布袋包好，放入锅中；鲈鱼洗净去骨刺，取鱼肉切片；冬瓜去皮切块，和姜片同放入锅，加清水1500毫升，用小火煮至冬瓜熟透，放入鱼片、红枣、枸杞，转旺火煮沸，加精盐调味即成。

妊娠高血压可用香蕉根洗净，加适量清水煎煮代茶饮用。

 孕期吃水果要适量适时

不少孕妇吃水果常有误区，有的认为怀孕时多吃水果，生出来的宝宝皮肤就会又白又嫩。其实，孕妇吃水果吃得太多会为孕期肥胖和妊娠糖尿病埋下隐患。另外，水果中充足而丰富的维生素和微量元素一旦超过身体的需要，水果中大量的果糖就会在肝脏的辛勤劳动下被加工成油腻的脂肪，积聚在体内，从而加重肝脏的负担。因此，孕妇每日吃水果别超过500克，吃2份即可满足身体需要，如1个苹果和1个桃子。患有糖尿病的孕妇食量应减半，最好等血糖控制平稳后再吃水果。糖尿病孕妇要计算每日摄入的总热量，如水果吃多了，就要相应减少主食，以保证全日总热量摄入不要超标。但不能用水果代替主食，因为主食属于复合碳水化合物，它不会在短期内快速升高血糖，而水果却恰恰相反。

准妈妈在怀孕期间应适当多吃一些核桃等坚果，但需要注意的是，核桃中的脂肪含量非常高，吃得过多会因热量摄入过多造成身体发胖，进而影响孕妇正常的血糖、血脂和血压。因此，核桃虽然补脑，孕妇也不宜多吃，每日吃1~2个核桃或3~4个山核桃即可。一些坚果含热量较高,同样会导致血糖升高。

由于一些水果酸味较多,因此,孕妇最好在饭后食用,尤其是早饭后,吃水果可迅速使大脑清醒。一般吃水果的时间以在两顿正餐之间为宜,这样既适时补充维生素,也不妨碍其他营养的摄入;既不会使血糖太高,又能防止低血糖的发生。孕妇吃的水果最好不要是刚从冰箱里拿出来的,因为水果在冰箱时间长了温度较低,孕妇受刺激后可能会不舒服。

 ## 孕期的"营养胎教"

准妈妈不仅自己需要加强营养,也要为宝宝生长发育提供营养。因此,孕期每天要摄取足够的维生素 C、维生素 D、维生素 E,最好是从水果中补充天然维生素。

美国科学家提出在孕期就应开始进行"营养胎教",即孕妇多吃健康的果蔬。由于羊水和母乳能够传递母亲所吃的食品味道,这样就能帮助孩子培养出对这些果蔬口味的终生爱好,所以孕期碳水化合物和水果一个也不能少。草莓、菠萝等因可溶性纤维、维生素和矿物质含量高,应优先选用。还要多吃些苹果和鱼,使孕妇补充维生素 E、维生素 D 和锌,这能减少孩子出生后患哮喘和其他过敏性疾病。荷兰研究人员曾对 1 924 名孕妇的食谱进行调查,并在她们的孩子 5 岁时对其健康状况进行研究和分析。研究人员按孕妇在孕期吃苹果的多少,分为高、中、低三组,研究发现,高组小孩哮喘的发生率为中组的 63%,只有低组的 47%。孕妇每周吃 1 次鱼和不吃鱼者相比,孩子患湿疹等皮肤病的概率也下降 43%。

孕妇为使胎儿的骨骼正常发育,常多晒太阳,但由于怀孕而对日光中能使人晒黑的因子更为敏感,晒太阳太多,会比其他人产生更多的色素沉着,如原有的色素痣(俗称痦子)开始扩大,面部雀斑也会加重,甚至有些色素痣还可能变成黑色瘤。应多吃含维生素 C 较高的水果,如橘子、

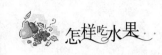

番茄、大枣等，同时孕妇最好再使用一些不含铅、铬等元素的防晒霜。

孕妇临产时吃山楂活血化瘀通经，这时对子宫收缩有催生之效，并能促进产后子宫复原。

产后渐进吃水果

产后数周，产妇的脾胃功能尚处于虚弱状态，进食应清淡且易消化，除逐渐增加含有丰富蛋白质、碳水化合物和适量脂肪的食物，还要注意适量补充各种维生素和矿物质。富含维生素的水果如柑橘、橙子、柚子、草莓、柠檬、葡萄、苹果、番茄等都是首选食物。

月子期，最好每日能吃 1 盆果蔬色拉，如番茄、甘蓝、洋葱、红黄彩椒和黄瓜，加一点精盐和橄榄油拌匀，不但能促进食欲，更可以满足哺乳期母亲 1 日所需的大部分维生素、矿物质等营养素，有助于产妇温和补身。另外，每天适量吃些坚果如核桃、栗子，可以用它们所含的不饱和脂肪来代替油脂和肉类中的饱和脂肪。但由于坚果的热量和脂肪含量较高，每日摄入量不要超过 30 克。

产后乳无汁、乳汁不行或乳少，中医认为，产后肝气郁结就会出现乳房胀满但乳汁不足、精神抑郁、胸闷和纳差症状；产后气血亏虚也会出现乳汁不足、面色苍白、气短乏力、食少便溏症状。产后乳少适合催乳的水果有：橙子、苹果、葡萄、木瓜、草莓、樱桃、水蜜桃、荔枝等，具体的用法是：

● 青木瓜 1 个去皮切块，猪排骨 10 小块洗净，和生姜 3 片一起入锅加清水炖煮，煮熟后加精盐调味即成。也可用青木瓜与猪脚熬汤，效果相当好。如不喜欢吃猪脚，还可用草鱼与青木瓜一起熬汤。

● 荔枝、桂圆、黑枣、莲子、枸杞各 15 克，荔枝、桂圆去壳和核，莲子去皮和心，黑枣、枸杞洗净，一起与 1 只处理好的母鸡放入大钵，加冰糖 30 克、精盐少许和适量清水，上笼蒸 2 小时，取出撒胡椒粉即成。此菜补血养阴起通乳作用。

● 橙子 2 个去皮榨汁。草鱼 1 条去鳞、鳃、内脏，洗净，加葱、姜、精盐少许和适量清水蒸熟，倒入橙汁再蒸 1 分钟即成。此菜适合治乳汁不通、乳房胀痛。

● 橙汁加红酒，日饮 1~2 次，有助通乳。

● 新鲜甜橙 2 个洗净，连皮榨汁，调入米酒 15~20 毫升饮用，日服 1~2 次，通乳止痛。

● 如果出现乳腺炎症，发奶时有包块，乳汁分泌不畅，可以喝丝瓜络汤。即在丝瓜成熟发黄干枯后摘下，除去外皮及果肉、种子，洗净晒干成丝瓜络，放在高汤内炖煮。通常是将丝瓜与鲫鱼、猪蹄、腰花煨汤，此汤能通调乳房气血、通乳和开胃化痰，喝下后乳汁分泌旺盛，是便捷的催乳良方。

● 月子期忌食生冷，梨、西瓜等都应忌食，唯独不忌属性偏凉的莲藕。生食藕当水果吃能凉血散瘀，熟食能补心益肾，具有滋阴养血的功效，可以补五脏之虚，强壮筋骨，补血养血。藕的含铁量较高，含糖量不高，又含大量的维生素 C 和食物纤维，还含有丰富的维生素 K，它所含的鞣酸有收缩血管和止血的作用。这些营养成分对产妇十分有益。藕生吃清脆、爽口，但藕性偏凉，产妇不宜过早食用，最好产后 2 周后再吃，脾胃消化功能低下，大便溏泄的产妇慎食。

老年人吃水果防早衰

老年人一年四季水果不间断，是最佳食疗。饭后 1 小时吃个苹果，可调节体内含锌量，改善食欲；金秋常用山楂开胃消食；夏日用西瓜做成各种菜式，提高老人食欲和消化系统功能。但老年人体质偏弱，有些老人不敢吃水果，因为他们吃了水果后，胃会感觉不舒服，不是反酸水就是觉得胃凉。主要是不少水果所含糖分偏高,有的性质偏凉,而老年人由于内脏器官衰老,消化能力差、肠蠕动频率降低、胃黏膜萎缩、胃酸过量,常伴有各种疾病,如便秘、水肿等,不宜进食大量水果。不过衰老有规律,延寿靠自己,老年人在限制热量饮食时,也要注意摄入充足的蔬菜和水果。美国农业部特别建议,每周至少要吃两次橙色食物,多吃深色食物,可防止衰老及年龄增长带来的疾病。

🌼 老年人吃水果的宜忌

对胃寒或胃酸的老人,吃水果要特别小心。胃寒的老人尽量不要吃性质偏凉的水果,如梨、柚、香蕉等,可以吃荔枝、苹果、葡萄、西瓜、桃、杏、石榴、菠萝、红枣;还可将一些水果如梨、苹果等蒸熟吃,减弱水果的寒凉性质。泛胃酸的老人因为胃本来就酸,大部分水果都带有酸味,如李子、山楂、柠檬等含有机酸较多,吃了会更酸,当然不舒服。可以先吃一些制约胃酸的食物,如苦瓜、佛手瓜等,以后再适量吃其他水果。

对中气不足、肠蠕动缓慢、肠道中的水分相对减少、粪便干燥导致大便秘结的老人,要少吃生冷瓜果,如清冷伤脾的冬瓜、西瓜等,可摄入温补的南瓜,也可吃桃子、香蕉、橘子等。柿子含大量柿胶,吃多了会加重便秘。对经常腹泻的老人,则不要吃桃子、香蕉、橘子这类有缓下作用的水果,可以适当吃些苹果,因为苹果有收敛和固涩的作用。桑葚养血润肠,也有通便功效。

美国医学界一项新的研究成果显示,在日常生活中,老年人常吃草莓,可使他们机体的抗氧化能力提高 20%。研究者认为,草莓是含抗氧化物质维生素 C 及维生素 E 的佼佼者。抗氧化剂维生素 C 和维生素 E 可防御机体细胞膜遭遇氧化破坏,并可清除体内氧自由基等代谢"垃圾废物"。在 3.5 盎司(1 盎司=28.3 克)的草莓浆液中含有 1 270 毫克的维生素 C 及 1 800 国际单位的维生素 E。草莓富含的叶酸还可防治白血病并有养护心脏的效果。

下面是老年人吃水果的宜忌：

有心脏病和水肿的老人，不宜吃含水分较多的西瓜、椰子等水果，以免增加心脏负担和加剧水肿。

有糖尿病的老人，要少吃含糖量较多的梨、苹果、香蕉等水果。

患肾病的老人也要少吃香蕉，因为香蕉性寒、质滑。

患脑贫血、头晕心悸的老人，可适量饮服葡萄汁，每次1小杯，每日2~3次。

患肝炎的老人，可多吃橘子和鲜枣等含维生素C较多的水果，有利于肝炎的治疗。

对心血瘀阻的老人，山楂有活血化瘀之效。用山楂30克（鲜山楂60克）、粳米100克、砂糖适量煮粥，上、下午当点心服用，不宜空腹食。

有些老人患有泌尿系统感染、前列腺疾病以及大脑和肾动脉硬化的老人，都会导致夜尿增多，要少吃过冷寒凉和有滑利作用的水果，尤其是晚餐不宜进食香蕉和雪梨、西瓜等汁水较多的水果。

咳嗽气喘和老年性气管炎是老人的常见病，民间有两个柚子和杏仁的药用验方。它们是柚子1个去皮，削去内层白髓，切碎，放入盖碗，加适量蜂蜜，隔水蒸烂熟，每日早、晚各服1匙，用少许黄酒冲服；苦杏仁研碎，与冰糖混匀，早、晚各服9克，10天为1疗程。

老年人喜鲜食葡萄柚，这种柚因果实小而穗状簇生，形似葡萄，大小如甜橙，果肉脆嫩多汁，酸甜可口，但老年妇女不宜食用。据《英国癌症杂志》发表一份研究报告，对4.6万名妇女进行调查，其中有1 657名妇女患有乳腺癌。在调查中，妇女就自己在过去几年中每日食用葡萄柚的数量进行回答，结果发现，其中有一半妇女每日食用1个葡萄柚，7%的妇女每日食用1/4个或更多的葡萄柚。研究者认为，葡萄柚会导致人体血液中的雌激素含量升高，而激素水平与患乳腺癌的风险有关。如果老年妇女

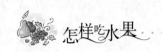

每日食用 1/4 个葡萄柚，患乳腺癌的风险可能将增加 30% 的患病概率。

 吃水果防老年痴呆和老花眼

老年性痴呆是一种中枢神经系统退行性疾病，其临床表现为认知、记忆和语言功能出现障碍，还能并发心肌梗死。

美国研究人员的一项研究成果显示，每天喝果汁或蔬菜汁能够远离老年痴呆。研究者发现，每周喝 3 次以上果汁和蔬菜汁的人，与那些每周最多喝 1 次的人相比，患痴呆的概率要低 76%。另外，每周喝一到两次果汁和蔬菜汁，就能够将患痴呆的概率降低 16%。他们在 10 年间跟踪了 2 000 个生活在日本本土的日本人和日裔美国人，他们的年龄都在 65 岁以上。在研究开始时，这些人都有不同程度的老年痴呆征兆。研究者从 1 589 个平均年龄为 72 岁的实验参与者那里，获得了他们的日常饮食信息，以此来研究饮食与痴呆的关系。结果表明，生活在日本本土的人，患老年痴呆的比较少。而生活在美国的日本人患痴呆的则相对较多。这是因为生活在日本的人饮食比较清淡，日常饮品也以果汁、蔬菜汁为主。研究者称，在果汁和蔬菜汁中含有一种抗氧化剂多酚类物质，它能保护人的大脑，帮助人们抵抗老年痴呆。多酚类物质主要存在于水果和蔬菜的表皮当中，它在果汁、茶和酒里的含量也很丰富。该研究还表明，对于那些本身携带痴呆基因的人来说，水果能增强对大脑的保护能力。

日本科研人员在对比老年痴呆症患者与非患者的饮食后发现，老年痴呆症患者通常黄色果蔬和鱼吃得少，肉类却吃得非常多。研究指出，日本健康的老人有 65.4% 以黄色果蔬为主要的饮食来源，但是老年痴呆症患者仅有 19% 常吃黄色果蔬，其中甚至有 60.7% 的人，就算饭桌上有黄色果蔬，也不会动它。

美国康奈尔大学的科研人员在研究苹果、香蕉和橙子的果汁对神经细胞的作用时发现,这些水果中所含的酚类物质具有抗氧化作用,能够保护神经细胞免遭有害物质和毒素等伤害,有助于降低人们罹患早老性痴呆症的风险。研究还发现,这3种水果中含酚类物质最多的是苹果,其次是香蕉和橙子。人们平时多食这些水果对于预防早老性痴呆症等将会非常有益。另外,杏子也是一些科学家列入预防老年痴呆症的主要果蔬之一。

眼睛老花是老年人正常的生理现象,它与影响晶状体代谢的因素有关,如缺氧、脱水及维生素C、氨基酸、锌、硒等的缺乏。另外,老年人由于气血渐衰,肝肾精气亏损,不能好好休养眼目,也会导致老花眼。中医认为,眼睛能视万物,主要是依赖五脏六腑精气的濡养,而脏腑的精气均藏于肾,只有肾气足,肾精充沛,眼睛就能得到充分的营养,发挥正常功能。枸杞子、女贞子、决明子等中药,既能补血补肾,也能治疗老花眼。

患老花眼的人还应多吃鱼、肉、鸡蛋和蔬菜如胡萝卜、芹菜等。水果中的香蕉、苹果、杏、番茄等,含丰富的维生素E、维生素C等,在体内具有很强的抗氧化作用,且对晶状体代谢有良好的保护作用,防老花眼可从食疗下手。

白内障也是老年人常见的眼病,除手术外,至今尚无特效药,民间的药物验方是苹果皮15克、杏3个和苍术15克一起用水煎服,日饮1~2次,能解毒明目,防治老年人的白内障。柚子中的某些成分能抑制眼醛糖还原酶,吃柚子对治疗白内障也有作用。

祛病延年的水果粥

老年人精气衰微,诸虚百损,常影响胃口。养好胃肠道,才能充分吸收营养品,以粥养胃是我国老人食疗的主食。宋代诗人陆游是个好长生的有道之士,他在诗中写道:"世人个个学长年,不悟长年在眼前。我得

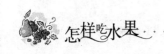

宛丘平易法,只将食粥致神仙。"水果粥正是寓医于食的食疗法。

有"天生复脉汤"之称的甘蔗汁,富含碳水化合物和水分,它和健脾固肠胃的高粱合煮成"补阴益寿粥"是老年人滋阴润燥、清热清胃的一宝。将甘蔗榨汁 500 毫升,选脱皮后的高粱 150 克,先把泡软后的高粱在清水中煮成粥状,然后加入甘蔗汁,搅匀后稍煎片刻,即可食用。

梨粥最适合老年人用来止咳化痰,治疗呼吸系统疾病。将粳米淘洗干净,放锅中加清水熬至八成熟,然后把洗净的梨连皮一起切块,放进粥里再熬 10 分钟即成。如有条件可在粥中加入同样的滋阴润肺的百合 3~5 克,也可加点核桃、大枣、花生。若老年人脸色发黄、乏力、手心脚心发热、晚上容易盗汗,还可在粥中加些枸杞。梨粥最好在晚上喝,因为秋冬晚上寒湿气较重,容易咳嗽、气喘,而肺的"排泄"在凌晨 3 时左右,晚上喝梨粥对保护呼吸道作用更大。但喝粥后身体可能会微微出汗,老年人不要急着减少衣服。

杏酥粥是用甜杏仁、粳米、鲜牛奶煮制而成,具有祛痰、止咳、平喘、抗癌作用,经常咳喘、有食管及肺部痰病的老人可以常吃。具体做法是:杏仁 200 克开水稍泡,去杏衣;粳米 300 克淘洗干净,加 2 000 毫升清水浸泡 2 小时,使之浸透,与杏仁拌匀,磨成米浆。锅内放 2 500 毫升清水,加白糖 100 克煮沸,倒入米浆,边倒边用勺搅动,至成薄浆状时,加鲜牛奶 50 毫升搅匀,再煮片刻即成。大便溏泄的老人忌服。

"五更泻"也称晨泻,多见于老年人。中医认为,"五更泻"主要是由于脾肾阳虚所致。除须注重腹部及下肢的保暖,还应忌食生冷食物。荔枝山药莲子粥最适合老人"五更泻"食疗,做法是:干荔枝肉 50 克、山药和莲子各 10 克,三者混合捣碎加水煎至烂熟后,加粳米 50 克煮成稀粥,于晚间配餐食用。取坚果 3~5 个核桃的果仁炒熟食用,也可生食,每日 2~3 次,服用数日后,晨间腹鸣、腹痛及泄泻会逐渐好转,此食对体质虚弱及营养不良的老人尤为适宜。

 ## 老年人吃水果"量少多餐"

现代科学研究证明,梨的高钾低钠非常适合老年人的需要。专家认为,含钾高的梨是老年人预防脑卒中(中风)的最佳水果。所以在美国,梨被称为"老人的水果"。但老年人一次不宜进食大量的水果,吃多了会使人体缺铜,从而导致血液中的胆固醇增高,引发冠心病。可采用"量少多餐"的方法,如1个苹果分成两半,分2次吃,但不宜在饭前吃,也不宜在早晨空腹吃,以免影响正常进食和消化。

老年人装假牙后,在最初的使用期内,常伴有不同程度的牙龈疼痛,除刚戴假牙时不可避免的不适感外,主要是老年人口腔内胶原蛋白的减少,使缺牙区域内的牙龈组织出现萎缩或炎症,减弱口腔组织对粗硬食物的适应能力。这时就要多吃些水果,补充维生素C,使之参与机体胶原蛋白合成。

有些老年人口内气味重,可以吃荔枝粥治口臭。荔枝粥的做法是:用干荔枝5~7枚,去壳,与50克粳米或糯米同入锅,加适量清水煮稀粥,晚餐食用,连吃3~5日为1个疗程。

老年肾亏,小便频数,腰脚无力,每日早、晚各吃坚果生栗子1~2枚,细嚼缓咽,或每晚入睡前吃煨热的核桃3~5个,久之有效。

有人将30种水果抗衰老从强到弱列了个排行榜,它们是:山楂、冬枣、番石榴、奇异果、桑葚、草莓、玛瑙石榴、芦柑、无籽青皮橘子、橙子、柠檬、樱桃、龙眼、菠萝蜜、红蕉苹果、菠萝、香蕉、李子、荔枝、金橘、玫瑰葡萄、柚子、芒果、久保桃、杏子、哈密瓜、水晶梨、白兰瓜、西瓜、柿子。桑葚的维生素C和维生素E的含量丰富,抗老化能力是奇异果的3倍之多。但桑葚不宜吃过量,特别是肠胃不好的人要注意,最好不要空腹吃。桑葚产期短,也不易保存,只能抓紧时间尝尝新。营养学家建议老

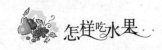

年人最好能选择四五种适合自己体质的水果,轮流着吃,量少多餐能起到抗衰老的作用。

······ 护牙护眼的水果 ·······

有些食物可引起口腔疾病,中医认为口臭与胃火有很大关系。科学研究还发现口气不清新的原因是嘴里有一种叫硫磺的物质,只有让它尽快消失,口气才不浑浊,而一些水果就能帮助你保护牙齿健康和美丽,甚至保证你的口腔口气清新,免除异味。

眼睛是心灵的窗户,是人类认识世界的最重要的器官。一双明亮、水汪汪的眼睛明眸善睐,平添许多诱人的魅力。但长期过度用眼会使眼球疲劳、眼睛干涩、视力下降。据日本的一项调查,90%的劳动者常为眼痛及眼睛的疲劳所烦恼。合理的营养,特别是一些水果中所含的花色苷能快速消除眼睛疲劳,它是保护眼睛、提高视力的"灵丹妙药"。

 预防牙龈发炎的水果

新鲜水果是维生素 C 的最佳来源,而维生素 C 对牙龈组织起重要作用。美国纽约大学对 12 000 个美国成年人研究后得出结论:每天摄入维生素 C 量低于 60 毫克的人,与摄入量为 180 毫克的人相比,前者罹患牙龈疾病的可能性高于 25%。吃 1 个柑橘或喝 250 毫升橘汁便含有 80 毫克甚至更多的维生素 C,柑橘还含有一种防止细菌附着在牙齿上的化学物质。含维生素 C 丰富的水果还有葡萄柚、柠檬、奇异果等,都能预防牙龈发炎。

苹果既能防止牙龈发炎,又能防止蛀牙,这是苹果所含鞣酸起的作用。如 1 个苹果能在 10~15 分钟吃完,苹果的有机酸和果胶质可把口腔里的细菌杀死90%。苹果中大量的纤维，在你咀嚼过程中摩擦牙齿表面，能清除牙龈中的污垢及口腔内细菌的生长，具有抗蚀作用，以保护牙齿。但苹果肉中含有30%的发酵糖类，这是一种腐蚀剂，因此，吃完苹果就要漱口刷牙，否则会损害牙齿，易得龋齿。

甘蔗同样纤维多，吃甘蔗在反复咀嚼时就像牙刷刷牙一样，牙床受到按摩，把残留在口腔及牙缝中的污垢、残渣一扫而净，从而能提高牙齿的自洁和抗龋能力。同时，咀嚼甘蔗时牙齿和口腔肌肉也是一种很好的锻炼，有美容脸部的作用。

梨可防治牙石引起的牙龈充血，吃梨细嚼慢咽也等于洗刷牙面和按摩牙根，消除了牙缝中的食物残渣，还可防治牙龈萎缩，改善口腔血液循环，对胃火上升引起的牙床红肿和风火牙痛有辅助治疗作用。

大枣中的乌苏酸和夹竹桃酸能控制蛀牙齿菌产生酶，避免糖蛋白沉淀形成菌斑。它不影响口腔中的其他细菌，不破坏口腔的菌系平衡。老年人如脾胃消化吸收功能下降，常食大枣不仅可健脾养胃，还能保护牙齿。

葡萄干也是健齿的好食物。美国芝加哥伊利诺伊大学牙科中心教授的实验结果显示，葡萄干中的某些化合物能抑制口腔内2种细菌生长，而这2种细菌是导致龋齿和牙周炎的罪魁祸首。

坚果中的核桃可防治牙本质过敏症。核桃仁含有丰富的脂肪油、蛋白质、维生素、钙、镁等成分，其中油和酸性物质能渗透到牙齿本质小管内，起隔离作用，而蛋白质、脂肪和钙也可通过化学变化起辅助治疗作用。核桃仁可生嚼，或稍加温后用患牙反复咀嚼。

有些人为了追求一口雪白的牙齿，刷牙后用纱布或化妆棉蘸柠檬汁，摩擦牙齿以求洁白光亮。其实，柠檬的酸性太强，会损害牙釉质，腐蚀牙齿，引起更多的牙齿疾病。石榴吃多了，对牙齿的珐琅质也有一定腐蚀作用，其汁液色素能使牙齿染黑。

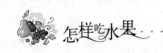

另外,喝果汁时要用吸管以保护牙齿。因多数果汁都含碳酸矿物质,如柠檬酸和磷酸,它们会腐蚀牙齿。通过吸管饮用碳酸型饮料,把吸管直接放置在口腔后部,可阻止碳酸饮料与牙齿的接触。

保护视力的水果

人们的视觉通常是从眼睛进入的光线刺激,由"视紫红质"传送到脑部,再被分解和合成,不断地发出视觉信号。紫葡萄中的花色苷能促进"视紫红质"的再合成,还能避免视网膜受到活性氧化之害。通常在摄取花色苷 4 小时后,就能消除眼睛疲劳。

保护眼睛要多摄取维生素 B_2、维生素 A 和胡萝卜素,蓝莓所含的蓝色色素——花青素更具促进眼部血液微循环、维持正常眼压的作用。日本的一项研究也证实,蓝莓可以帮助缓解视力衰退。如蓝莓配上奶酪或酸奶能有效去除眼部充血和混浊现象。

芒果富含糖类及多种维生素,尤其是维生素 A 含量居水果之冠,有利保护眼睛。如 100 克芒果和 20 克胡萝卜同优酪乳 150 毫升一起制成芒果优酪乳,富含维生素 A 和胡萝卜素有助提高视力。

菠萝和柠檬合用也能很好改善眼睛的疲劳,如菠萝柠檬汁,其制法是:菠萝 1/4 个去皮、切成小块,柠檬 1/4 个榨汁,高丽菜 150 克洗净、切小块放入榨汁机,加 1 小匙蜂蜜和 150 毫升开水,搅匀即成。也可用菠萝 50 克和柠檬半个榨汁;再用红甜椒、黄甜椒各 150 克和小黄瓜 50 克洗净,一起放入榨汁机,搅匀榨汁,倒入杯中,加入菠萝柠檬汁和果糖 15 克,冷开水 30 毫升即成。菠萝柠檬汁富含胡萝卜素,可转化成维生素 A,能维持视力健康,适合治疗干眼症、夜盲症等。

梨的顶部切成盖形,去核,填入黑豆,加冰糖,盖上盖,用锅蒸熟,成为黑豆瓢梨,常食也可保护视力。

经常在电脑前工作的人常会觉得眼睛干涩疼痛,如果每天吃 1 根香蕉,就能起到一定的缓解作用。香蕉保护眼睛的功能首先和其富含钾有关。人体摄入盐分过多,会导致细胞中存留大量的水分,引起眼睛红肿,香蕉中的钾可帮助人体排出这些多余的盐分,让身体达到钾钠平衡,缓解眼睛的不适症状。此外,香蕉中含有大量胡萝卜素,当人体缺乏这种物质时,眼睛就会变得疼痛、干涩、眼珠无光、失水少神,多吃香蕉可减轻这些症状,还可在一定程度上缓解眼睛疲劳,避免眼睛过早衰老。杏、枣、番茄也是电脑迷的明目食品。

如因熬夜及用眼过度造成眼袋,可将木瓜切块,加入薄荷,浸在热水中,晾凉后涂抹在眼下皮肤上,有舒缓眼睑组织,减轻眼袋的功效,还可缓解眼睛疲劳,睡前涂抹疗效更佳。

养颜美容的水果

润泽、光滑没有瑕疵,质感仿佛剥了壳的荔枝;而气色却又好过娇嫩欲滴的蜜桃,这般融合水果特质的肌肤,令每个爱美的女性心神向往。人们常说:"世界上最漂亮的时装也比不上一身健美的皮肤,而依靠食物实现美白比用化妆品更有效。"按照吃什么补什么的原则,公认营养丰富的水果是自然天成的保养品。如柠檬的白皙维生素、葡萄的红颜维生素和奇异果的美颜维生素都是天然美容圣品。

今日越来越多的人认识到除了外部的保养外,通过食疗的方式,里应外合能有效地达到改善肌肤,使之美白有弹性。因为水果所含的碱性矿物质、维生素,能调节血液和汗腺的代谢功能,使皮肤滋润、光洁、美丽;植物蛋白、植物脂肪、维生素 B、维生素 E 不仅能滋养润滑皮肤,预防皮肤干燥,而且能增强皮肤对湿疹、疥疮的抵抗力。所以水果拥有独特的养颜美容作用,不论是食用,还是将水果直接涂抹在肌肤上或用果汁来沐浴,都有神奇的效果,常用的面膜敷面去皱水果有:香蕉、橘子、

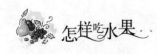

番茄、草莓和西瓜皮等。

 杨贵妃吃水果成了东方艳后

我国古代美女都爱吃水果，千娇百媚的一代东方艳后、唐明皇宠爱的杨贵妃，相传她幼时并不俊俏，因为家靠黄河，长年风沙不断，把她吹得皮肤粗糙、脸色黝黑。她家有棵杏树，每年麦黄杏熟，小玉环就爱吃红杏，母亲把长出的杏子全摘下收藏起来，让馋嘴的女儿一年四季天天都能吃几个。几年以后，杨玉环的脸色变得又白又光，还透着一点淡淡的粉红，比抹上胭脂粉还好看。皮肤也变得又细又嫩，还带着细细的油腻，比搽上润肤油还润滑。她的眼睛也变得明眸善睐，口唇红润鲜亮。十几岁时，杨玉环成为当地出名的美女，选入皇宫后更是出落得倾城倾国，后来文人形容美女的标准就是"樱桃小嘴杏子眼"。杏子能美容、降血脂、防止动脉粥样硬化，其所含维生素能中断黑色素生成的过程，进而干扰黑色素的生物合成。据唐朝《鲁府禁方》记载，杨贵妃所用的美容秘方是"杨太真红玉膏"，以杏仁为主，配滑石、轻粉等调剂，常敷之能令面红润悦泽，旬日后色如红玉。下面介绍几种杏子、杏仁制作的美容餐和面膜：

杏仁鲜贝　甜杏仁 100 克用热水浸泡 5 分钟，剥去外皮，置油锅内炸酥。鲜贝 600 克去筋洗净，用精盐、味精、淀粉浆好。火腿、青椒各 250 克切丁，葱切丝，姜切片。高汤、精盐、料酒、胡椒粉、淀粉调汁。鲜贝放入油锅滑透滤出，锅留底油放入葱、姜、火腿、青椒稍炒，再放入鲜贝，倒入调好的汁，炒匀，投入杏仁，翻炒即成。

杏仁冻粉　甜杏仁 15 克温水浸泡去皮，再泡涨。生花生米 100 克洗净，与杏仁一起磨细，加入适量冻粉，用冷开水 120 毫升调匀，入笼蒸化取出，加白糖 150 克调成杏仁冻汁，放入冰箱，食用时取出杏仁冻，注入糖汁即成。

杏仁冰豆腐 甜杏仁冰淇淋、碎杏仁各少许,绢豆腐1盒切成小丁。豆腐上放杏仁冰淇淋,10分钟后,冰淇淋融化,撒上碎杏仁,拌匀即成。

杏仁苹果豆腐 甜杏仁24粒;苹果1个洗净,切丁;豆腐4块切成小方块,入沸水浸一下捞起。冬菇5克切碎,与豆腐一起入锅煮沸,加精盐、味精、麻油、淀粉、杏仁、苹果调匀即成。

杏仁核桃牛奶 甜杏仁35克、核桃仁30克和牛奶250毫升一起入锅加清水煮沸,加白糖10克即成。

杏仁布丁 杏干250克每个切4瓣,用20%的糖水泡软,捞出沥干,奶油250克搅匀。牛奶250毫升和适量杏仁粉加白糖60克入锅熬成布丁,晾凉,加入奶油,撒上杏干即成。

杏仁霜 甜杏仁30克温水浸泡30分钟,去衣,加少许清水,研钵磨碎,加1个蛋白和少许蜂蜜,同入搅拌机拌成糊状即成。临睡前脸洗净,涂上杏仁霜,将蒸气使毛细孔张开,让皮肤吸收进营养,约5~10分钟,再将脸上的杏仁霜洗净或夜涂晨洗,保持皮肤光泽,是天然美容剂。

杏肉面膜 杏子10个去皮和核,捣成泥状即成。敷于面部,保持30分钟后洗去,适合各种肤质使用,能解毒凉润,消除皱纹,使皮肤红润光泽。

杨贵妃还爱吃荔枝,《新唐书·杨贵妃传》载:"妃嗜荔枝,必欲生致之,乃置骑传送,走数千里,味未变,已至京师。"荔枝含有丰富的维生素,补气养血,可促进微细血管的血液循环,使皮肤润滑细嫩,还能增强神经系统的功能。下面介绍几种养颜美肤的荔枝食:

荔枝鸡丁 鲜荔枝300克洗净,去壳和核;鸡脯肉250克洗净、切丁,用精盐、料酒、1个鸡蛋清和淀粉拌匀;青椒、红椒各2个洗净,去蒂和籽,切块。锅置火上,放色拉油1 000克(约耗100克)

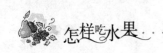

烧至四成热,鸡丁入油锅滑熟捞出;锅留底油,放入葱段爆香,再下青椒、红椒略炒,最后入鸡丁、荔枝炒匀,下精盐、味精,湿淀粉勾芡即成。

荔枝鸡球　鲜荔枝 300 克洗净,去壳和核;净鸡肉 300 克切球,用 1 个鸡蛋液和湿淀粉拌匀;鸡汤、湿淀粉、胡椒粉调成芡汁。锅置火上,倒入植物油烧热,下葱、姜、水发香菇 25 克、荔枝、鸡球翻炒,烹黄酒,下芡汁,淋麻油,炒匀即成。

荔枝荷花鸭　鲜荔枝 200 克洗净,去壳和核,切两半;鲜荷花 1 朵洗净,掰花瓣叠好,剪齐两端,入沸水余一下;鸭 1 只(约 1 000 克)去内脏,洗净;瘦猪肉 800 克洗净,切小块;熟火腿 20 克切丁。火腿、猪肉、鸭、葱、姜、精盐、料酒放入蒸盒,加清水 500 毫升,湿纸封口,入笼蒸约 2 小时至鸭肉熟烂,拣去葱、姜、火腿、猪肉,撇去汤面上的油泡沫,鸭、荔枝、荷花加清汤蒸约 20 分钟即成。食鸭肉喝汤。

荔枝鹌鹑蛋　鲜荔枝 12 枚洗净,去壳和核;鹌鹑蛋 12 个蒸熟,剥壳;莲子 50 克洗净,去莲心;桂圆 25 克、枸杞子 50 克洗净。鹌鹑蛋、荔枝、桂圆、莲子、枸杞子同入炖盅,加冰糖,注入清水,上笼隔水炖约 2 小时即成。

荔枝虾球　鲜荔枝 400 克洗净,去壳和核;虾仁 450 克洗净,用 1 个鸡蛋清和精盐、白糖、淀粉拌匀;青椒、红椒各 2 个洗净,去蒂和籽,切块。锅置火上,放入色拉油 80 克烧热,下蒜茸、姜末爆香,再下青椒、红椒略炒,倒入虾仁,翻炒至熟,放荔枝,炒匀,加精盐、胡椒粉、湿淀粉勾芡,淋香醋、香油即成。

荔枝红枣汤　荔枝干和红枣各 15 克洗净,同入锅,加清水适量,旺火煮沸,改用小火煎煮 1 小时左右,至荔枝和红枣熟烂即成。

给皮肤搭配美容食

德国《皮肤病专家》杂志刊登柏林沙里泰医院的一项研究结果表明,吃大量水果和蔬菜的人皮肤上的皱纹比一般人要少得多。如果在饮食中加大量番茄和红辣椒,人们的皮肤也会显得更年轻。专家指出,自由基是导致皮肤过早老化和产生皮肤癌的主要因素。抗氧化剂可以防止自由基对皮肤的破坏,但人体自身产生的抗氧化剂不足以阻止自由基对皮肤的破坏,需要靠果蔬中的维生素 A、维生素 C、维生素 D、维生素 E 及胡萝卜素等来补充。

另外,夏日特别要注意防晒,因为阳光中的紫外线会刺激皮肤产生大量氧化自由基,而自由基会破坏皮肤细胞组织,加速黑色素生成的氧化反应,让皮肤变得暗沉、粗糙且失去弹性,也使皮肤的抵抗力降低。而水果作为防晒食物能提高抗氧化力,帮助清除自由基,芒果、木瓜、番茄、西瓜、柠檬、橙子、奇异果、番石榴和草莓等都能增强皮肤的抗晒能力。下面介绍几种给皮肤搭配的美容食品和面膜:

苹果鸡丝 苹果 1 只洗净、去核、切成粗条;鸡脯肉 250 克洗净、剥去筋膜、切成粗丝,加精盐、姜汁拌匀,腌渍 10 分钟;青椒 1 只洗净、去蒂和籽,切成粗条。锅置火上,倒入花生油烧热,下姜丝、青椒煸炒,加入鸡丝翻炒,放入苹果炒匀,加入番茄汁拌匀即成。

苹果红枣 大苹果 4 个洗净,两端切去,下端去核;红枣 120 克洗净,入碗加清水,入笼蒸 20 分钟,取出、去皮和核。将红枣肉塞入苹果内,入笼蒸熟取出,分别放入 4 个碗,加白糖。锅置火上,注入适量清水,加入冰糖 15 克和少许糖玫瑰,煮至溶化,收浓汁液,湿淀粉勾芡,浇在苹果上即成。

苹果除斑饮 苹果半个、柠檬 3 片、菠萝 50 克、芹菜 30 克、高丽菜 20 克洗净后同入榨汁机榨汁,过滤后调蜂蜜或冰糖服用。

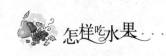

奶油苹果 苹果 500 克洗净、去核、切块,放入深底碟子,倒上蜂蜜 30 克。红糖、面粉、燕麦片、黄豆粉、酵母和大料粉各适量拌匀,加入奶油拌成调料,倒入碟中,放进烤箱烤 30 分钟,晾凉即成。

奶油草莓 草莓 250 克洗净,加入白糖 100 克。奶油 50 克和香草拌匀,挤在草莓上即成。

草莓柠檬酸奶 草莓 10 个洗净,放入果汁机,加入酸奶 200 毫升搅匀,调入柠檬汁 1 大匙即成。

草莓葡萄柚汁 草莓 5 个洗净,葡萄柚 1 个去皮、切块,同入果汁机,倒入酸奶 200 毫升搅匀即成。

菠萝芹菜汁 菠萝 1/4 个,果肉盐水稍泡,切块;芹菜 2 根洗净,切段;番茄 1/2 个去皮,同入果汁机搅匀取汁即成。

樱桃羹 樱桃 50 克洗净、去核,入锅加清水和冰糖 25 克,小火煮七八个小时,加果酸 0.5 克、藕粉 50 克,开锅即成。

樱桃银耳汤 罐头樱桃 30 克和水发银耳 50 克洗净、撕小。锅置火上,加清水煮沸,投入冰糖,溶化后下入银耳,煮 10 分钟,加入糖桂花和樱桃,煮沸即成。

樱桃番茄汁 樱桃 15 个洗净、去核,番茄 1 个去皮,葡萄 10 颗洗净,同入果汁机榨汁即成。

蜜汁鲜桃 鲜桃 1 000 克去皮和核、切块,白糖 25 克撒在桃肉上,蒸 10 分钟,滗出汤汁,桃肉扣盘中。汤勺坐火上,加清水 100 毫升和白糖 50 克,小火将糖水收浓,入蜂蜜 25 克和糖桂花少许,搅匀,小火收至糖汁发黏,浇在桃肉上,撒上山楂糕丁即成。

鲜桃柠檬汁 鲜桃 3 个去皮和核,切块;苹果 1/2 个去核,切块;柠檬 1/4 个同入果汁机搅匀取汁即成。

蜜橘银耳 蜜橘 200 克剥皮,掰瓣;水发银耳 20 克隔水蒸 1 小时。锅置火上,注入清水 400 毫升煮沸,放入银耳、橘瓣和白糖,湿淀粉勾芡,再煮沸即成。

木瓜橘汁　木瓜1个去皮,橘子150克剥皮,共捣烂绞汁,与柠檬汁25毫升、蜂蜜适量搅匀即成。

丝瓜汁　丝瓜汁与等量蜂蜜调匀抹脸,清水洗去,有嫩肤去皱功效。

柚皮汁　柚子皮富含精油,熬成汤汁倒入洗澡水中,有嫩肤去皱功效。

香蕉柠檬浆　香蕉1根去皮和蜂蜜1茶匙、柠檬汁约20滴调和成浆。先将面部洗净,毛巾热敷,使毛孔张开,用此浆擦面部和颈部,10多分钟后用清水洗掉,可滋润干性皮肤。

 维吾尔族的瓜果美容秘方

我国维吾尔族妇女脸色红润、肌肤奶白、健康靓丽尽人皆知,这与她们长期使用营养丰富的干鲜果品有关。香妃就因爱吃沙枣,乾隆皇帝特喜爱她身上浓郁的沙枣花香。维吾尔族妇女传统的天然"护肤膏"和"养颜露"是西瓜皮和哈密瓜汁。夏日她们用西瓜皮将面部和全身轻擦和按摩,使全身肌肤不仅得到美容和补水,对被烈日烘烤过的皮肤还有镇静作用。哈密瓜汁和奶油抹面擦手也是维吾尔族妇女不论老幼和城镇、农牧区的传统习惯,不仅能防止皱纹和皲裂,还能保持皮肤的润泽光亮,这些都是天然的美容护肤佳品。

维吾尔族无论男女爱吃坚果,特别是被称为"长寿果"和"智慧果"的核桃。逢年过节款待亲友的餐桌上除手抓羊肉和抓饭外,核桃仁和葡萄干是必备品。新疆核桃皮薄,含有丰富的维生素B和维生素E,可防止细胞老化,能健脑、增强记忆力及延缓衰老。核桃仁含有大量维生素E和亚麻油酸,它和核桃油都是人体理想的肌肤美容剂。葡萄干含有多量铁质,能预防贫血,红光满面。

维吾尔族女子还爱用樱桃水和玫瑰花汁相混合,涂于脸部和嘴唇,

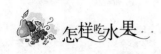

当作胭脂和口红。这些天然植物除了有护肤养颜的功效外,用它们进行面部按摩,还可以起到活血的效果,增加皮肤的白嫩和红润。

养发美发的水果

人们常说,越聪明的人,头发越不好,不是谢顶就是"少白头"。脑力劳动者常因营养不够,导致白发、掉发。而常食水果,益肾脏而固精,久服能黑发明目。古医术《本草求真》称"解热养阴,乌须黑发"。水果所含丰富物质,会在头发表层形成薄膜,加大发丝之间的距离,并使头发变得丰盈光亮,令众多女性秀发如云。下面介绍一些养发美发的果疗:

护发乌发的果疗便方

奇异果美颜乌发 奇异果含有多种氨基酸、泛酸、叶酸和酪氨酸,能给头发输送营养成分,其丰富的矿物质铜、铁、磷等可促进黑色素颗粒的合成,不仅使头发乌黑亮丽,还具美容功能。

橘子汁美发护发 橘中富含维生素 C 与柠檬酸生肌益脾。用橘子 1 个剥皮、去核、榨汁,与海带 20 克洗净、切丝,浸入 100 毫升凉开水中搅匀,日服 1 剂,早、晚分服,有美发护发功效。

柚子皮拯救断发 时常染发或烫发的人,头发干枯容易折断。可以将柚子皮浸泡在热水中,24 小时后,用浸泡过的水洗头,可增强头发的坚韧性。因为柚子富含蛋白质、纤维和油脂,对头发起滋养作用。

芒果护发闪亮 芒果富含多种维生素,还含头发需要的磷等矿物质,泰国人的头发乌黑闪亮,就是常用芒果洗头。芒果榨汁,用其渣与 1 匙柠檬汁混合涂抹于头发,然后轻轻按摩,再戴上浴帽 20 分钟,使营养成分吸入头发。

桑葚乌发美颜 桑葚除含较多营养成分外, 还含有一种乌发素成分，可使头发乌黑亮泽，并治须发早白、脱发等。简便的食疗是：① 桑葚洗净鲜吃或晒干磨细粉，蜂蜜调服，久服会黑发明目。② 鲜桑葚1 000 克榨汁与糯米 500 克共煮成干饭，凉后加酒曲适量拌匀，发酵酿酒，任意饮服。此酒补血益肾、乌发美颜。③ 桑葚 20 克和黑豆 20 克、芹菜 30 克洗净，一起用水煎服，日服 2 次，补肾乌发。

龙眼养血生发 龙眼含维生素 B_1、维生素 B_2 和维生素 P，还有胡萝卜素、蛋白质和多种氨基酸，有补血生发作用。① 龙眼木耳汤补心健脾、养血活血，适宜于治血虚脱发，制法是：龙眼干 5 枚和黑木耳 15 克，加冰糖适量煮汤，日服 1 剂。② 龙眼红枣膏治阴血亏损脱发，制法是：龙眼干 50 克和小红枣、桑葚、枸杞子各 30 克洗净，一起入锅，加清水，小火煎煮 30 分钟，放入蜂蜜适量，煮至汁液黏稠即成，日服 10 克。

核桃养血乌发 核桃含有多种维生素、不饱和脂肪酸和优质蛋白质以及磷、锌、锰、铬等人体不可缺少的微量元素，能治须发早白。① 核桃仁 50 克和芹菜 300 克洗净，切成细丝入沸水稍泡，取出后加精盐、味精、香油，拌匀成核桃拌芹菜。此菜润肤、养血、乌发。② 核桃仁和红枣各 120 克、杏仁 30 克共捣细末，入酒 1 500 毫升浸 3~5 日；另取酒 500毫升，将 100 克白蜜和 70 克酥油溶化，浸入酒器中搅匀，3~5 日后开取即成红颜酒，益气健脾、泽肤乌发。③ 核桃仁 250 克和黑芝麻 100 克慢火炒熟，再用白糖 100 克，加清水少许小火熬化，加蜂蜜 50 克、桑葚100 克，与核桃仁、黑芝麻拌匀，晾凉切块，日服 2 次，每次 50~60 克，养血乌发。

山楂活血荣发 山楂活血祛瘀，解毒清热，能治脱发。① 山楂和菟丝子各 30 克、益智仁 15 克、青黛 20 克同研末，日服 2 次，每次 3~4 克，黄酒送服，活血荣发。② 山楂、枸杞子各 30 克和 250 克洗净与切块的兔肉一起入锅，加姜、精盐，旺火煮沸，改用小火慢炖至兔肉熟烂，用酱油、醋、香油调滋汁，蘸食即成。此菜滋阴补肾、健脾和胃、益肤悦色，适

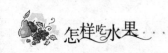

合治须发早白症。③ 山楂 60 克和荷叶 1 张,水煎取汁,兑入 100 克粳米中煮粥。此粥活血利湿、清热解毒,适合于脂溢性脱发症。

杏子治毛发枯黄 杏子富含维生素,有美发护发功效。杏子 4 个和苹果 1 个洗净、去核;胡萝卜 2 根洗净、切碎;芹菜 50 克洗净、切段,一起放入榨汁机,加适量冷开水榨汁,日服 1 剂,分 2 次饮用,治毛发枯黄。

香蕉保湿润发 香蕉富含蛋白质、淀粉质、维生素和矿物质,特别是它含有丰富的钾,具有保湿的功效。用香蕉半根、纯酸奶 1 茶匙、卵磷脂 1/8 茶匙、加糖的浓缩牛奶 1 茶匙、蜂蜜 1 茶匙和麦芽油 1 茶匙,全放入搅拌机中搅拌,倒入碗中成护发素。脖子上围 1 条毛巾,以防滴下来的液体弄脏衣服,用发刷沾取护发素,自上而下均匀刷在已湿润的头发上,45 分钟后洗掉自制的护发素,再用香波洗发。选择香蕉最好是熟软的,除容易捣碎外,也让头发更好吸收,起保湿效果。

治白发脱发的果疗便方

石榴治头发早白 ① 石榴 2 个洗净,连皮带籽捣烂,取汁涂于白发部位,日涂 2~3 次。② 鲜石榴叶煎水洗发,可使头发保持光亮、柔软、乌黑。

橄榄油滋润美发 橄榄营养丰富,维生素 C 的含量甚至超过苹果,其核仁中含有的脂肪可榨橄榄油,是高级保健食用油,把它加入水中再喷洒在头发上,可避免头发干燥,起到亮泽滋润的美发效果。

治白发的便方 ① 桑葚 50 克水煎服,日服 1 剂,滋阴养血、补益肝肾,防须发早白。② 桑葚 50 克、何首乌 20 克、枸杞子 15 克、黄精 25 克、酸枣仁 25 克同用水煎服,适合治发白耳鸣、失眠健忘。

治脱发的便方 ① 桑葚、核桃仁、黑芝麻、何首乌各 500 克共研细末,加蜂蜜调匀,制成小丸,晾干装瓶,日服 3 次,每次服 9 克,饭后温开水送下,滋阴养血、补益肝肾,适合治脱发。② 桑葚、熟地黄、枸杞子各

30 克和沉香 0.6 克共浸入 1 000 毫升米酒,密封贮存,每日摇荡 1 次,15 天后即成桑葚酒,日服 2 次,每次 50~80 毫升,滋补肝肾、养血祛风,适合治血虚脱发。

治斑秃的便方　① 桑葚、女贞子、菟丝子、旱莲草、熟地、枸杞子各 12 克,何首乌 25 克、肉苁蓉 9 克,一起用水煎服,日服 1 剂,分 2 次服,滋补肝肾,适合治肝肾不足型斑秃。② 桑葚、核桃仁、柿饼各 250 克,香油 200 毫升,蜂蜜适量。桑葚捣烂,核桃仁炒熟研末,柿饼切碎,同放入锅,加清水煮沸 10 分钟,加入香油、蜂蜜,小火熬炼成桑葚核桃膏,晾凉装瓶,日服 3 次,每次服 1 汤匙,滋补肝肾,适合治肝肾不足型斑秃。③ 桑葚 100 克同 50 克芝麻和 5 个出壳煮熟的鸡蛋共煮,吃蛋饮汤,补血养肝,治斑秃。

健康美味的果汁

　　果汁是水果的精华和最富营养的饮品,它饮用方便,还常立见效应。酷暑大量出汗,体内的水分、盐分和维生素消耗很多,常造成失水失盐、血液浓缩、皮肤肌肉血管扩张而使血压下降、脑供应不足,如果不能及时补充,就会造成体内电解质紊乱,导致中暑或虚脱。不少人在大量出汗后,只喝冷开水或纯净水,这些水中的电解质,尤其是钾、钠的含量偏低,如果一味饮用这些水,虽然补充了水分,但体液也被冲淡了,脱水症状得不到缓解,可能出现低血钾,发生心律失常,甚至晕厥。此时如果饮用淡盐水和一些含矿物质的果汁,如含钾的橙汁、西瓜汁等,即会改善症状。吃油腻食物过多,胃部不适,感觉烧心,喝杯鲜榨的番茄汁,因其含有大量柠檬酸和苹果酸,可促进胃液生成,有缓解胃痛和胃炎的功效。在强健心脏和血管方面,黄瓜汁能调节血压、预防心脏过度紧张和动脉粥样硬化,还可使神经系统镇静、增强记忆力。

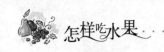

果汁不含大块固体食物，浓缩了更多的营养素，可以在几分钟完成消化，对消化器官几乎不造成任何负担。喝果汁能获得足够的碳水化合物，提供身体所需的能量。

果汁源自纯水果

果汁源自纯水果，包括苹果、梨、桃、菠萝、葡萄、草莓、樱桃、杏、李子、甘蔗、橙、柑橘、芒果、柠檬、柚子、番茄、杨梅、椰子、奇异果和各种瓜，至于香蕉等一些水果不易榨出汁，若变成黏稠的糊状物，会堵塞果汁机。

果汁不能代替水果，因为水果榨成果汁时，除掉了皮和肉，基本上不含水果中的纤维素，捣碎和压榨的过程又使水果中一些抗氧化的维生素被破坏了，这样果汁所含的营养成分就不如完整的新鲜水果。超市出售的保鲜装的果汁、塑料瓶装的纯果汁和浓缩果汁，有的加了甜味剂、添加剂和防腐剂，经过高温灭菌处理，虽常温保存时间自一周起可到半年以上，但果汁中的营养成分，尤其是维生素受到较大损失，水果的风味也有改变。新鲜果汁所含丰富维生素，若放置时间太久，会因光线及温度破坏维生素效力，使营养价值变低。如榨取后的橙汁放置半小时以上，其原有的营养成分会急剧衰减乃至消退，原有帮助血管扩张、促进胃肠蠕动的作用也会不断削弱。因此，最好"现榨现喝"，于20分钟内喝完。如果喝不完，可放入冰箱冷藏。

榨果汁时，不必削去果皮，因为水果营养素含量最高、风味最好的部分恰好在表皮附近，如苹果的外皮具有纤维素，有助肠蠕动、促进排便；葡萄皮则具有多酚类物质，可以氧化，把这些有益的成分弃去，岂非最大浪费。但水果生长时，果农为防治害虫，施了农药，所以在榨果汁前一定要把水果清洗干净，用盐水浸泡几分钟，除去残留的虫卵和农药。选择绿色食品或有机食品的水果来榨果汁，就避免农药污染，可放心饮用了。

榨果汁时,最好也不去渣,这样就不会丢失水果中的纤维素。食物纤维能刺激大肠,把体内的废物排泄到体外,保持肠道洁净,提高免疫力。

　　另外,榨果汁最好不要加糖,因为砂糖属于强酸性食物,它一旦进入体内,体液为保持中性,必要使用溶于血液中的碱性的钙,这样导致钙质不足易引起骨质疏松症。糖分解时,除流失钙外,还会增加 B 族维生素的损耗与镁的流失,降低营养。糖分吃多了,也影响牙齿健康,还可能导致糖尿病、动脉硬化等疾病。据测试,加糖的橙汁比汽水的热量还要高。因此,自制果汁切勿锦上添花再加糖。如榨出来的果汁口味较淡,可多利用香甜味较重的水果如菠萝、哈密瓜作为搭配或酌量加些蜂蜜,增加维生素 B_6 的摄取。

果汁有益身体健康

　　美国医生普遍认为,每周多喝几次果汁,就可减少罹病的概率。例如美国现有 450 万人患痴呆症,西欧也有 540 万人受此病之苦,它会造成脑部退化,影响到一个人的记忆力、思考力和情绪。研究发现,每周喝 3 次以上果汁的人,比只喝 1 次果汁,减少罹病的概率为 16%。美国麻州大学罗威尔分校研究人员通过动物研究发现, 饮用苹果汁能增加大脑中基本的神经传递素——乙酰胆碱的含量, 其结果是提高动物的记忆力。因此,研究人员建议,把苹果汁列入自己日常的食谱中。苹果汁中的抗氧化剂还有利于心脏的健康运转,维持正常的血压。

　　英国格拉斯哥大学的研究人员对 13 种常饮果汁的抗氧化剂成分和活性进行分析, 结果显示紫葡萄汁中的一种抗氧化剂多酚含量最高、活性最强。而抗氧化剂在保护人体免受自由基损害方面发挥关键作用,它通过抑制自由基来维持身体氧化平衡,延缓衰老,并能降低癌症和心脏病等疾病的发病风险。负责这项研究的艾伦·克罗泽教授说,每一种果汁所含的酚类化合物成分不同,抗氧化活性也不同。他建议,可经常混合

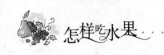

饮用多种果汁如紫葡萄汁、苹果汁、酸果汁等,这样更有益身体健康。

柑橘汁有生津止咳、润肺化痰、醒酒利尿的功效,尤适合身体虚弱、热病后津液不足者,美国妇产科医生玛丽琦的研究还发现,易患尿道感染的人,每日喝300毫升的橘汁,有助于防治尿道感染,其效果比单纯饮水要好。因为橘汁不仅能帮助将细菌排出体外,而且可防止细菌依附在尿道壁上。

番茄汁的酸味由柠檬酸、苹果酸、琥珀酸等有机酸组成,具有消除胃部不适、缓解胃痛和胃炎的功效,每日坚持饮用200毫升番茄汁,不仅能很好保护胃黏膜,还能降低患心血管疾病的困扰,预防血管硬化、心脏病和中风。如空腹时感到胃痛,或吃完油腻食物后感觉烧心,可喝上一杯鲜榨的番茄汁来缓解这些症状。

菠萝汁有美容、减肥、促进血液循环的功效。菠萝汁富含的蛋白酶能清凉、滋阴、生津。古时人们常饮用此汁舒缓嗓子疼和咳嗽,在感冒或发热时喝上一杯鲜榨的菠萝汁,不仅可降低体温,有助于退热,还能有效降低患支气管炎的风险。

西瓜汁含有糖分和多种氨基酸等营养物质,能为机体补充一定的热能。它含钠量极少,可促使肾脏减少对水的重吸收,能利尿降压。西瓜汁除清热解暑外,还可预防醉酒。因为西瓜汁进入人体后,一方面,可以对乙醇的吸收产生竞争性抑制,以减少乙醇进入血液的数量;另一方面,西瓜汁具有明显的利尿作用,可以促进乙醇更快地排出体外。

柿子汁含有黄酮苷物质,能降低血压,软化血管,改善冠状动脉血流量,有益于改善心功能和防治心血管病。它还具有促进血液中乙醇氧化的作用,并含大量水分和甘露醇等,降低血中乙醇浓度,有利于乙醇从尿中排泄,减少乙醇对机体的损害,促进清醒。

石榴汁性温味甘酸,有生津液、止烦渴作用。凡津液不足、口燥咽干、烦渴不休者,可作食疗佳品。石榴捣汁或煎汤饮,能清热解毒、润肺止咳、杀虫止痢,可治疗小儿疳积、久泻久痢等。最近美国学者经过3年多的研究发现,石榴汁还有出色的抗艾滋病病毒作用。这很可能与石榴汁含丰富的黄酮类物质有关。因为植物黄酮是一种多效生理活性物质,它有抗氧化、抗癌、抗菌、抗病毒等多种作用。

枇杷汁有生津止泻、润肺止咳、和胃除逆的功效。枇杷5~6个和1小匙蜂蜜、200毫升凉开水一起在果汁机搅匀,特别适合声音沙哑、咳嗽不止者饮用。

樱桃汁含多种抗氧化剂,有助于防止癌症、心脏病、卒中(中风)和衰老。据英国科研人员的研究,1杯樱桃汁所含的营养,相当于23份水果蔬菜,直接食用樱桃的保健作用比不上喝樱桃汁。

多种水果搭配制成的果汁,可摄入更多营养,获更大疗效。如芒果橘子汁、菠萝苹果汁、菠萝草莓汁可促进消化;西瓜柠檬汁和奇异果、柳橙、香蕉综合果汁可预防高血压、心血管疾病;奇异果柠檬汁可预防感冒;水蜜桃梨子汁可防治骨质疏松;葡萄甘蔗汁、杨桃水梨汁可治声音嘶哑;芒果香蕉汁、菠萝柠檬汁可消除疲劳;生梨苹果汁、番茄橘子汁可改善失眠;甘蔗莲藕汁、哈密瓜葡萄汁可利尿;木瓜柠檬汁、番茄火龙果汁可改善便秘;柳橙木瓜汁、番茄哈密瓜汁、西瓜番茄汁、樱桃苹果汁、苹果柠檬汁都能养颜美容。

混合果蔬汁疗效更佳

有人说水果比蔬菜有营养,每天只要吃些水果或喝些果汁,就可不吃或少吃蔬菜和喝汤了。但营养学家认为,大多数水果的营养价值不如日常的蔬菜,果汁也不及菜汤。如胡萝卜素在水果中的含量远赶不上菠菜、油菜和香菜,每天吃250克菠菜可以获得胡萝卜素3毫克,足够满足人体一天的需要量,若用香蕉供应胡萝卜素,则需要吃12千克之多。再如维生素C在苹果、梨、桃、香蕉等水果中的

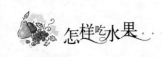

含量仅是每 100 克含零点几毫克至几毫克,柑橘的维生素 C 含量最高,每 100 克含 30~40 毫克,而辣椒、青椒、菜花等蔬菜中的维生素 C 含量可达近百毫克。在矿物质和膳食纤维的含量方面,蔬菜也比水果有优势。

另外,蔬菜中特有的植物纤维能更好地刺激肠道蠕动,起到助消化防肠癌等作用。因此,营养学家建议把当令的多种果蔬榨成混合汁,如苹果、番茄和胡萝卜混在一起榨,番茄、苹果和芹菜混在一起榨,使水果和蔬菜中的各种维生素相互辅助吸收,营养摄入更好。同时,果蔬混合汁比光吃水果或蔬菜更容易消化吸收,尤适合体弱者和老年人。

果味蔬香,清新舒畅,下面介绍几例果蔬混合汁的制法和功效:

金橘混合果蔬汁 金橘 5~6 个榨汁,再用胡萝卜 1 根和菠菜 80 克切碎榨汁,两汁同牛奶 150 毫升一起倒入杯中搅匀即成。此汁富含维生素 C,可提神,增加抗寒能力,预防感冒,尤适合老年人饮用。

葡萄混合果蔬汁 紫色葡萄 50 克、苹果 1/4 个与番茄 1 个连皮切小块;红甜椒去蒂和籽;豆芽菜 20 克切 2 厘米长,一起放入果汁机,加冷开水 20 毫升,榨 2 分钟即成。此汁葡萄、苹果所含苹果酸、柠檬酸和红甜椒、豆芽菜所含维生素 C、钙质、氨基酸都能有效地消除疲劳。

葡萄柚混合果蔬汁 葡萄柚 1 个连皮切 2 厘米见方小块;芹菜 1 根和生姜 1 片切碎,一起放入果汁机,加开水 400 毫升,混合榨汁。葡萄柚含有大量的生物类黄酮,是强力抗氧化剂,常饮此汁能缓解更年期贫血及骨质疏松症。

樱桃混合果蔬汁 番茄 1 个连皮切成小块;莴苣 20 克切小片;红甜椒半个去蒂和籽,连同樱桃 30 克一起放入果汁机,加冷开水 50 毫升,榨 2 分钟即成。此汁樱桃、番茄、红甜椒、莴苣都含维生素 C,能抑制皮肤瑕疵的产生,常饮美白皮肤。

柳橙混合果蔬汁 柳橙 2 个剖开,榨汁;保留 1/4 片橙皮,去白膜切小块;胡萝卜 1/3 根切小块,和橙皮一起放入果汁机,加开水 1 500 毫升和蜂蜜 1 匙榨汁,加入柳橙汁,搅拌即成。常饮此汁可阻止黑色素沉淀,美白皮肤。

柠檬混合果蔬汁 柠檬半个横剖两半,榨汁。芦荟 1 片长 3 厘米剖开,刮下果肉入碗,倒入柠檬汁,加入蜂蜜 2 匙和开水 400 毫升,一起放入果汁机,搅拌均匀即成。芦荟含氨基酸、蛋白质、酵素、维生素等多种人体必需的微量元素,有祛斑除痘、预防青春痘、排除体内宿便等功效。

雪梨混合果蔬汁 雪梨 150 克和番茄 1 个连皮切小块;柠檬半个横剖两半;芹菜 100 克切碎,一起放入果汁机,加开水 400 毫升,混合榨汁。常饮此汁可治疗青春痘。

番茄混合果蔬汁 番茄 500 克捣烂挤汁 150 毫升;菠菜 600 克切碎,榨汁 150 毫升,两汁混合搅匀,煮沸即成。此汁番茄有清热解毒、生津止渴等作用,菠菜富含核黄素,有效预防口角溃疡、唇炎、舌炎。

番茄 1 个连皮切小块;红甜椒半个去蒂和籽;花椰菜 30 克切成 2 厘米长;姜 10 克去皮,一起放入果汁机,加冷开水 50 毫升,榨 2 分钟即成。番茄、红甜椒富含维生素 C,能提高免疫力;花椰菜所含胡萝卜素到人体会变成维生素 A,能强化鼻子及喉咙的黏膜;姜能促进代谢,此汁有利抵制病毒,预防感冒。

苹果混合果蔬汁 苹果 1 个连皮切小方块;荠菜 5 棵和香菜 2 根切成 2 厘米长的小段,一起放入果汁机,加 200 毫升冷开水,搅匀榨汁。苹果、荠菜、香菜均富含钙质,此汁强骨。

苹果半个、番茄 1 个连皮切小块,姜 10 克去皮,一起放入果汁机,加冷开水 50 毫升,榨 2 分钟即成。此汁是低热量饮料,常喝有助减肥。

苹果 1 个连皮切小块;芹菜 1 小把切小段;胡萝卜半根切小条,一

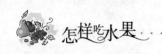

起放入果汁机,加入蜂蜜1匙、冷开水100毫升,搅匀榨汁。此汁强化肝脏、预防高血压。

 ## 喝果汁的学问

人们一般早餐很少吃蔬菜和水果,若要补充身体需要的水分和营养,不妨喝一杯新鲜果汁。但空腹时不要喝酸度较高的果汁,因为酸性饮料能够刺激食管,使感觉神经受到刺激,刺激的部位就会变得红肿。这时需要先吃一些主食再喝果汁,以免胃不舒服。

如果早晨起来第一件事是喝一杯柑橘汁,它性凉、味甘酸,含有大量维生素C,会提高胃肠内的酸性。若此时喝的是含有高浓度果糖的甜柠檬汁,那就更要注意了,因为摄入过量的糖易造成腹泻。所以饮用柑橘汁之类酸果汁的最佳时间是随餐,或在两餐之间。

若早晨喝豆浆时加些果汁,如加入菠萝汁、苹果汁或樱桃汁,能胃口大开。如豆浆中加番茄汁,番茄中的锰能促进肠内乳酸菌增加,有益于肠道健康。豆浆中加番石榴汁,番石榴汁含有维生素和钙、磷、铁等成分,可改善贫血、防止晕眩,其消化酵素还能预防肠癌。总之,豆浆的黄豆蛋白对消化能力较差的人,具有改善肠内细菌的作用。

午餐和晚餐时,尽量少喝果汁,因为果汁的酸度会直接影响胃肠道的酸度,大量的果汁会冲淡胃消化液的浓度。果汁中的果酸还会与膳食中的某些营养成分结合,影响这些营养成分的消化吸收,使人们在吃饭时感到胃部胀满,吃不下饭,饭后消化不良,肚子不适。除早餐外,两餐之间喝果汁最好。另外,夜间睡前要避免喝果汁,因夜间摄取水分会增加肾脏的负担,容易引起水肿。

喝果汁还最忌豪迈牛饮。大口牛饮,果汁的糖分会快速进入血液中,使血液迅速上升。以品尝的心情逐口喝,才容易在体内被充分吸收。

如一次榨出的果汁喝不完,可以放冰箱保存,做菜时用之调味,有增鲜减辣增香作用。

果汁中含有柠檬酸、苹果酸等有机酸，它们使菜肴呈弱酸性，而弱酸性可使游离氨基酸的离解程度增加，这一变化使菜肴的味道更鲜了。辣椒的主要成分是辣椒素，具碱性。它可以被果汁中的有机酸中和，生成盐，从而使辣的程度减低。果汁中的多种酸性成分，在加热时，可与黄酒中的醇发生酯化反应，生成各种芳香气味的酯类，构成菜肴独特的风味。因此烹饪菜肴可加入少许黄酒和果汁，顺序为先放黄酒后放果汁，会增添香味。

儿童无需天天喝果汁

儿童喝鲜榨果汁或市上出售的无菌包装百分之百的纯果汁，一般不会使体重增加而发胖，相反有助于维持健康体重。美国贝勒大学医学院的儿童营养学家分析了 3 618 名 2~11 岁儿童的果汁摄入情况，与根本不喝果汁的儿童相比，喝果汁的儿童过胖概率要降低 3 倍。比起一般儿童，喝纯果汁的儿童平时较少食用含有全脂、饱和脂肪等容易使人发胖的食品。而且喝纯果汁的儿童日常摄入的重要营养元素，如维生素 C、钾、镁、铁、叶酸和维生素 B_6 等都比不喝纯果汁的儿童高。不仅如此，他们还更爱吃苹果等水果。

但是营养学家要家长注意的是，并不是说一定要天天给孩子喝纯果汁，还是要养成孩子喝白开水的好习惯。另外，目前市上出售的果汁中有不少人工色素，儿童天天无节制地喝此类果汁，过量色素进入体内，容易沉积在他们还未发育成熟的胃肠黏膜上，引起食欲下降和消化不良，干扰体内酶的代谢，对孩子新陈代谢和体格发育造成不良影响。此类果汁中糖分含量较高，儿童饮用后可从中获得不少热能，从而影响正常进食，长此以往，势必造成蛋白质、某些维生素、矿物质和微量元素的摄入不足，必然影响儿童的体格和智能发育。由于果汁中大量糖分不

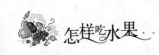

能被人体吸收而从肾脏排出，结果使尿液发生变化，尿糖值增高，导致"果汁尿"，持续的时间长了，还会引起肾脏病变。对某些食欲旺盛的儿童，从这类果汁中获得了过多热能，热能堆积，从而导致了肥胖症的发生。所以儿童喝果汁倒不如吃新鲜水果。

美国阿尔特·爱因斯坦医学中心的科研人员对100多名贫血儿童进行回顾性调查还发现，其中80%以上有饮用果汁的嗜好，果汁中含有大量果糖，会阻碍人体对铜的吸收，铜缺乏时也会影响血红蛋白的生成，从而导致贫血。

有些家长认为，现在有钱，让孩子再喝白开水多低级，应让他们多喝果汁。而市上出售的人工合成色素的果汁，所含糖分没有任何营养，只有热量，是"虚卡路里"，儿童喝多了会上课不注意听讲，放学后也不好好做作业，学习成绩差，又任性易感情冲动，英国医学家将此称为"儿童果汁饮料综合征"，要家长配合予以纠正，以免危害下一代。

病人慎用果汁

健康美味的果汁，也非人人都适合随意喝。尽管果汁与其他食品同饮，一般不会有副作用，但是对限制饮食罹患疾病的人，或在使用特殊药物的人就要慎用或忌用。

据糖尿病专家研究发现，一杯100毫升的橙汁含有15克的碳水化合物，热量为60千卡，相当于50克的米饭。这个热量看起来不多，但在炎炎夏日，通常每次至少要饮200~300毫升饮料，其结果必然是血糖升高。因此，糖尿病患者最好少喝鲜榨的果汁，不妨用鲜果代替果汁。和果汁相比，水果富含纤维，容易吃"饱"，在数量上也易控制。如糖尿病患者想喝些果汁尝鲜，最好自己榨汁，适当加些冷开水，不加糖。有条件的话，喝之前测一下血糖，喝后两小时再测一下血糖，两者作个对比，看这种果汁、这个数量是否适合自己，这样才"安全"。

果汁口味甜爽，并含有多种维生素和微量元素，但它不宜与健胃药、止咳药同饮服。因为某些健胃药是通过药物的苦味来刺激食欲帮助消化的，与果汁同服就达不到此目的。止咳的药物也一样，两者掺和使止咳药疗效降低。服用降压药时忌饮西柚汁，否则易造成血液中药物浓度过高，大大增加副作用。英国医药管理局曾公布一项实验结果，服药时喝柚子汁等同于过量服药。高脂血症患者用 1 杯柚子汁各服 1 片洛伐他汀（又称美降脂）药片，结果相当于用 1 杯水吞服 12~15 片洛伐他汀，因此病人极易发生中毒，出现肌肉酸痛，甚至产生肾脏疾病。

　　另外，服用抗生素药前后两小时内不要饮用果汁，因为果汁中富含果酸，它会加速抗生素溶解，不仅降低药效，还可能生成有害的中间产物，增加毒副作用。

水果美酒夜光杯

　　水果酿酒首推葡萄，自古以来东西方就将葡萄加工美酒，我国三国时代魏文帝曹丕在诏书中还赞赏葡萄酒"甘于曲糵，善醉而易醒"。唐代诗人王翰也有"葡萄美酒夜光杯"脍炙人口的诗句。西方人把葡萄酒看作是上帝的血液，他们认为这是上帝赐予人类礼物的同时，更赋予了人类健康。如今，法国人还把葡萄酒视为是有生命的艺术品。除葡萄酒外，荔枝、枇杷、樱桃、草莓、梅子、李子、柑橘、梨和奇异果等都能制酒，且各有其药用价值。

葡萄酒是最洁净的保健饮料

　　葡萄园遍布全球，品种数千，而 80% 以上的产量是用于加工葡萄酒，分为白葡萄酒和红葡萄酒两大类，前者色似琥珀，后者红似宝石，不论色泽，其果香和酒香都久久不散，令人回味无穷。

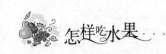

葡萄酒是世上公认最洁净的保健饮料，也是唯一在人体消化道是碱性的饮料。法国人每天用餐时有饮用葡萄酒的习惯，虽然他们与欧美其他国家相似，对动物脂肪的摄取量很大，但法国人患心脏病及脑血管病变的概率却是全世界第二低的国家，医学家把这种现象称为是"法兰西之谜"。其实，正是葡萄酒帮助法国人对脂肪、蛋白质等高热量高胆固醇食物的消化。

我国古医书《本草纲目》记载，葡萄酒有"暖腰肾、驻颜色、耐寒"的功效。现代医学认为葡萄酒的保健功能一是抗衰老、软化血管。葡萄酒含有一种独特物质——多酚，它能扩张血管，使血管壁保持弹性，防止动脉硬化并维持血管的渗透性，防止机体氧化。二是防癌抗菌。葡萄酒还含有一种神奇元素——白藜芦醇，它对防治心脑血管疾病有直接作用，还可抗菌防癌。红葡萄酒也是纤维素的良好来源，可以预防肠癌。三是健全内脏机能。葡萄酒中的鞣质、色素、类黄酮等物质，可促进血液循环、助消化。四是预防牙周疾病和牙齿脱落。加拿大魁北克省拉瓦尔大学研究人员发现红葡萄酒含有的多酚对牙周细菌的繁殖有显著抑制作用。五是美容美颜。女性经常饮用葡萄酒可养气活血、养颜美容，使皮肤有弹性，促进胃的消化能力。每日喝 1 杯葡萄酒，还能降低血中胆固醇含量、防止心肌梗塞、杀菌、减肥……一般来说胃病患者不宜饮酒，而葡萄酒却是例外，慢性胃炎患者 1 日喝 2~3 次红葡萄酒，每次 15 毫升有治疗作用，此方还可治脑贫血、头晕心悸。

人们常说晚上喝了酒会神经兴奋，影响睡眠，但低酒精度的葡萄酒反会使人身心逐渐放松，调整睡眠状态，延长睡眠时间，提高睡眠质量。老年人若晚上睡不着，可以在吃晚饭时边吃边饮用一些葡萄酒。如再加些蜂蜜、决明子等佐料，还有更多保健作用。

我国生产的葡萄酒世上闻名，早在 1914 年的万国博览会上，获得金牌奖，后被命名为金奖白兰地誉满中外。现今长白山的山葡萄酒因其黄酮、超氧化物歧化酶含量等指标都大大优于欧亚种葡萄酒,这些指标能清除人体内过剩氧自由基,起到抗衰老的作用。又因长白山山葡萄生长在东北亚寒凉带,气候寒冷,其中的白藜芦醇含量比欧亚种高 1 倍多,能有效抑制癌症和软化血管。

果酒制法与功效

一些水果浸于黄酒、白酒、米酒制成的果酒,或配中药材,或用酒送服,因其独特的药用成分,而具不同的疗效。下面介绍几种果酒的制法与功效:

荔枝酒 荔枝肉 30 克入锅,倒入适量黄酒,煎沸 3~5 分钟即成,趁热顿服。此酒温中散寒、益气散滞,适合治感冒之鼻塞不畅。

新鲜荔枝 1 000 克去壳,浸泡入 1 000 毫升米酒 7~10 日,日饮 2 次,每次 10 毫升。此酒能改善腰酸、子宫脱垂、阳痿早泄。

荔枝干 10 克去壳和核,与桂花 30 克同加清水煎取汁,调入红糖、黄酒适量即成。此酒养血活血、化瘀通经,日服 1 剂,分 2 次服,适合治气滞血瘀型闭经。

荔枝核 200 克捣碎,苏木 100 克、小茴香 10 克洗净,同浸入 500 毫升白酒,密封贮存,20 日后即成。此酒散寒理气、活血祛瘀、调经止痛,经前 5 日与经后 5 日服用,日服 2 次,每次 1 小杯,经期停用,适合治经期腰痛、小腹胀痛等。

荔枝核、香附各等分,共研细末,混匀,日服 6 克,早、晚各 1 次,温黄酒送服,理气散寒、调经止血,适合治行经前小腹疼痛。

草莓酒 草莓加等量米酒混匀,早、晚饮服,每次 30~60 毫升,健脾补血。

草莓 500 克榨汁,加入白酒 25 毫升调匀,早、晚饮服,每次 30~60 毫升,生津补血。

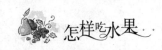

草莓 500 克洗净捣烂,纱布滤汁,与米酒 400 毫升同入容器,密封 7 日后饮用,日服 3 次,每次 20 毫升。此酒补气养血,适合治贫血、久病体虚、营养不良。

樱桃酒 樱桃 1 000 克洗净去核和独活 50 克、威灵仙 30 克同入容器,加入米酒,量以高出樱桃 1~2 厘米为准,密封 1 个月后,饮酒食樱桃,日服 2 次,每次吃樱桃 10 颗。此酒适合治风湿关节疼痛、屈伸不利。

樱桃 200 克浸入 1 000 毫升白酒,密封 10 日,日饮服 2 次,每次 15~20 毫升。此酒祛风湿、通经络,适合治风湿腰腿痛、关节麻木、瘫痪。

樱桃 500 克浸入 1 000 毫升米酒,密封 15~20 日,每 2~3 日搅动 1 次,饮酒食樱桃,早、晚各饮 30~50 毫升(含樱桃 8~10 颗)。此酒祛风胜湿、活血止痛,适合治风湿腰腿疼痛、关节麻木、瘫痪等。

樱桃 300 克洗净去核,与桂圆肉 50 克同浸入 38~42 度白酒,密封 3 周,日服 3 次,每次 10 毫升。此酒祛风湿、活经络,适合治风湿腰腿痛等。

樱桃 250 克洗净去核,入瓶捣碎,加入蜂蜜 200 克、黄酒 250 毫升,密封半月,每日摇动 1 次,临睡前饮 30 毫升,此酒治肾虚失眠、面色不佳。

枇杷酒 枇杷 50 克洗净晾干和白糖 100 克,加入封缸酒 1 000 毫升,蜂蜜适量搅匀,密封 1 个月,日服 3 次,每次 20 毫升。此酒清肺止咳、润燥健胃,适合治食欲不振、慢性气管炎。

李子酒 李子 400 克洗净沥干和蜂蜜 200 克同浸入 1 800 毫升白酒,密封 3 个月,日服 2 次,每次 20~30 毫升。此酒生津除乏、润肠通便,适合治疲劳过度、大便干结等。

梅子酒 乌梅 1 000 克去蒂,洗净,沥干,放入酒缸,每摆一层梅子加一些米酒和冰糖,共倒入米酒 1 000 毫升,密封半年,日服 2 次,每次 20~30 毫升。此酒适合治关节疼痛、坐骨神经痛等。

雪梨酒　雪梨 500 克洗净、去核、切小块，浸入 600 毫升白酒，密封 3 日，日服 3 次，每次 10~20 毫升。此酒生津润燥、清热化痰，适合治痰热咳嗽。

金橘酒　金橘 800 克洗净、切瓣和蜂蜜 200 毫升浸入 1 800 毫升白酒，密封 3 个月，过滤饮用，早、晚各饮服 1 次，每次 20~30 毫升。此酒健脾开胃、化痰止咳，适合治食欲不振、咳嗽痰多等。

金橘 200 克洗净拍破，浸入 1 000 毫升低度白酒，加入蜂蜜 50 克，密封 1 个月，日服 2 次，每次 15 毫升。此酒止咳祛痰、顺气暖胃，适合治慢性气管炎、胃肠炎。

橘皮酒　橘皮洗净，切小块，浸入白酒中，4 周后把橘皮捞出，按 15%~20% 调入冰糖或白砂糖，制成橘皮酒，日饮 30~50 毫升，有清肺化痰功效。

橄榄酒　橄榄 50 克洗净、敲破与青黛 5 克同浸入 1 000 毫升白酒，密封半月，每隔 5 日摇动 1 次，日服 2~3 次，每次 10~15 毫升。此酒利咽除渴，适合治咽喉肿痛、烦热口渴。

杨梅酒　杨梅 1 000 克洗净、沥干，浸入 1 000 毫升白酒，密封 7~10 日，每日摇动 1 次，日服 2 次，每次 15~20 毫升。此酒消食健胃，适合治消化不良、食欲不振。

龙眼酒　龙眼肉 200 克、何首乌 200 克、红花 30 克同浸入 1 000 毫升白酒，密封 1 个月，日服 1 次，每次 15 毫升。此酒补精益肾、补血通络，适合治贫血、关节痛、腰腿酸痛等。

龙眼肉 200 克浸入 400 毫升 60 度白酒，密封半月，每日摇动 1 次，日服 2 次，每次 10~20 毫升。此酒适合治神经衰弱、失眠等。

龙眼肉、山楂片各 250 克，大枣、红糖各 30 克，同浸入 1 000 毫升米酒，密封 10 日，每日摇动 1 次，临睡前服 30~60 毫升。此酒适合治老年性慢性腰腿酸痛等。

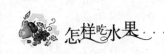

桑葚酒 桑葚 150 克洗净、捣烂、绞汁,倒入 150 毫升低度白酒,搅匀,日服 1 次,每次 20 毫升。此酒活血通络,适合治腰腿关节酸痛等。

桑葚 500 克洗净、沥干,浸入 1 000 毫升白酒,密封 7 日,日服 2 次,每次 20 毫升。此酒通经活血散寒,适合治风湿性关节炎等。

桑葚 20 克和黑豆、何首乌、熟地黄、女贞子、党参各 50 克洗净、沥干,浸入 3 000 毫升白酒,密封 1 个月,日服 2 次,每次 30 毫升。此酒壮肾补精、滋阴乌发,适合治青年白发、阳痿、早泄、月经不调等。

木瓜酒 木瓜 200 克去籽浸入 500 毫升黄酒,密封 5 日,日服 2 次,每次 20 毫升。此酒祛风湿、利关节,适合治风湿性关节炎等。

木瓜干 30 克和南五加皮、大血藤各 20 克洗净,同浸入 1 000 毫升黄酒,密封 1 个月,日服 2 次,每次 15~20 毫升。此酒强筋健骨、活血化瘀,适合治跌打损伤、腰伤腿痛等。

奇异果酒 奇异果 500 克洗净,擦干切成两半,浸入 500 毫升低度白酒,淹过奇异果,密封 1 个月,日服 1 次,每次 20 毫升。此酒预防动脉硬化,适合治慢性疲劳等。

········ 养生养颜的果醋 ········

果醋是以苹果、山楂、葡萄、草莓、柿子、梅子、梨、番茄等水果为主要原料,利用现代生物技术酿制的一种酸味调味品。与通常使用的食醋相比,果醋含有较多的天然芳香物质有机酸,富含各种维生素和矿物质,并保持了水果特有的果香,吸引了众多消费者。

喝果醋好处多,能开胃消食,解酒保肝,促进人体对食物中钙、磷等营养物质的吸收,软化血管,抑制杀菌,排毒养颜,美容护肤,减缓衰老等。肠胃健康的人,将果醋加水稀释后,每日只需喝 1 杯不超过 200 毫升,最好在饭后饮用;爱吃肉食的人餐后喝点果醋尤能帮助消化。有的果醋辅助治疗一些疾病特有效。

对女性来说,除饮食外,在化妆台上放一瓶果醋,每次在洗手后敷一层果醋,20分钟后再洗去,可使手部的皮肤柔白细嫩。如果你住地的自来水水质较硬,可以在每天的洗脸水中稍微放一点果醋,就能起到养颜的作用。

果醋虽好,但营养学家提出有三类人最好少喝或不喝。第一类是胃酸过多的人或胃溃疡患者,因为空腹时大量饮用果醋,会对胃黏膜产生较强刺激作用,容易引起胃痛等不适;第二类是痛风患者,因果酸为酸性饮料,不利于血尿酸的排泄;第三类是糖尿病患者,因为果醋含糖量一般都较高,摄入大量的糖分会增加体重。不过有些果醋如苹果醋、梅子醋,糖尿病患者适量喝些也无妨。

 ## 美国流行"苹果醋养生法"

在美国健康食品专卖店的货架上,苹果醋已不是作为调味品出售,而是作为健康养生品。苹果醋是苹果中的果糖经过发酵制成的,它除了含有醋酸外,还有多种维生素、矿物质和氨基酸等营养成分,现在苹果醋还制成了片剂。

最流行的食疗方法是:每日把2小勺苹果醋放在冷开水或果汁里饮用,或每日服用苹果醋片剂。医学研究证明,苹果醋有益于调节人体胰岛素水平。糖尿病患者每日临睡前喝2勺苹果醋,可以使血糖降低4%~6%。流行病学研究也显示,每周食用5~6次含有苹果醋的色拉调料的人,比不食用的人罹患心血管病的风险要低。

果醋还可以杀死癌细胞或减缓癌细胞的生长。美国的一项动物研究还证实,给实验鼠喂食苹果醋可以降低其体内的胆固醇水平,它也常被人用于减肥。另一项研究显示,吃面包时喝一点苹果醋比只吃面包的人觉得更有饱腹感。营养学家认为,苹果醋有益养生,有抗氧化、增强新

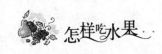

陈代谢、帮助消化、排毒养颜、减缓衰老等作用。

 ### 醋泡番茄防动脉硬化

用 20 个小番茄、200 毫升黑醋或陈醋、1 匙白糖、1/3 小匙精盐,先将番茄洗净、去蒂,用牙签在上面均匀地扎孔,然后将醋、糖、盐放入锅中,边加热边搅拌,直到糖和盐融化。再将番茄放入大口瓶中,并倒入完全冷却的混合液体,放 5~6 小时即成醋泡番茄。每日吃 5~6 个,在冰箱冷藏室可保存 1 周左右。

番茄中的番茄红素不但能去除自由基、预防癌症,还有抑制坏胆固醇(低密度脂蛋白胆固醇)的作用,有效防止动脉硬化。小番茄中的番茄红素含量是普通番茄的 2 倍,如果用黑醋或陈醋与小番茄一起搭配食用,能进一步提高人体对小番茄营养成分的吸收。这是因为黑醋或陈醋中不仅含有维生素和矿物质,还有丰富的氨基酸,当番茄红素遇到醋酸后,不但不会被分解,营养成分还更容易被人体吸收。

 ### 葡萄醋降压降脂

用葡萄干泡制葡萄醋,有许多鲜葡萄所不具备的成分,如能抑制人体老化的抗酸化和降血压、防癌的物质多酚。因为多酚大多存在于葡萄皮中,制作葡萄干必须经过晾晒,吃葡萄干必然是连皮一起吃下,如果再用降压降脂的食醋泡食,保健效果会更好。

具体做法是:将 1 勺葡萄干和 1 勺黑醋混合放进容器,5 分钟后即成醋泡葡萄干,每日吃 1 次,每次吃 1 小碟约 50 粒。也可把 1 茶杯葡萄干放入玻璃瓶中,加入 500 毫升食醋,醋要淹过葡萄干,腌泡一夜后便可食用,每日吃醋制葡萄干 1 大匙。适合于高血压患者和老年人食用,但葡萄干糖分含量较高,糖尿病患者不宜食,无糖尿病的老年人也要限量食用。或将葡萄 2 000 克洗净晾干,连梗带皮捏碎,与白糖 500 克混合放入罐中,盖好,1~2 周变成葡萄香槟,往罐中倒入冷开水,约八至九分满,每天打开搅拌,2 周后就成葡萄醋。需要注意的是滤出来的葡萄香槟最好放入冰箱冷藏,放在户外会产生气体,容易爆炸。葡萄醋有美容瘦身功效。另外,葡萄醋也可做"酵母",酿其他醋时当作醋引子使用。

清热生津的果醋

草莓味甘酸,具有清热、利尿、止泻、止渴、凉血、生津等功效,草莓醋疗效更佳。用草莓 1 000 克洗净、沥干后放入大口瓶,加入米醋 500 毫升和白糖 100 克,腌渍,置冰箱冷藏,每天取出搅拌 1 次,6 日后即可饮用。或用草莓 500 克洗净、沥干,加入米醋 450 毫升和冰糖 500 克盖好,每日搅拌 1 次,7 日后饮用,日服 2~3 次,用冷开水 100 毫升冲服,每次饮 50 毫升,适合治慢性胃炎、声音嘶哑、夏日烦渴等。

柿子味甘涩,具有清热、止血、止渴、润肺、生津、健脾、补虚等功效,柿子醋有润肺止咳、软结消肿作用。做法是:用鲜柿子 500 克和番茄 250 克洗净、切片,加冰糖 200 克敲碎,同浸于 2 500 毫升醋缸中,密封埋于地下,1 个月后取出,日服 2 次,每次食柿子和番茄各 2 片、饮醋 20 毫升,适合辅助治疗肺结核和虚热咳嗽等。

杨梅味甘,具有生津、和胃、止痛、解毒等功效。杨梅 200 克洗净浸入 500 毫升陈醋,密封 10 日,日服 3 次,每次食杨梅 2~3 枚,能消食止痢。

梅子在水果中味最酸,能安心、止渴、消肿、解毒。梅子醋的做法是:用乌梅 1 000 克洗净、去蒂、沥干,放入醋缸,每摆一层梅子加一些陈年米醋,共倒入米醋 1 000 毫升,密封 6 个月,适合治胃阴不足、胃酸过少等。

果醋能美白除斑

喝牛奶时,加入 1~2 匙苹果醋,牛奶会变得浓稠,类似酸奶。由于牛奶富含蛋白质和多种维生素,可防止肌肤干燥、老化,苹果醋可帮助血

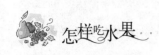

液循环顺畅,充分吸收营养成分。牛奶最好选择低脂牛奶,这样不用担心糖分、热量过高。

在番茄汁中加 1~2 匙苹果醋,再加些柠檬汁搅匀,番茄中的番茄红素可预防斑点和皱纹,维持肌肤透明白皙。胡萝卜素在体内转化为维生素 A,可防止出现青春痘。

在橙汁中加 1~2 匙苹果醋,多摄取维生素 A 和维生素 C,可防止斑点,保持肌肤弹性。

········ 自制果酱价廉物美 ········

苹果、草莓、杏子、桃子、荔枝、梅子、椰子、杨梅、樱桃、枇杷、番茄、山楂、奇异果、葡萄柚和橘子皮、西瓜皮等都可制作果酱,蘸面包、馒头或做冰镇饮料,营养丰富,价廉物美。果酱做法简单,人人都可自己动手,下面介绍几种常用果酱的做法与功效。

番茄酱护心脏

番茄做酱时先要洗净、去蒂,再将番茄剖开,籽和汁倒进容器,纱布将籽滤去,其余肉质部分放入另外容器,双手将肉质部分拧挤捣碎,然后把滤过的汁和揉碎的肉质放在锅里加热,不要掺水。煮沸后用铲刀在锅里将碎块撖压得更细,使之成为浆汁,煮到稠浓,冷却后即可灌入瓶中,不留空气,加盖密封,随吃随开。

还有一种调配高级番茄酱的步骤是:新鲜番茄煮好去皮、去籽,放入搅拌机中搅碎;锅中放入橄榄油、大蒜末、洋葱丁炒至洋葱变软,放入搅碎的番茄,拌炒后加入月桂叶、兰姆酒、清水、白糖、精盐、胡椒调味,中火煮至汤汁变稠,取出月桂叶,番茄酱即成。

番茄酱是烹调中不可缺少的调料,为鱼肉等菜肴加色、添酸、助鲜、增香。番茄酱加糖、食盐在色拉油中炒熟,便成甜酸或香辣等各种口味的番茄沙司,做罗宋汤、咖喱饭、炸鸡蛋等均可使用。

番茄酱由于酸甜可口,增进食欲,且比新鲜番茄更容易被消化吸收,煮熟的番茄酱更能提高番茄红素的抗氧化效果,做成酱的番茄还保留着大量的维生素 A、维生素 C 和纤维素、B 族维生素、多种矿物质、蛋白质及天然果胶,对于乳癌、肺癌、子宫内膜癌、结肠癌有预防效果。据《英国营养学杂志》介绍,芬兰科学家通过试验发现,经常吃番茄酱对保护心脏具有重要作用。此项研究是志愿参试者每日在早餐、午餐及下午茶中增加 30 克番茄酱,或者每日喝 400 毫升番茄汁。科研人员发现,在短短的 3 周后,参试者体内总胆固醇水平下降了 6%;而低密度脂蛋白胆固醇水平则下降了近 13%。早期研究还表明,每周吃番茄 10 次以上可使前列腺癌危险降低 45%。德国和荷兰两国科学家的研究结果又表明,番茄酱还可防晒,如果每日食用 40 克番茄酱,被太阳晒伤的风险将减少 40%,这可能是番茄红素起的作用。

红果酱清血脂

红果是野生的山楂经人工嫁接的肉多、核小的山楂新品种,不但口感好,又最适合做果酱,是健脾开胃、消食化滞、活血化瘀的良药。红果酱富含多种营养素,清血脂、降血压、降胆固醇效果特好,适合各个年龄段的人食用。

制作红果酱挑选的红果要新鲜和又红又亮个大一些。洗净后先将其"拦腰截断",便于掰碎抠核,煮红果最好用沙锅或不锈钢锅,切勿用铁锅。煮红果时不要一次加水加满,要开锅后一点一点地加,且一边煮、一边用勺子搅动,避免糊锅,又可将红果碾碎。不要过早加糖,否则很易糊锅。看黏稠程度,最好根据自己的口感,加入冰糖,搅拌一会就会化开,此时红果酱的色泽会非常鲜亮,冷却后即可放入容器,放进冰箱储

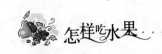

存。如将红果 500 克洗净、去核,锅上中火,加清水和冰糖,煮沸后放入红果,再煮沸后移至小火,红果熬成浓酱。此酱健脾开胃、活血降脂,适合治高血脂、单纯性肥胖、脂肪肝、冠心病等。

为何制红果酱不用砂糖或绵白糖,而放冰糖?冰糖味甘、性平,入肺、脾经,冰糖和红果搭配,不但可以增加甜度,中和红果的酸度,还让红果酱去火润燥。而白糖除了增加甜度和热量外,没有其它疗效。红果酱如与高脂饮食同时服用,降脂作用并不明显,停用高脂食物时,血清脂质下降速度明显加快。研究发现红果酱的作用不在阻止胆固醇的吸收,而在加快对胆固醇的清除。它还有扩张血管、缓慢而持久的降血压作用。动物实验也证实,它能抑制老鼠因游泳所引起的心脏进行性肥大。因此,红果酱特别适用于老年心脏衰弱,伴有轻度高血压或轻度左心室肥大的患者。

 ## 滋补养血的果酱

苹果酱、荔枝酱和奇异果酱都能治疗贫血症。苹果酱除烦降压,还适用治动脉硬化和心动过速等。荔枝酱益气健脑,还适用治失眠、健忘和疲劳综合征等。樱桃酱更能使皮肤红润嫩白、除皱祛斑。奇异果酱也适合和胃降逆。橘皮酱佐食面包、馒头等可增加食欲。

苹果酱的做法是:选果肉松软、易煮烂熟透的苹果 1 000 克,洗净去梗和核,剁碎入锅,加清水淹没果肉,旺火烧开,加入白砂糖 500 克,转小火,不断搅拌,到果肉全部软化成泥,再煮至浓稠状,停火,即成金黄色果酱,冷却后,将果酱盛入大口瓶,放背光处封存。

荔枝酱的做法是:鲜荔枝 500 克去壳和核,入锅加清水淹没果肉,小火熬煮 1 小时,待荔枝成稀稠果酱状,加入白糖、红糖、饴糖各 50 克,改用旺火熬煮,不断搅拌,起稠时改用中火继续熬煮,以免焦煳。待熬煮的果酱能从搅棒成片状缓缓流下时,加入柠檬酸,边搅边加热 5 分钟即成。

怎样吃水果

櫻桃酱的做法是：选个大、味酸甜的樱桃 1 000 克，洗净后对每个樱桃切一小口，去皮和核，和砂糖同入锅，旺火煮沸转中火，撇去浮沫涩汁，煮至黏稠状，加入柠檬汁，略煮离火，晾凉即成。

奇异果酱的做法是：奇异果 500 克去皮，切碎。锅加清水和白糖 250 克煮沸，放入奇异果煮至成酱，离火放入容器，封口即成。

橘皮酱的做法是：橘皮洗净、切碎，按 1∶1 加入白糖，放入锅内煮烂，搅拌成糊状，或再加少量果胶、琼脂，冷却即成。

❀ 防治癌症的果酱

草莓营养丰富，药用价值高，含有鞣酸和异蛋白物质，能防止多环芳香碳氢化合物、亚硝酸、黄曲霉素等致癌物质对机体组织的伤害，能抑制恶性肿瘤细胞的生长，对鼻咽癌、肺癌、扁桃体癌、喉癌有较好的辅助疗效。草莓果肉多汁，酸甜可口，香味浓郁最适合制作果酱，做法又极简单，只要把草莓 1 000 克洗净、切块，入锅加适量清水，小火熬煮，不停搅动，待成糊状时加入适量砂糖，再熬煮 10 分钟即成，冷却储入容器可随时食用。也可将草莓 500 克洗净，加白糖 350 克，旺火煮沸，撇去浮沫和涩汁，转小火边煮边搅，草莓煮至浓稠熟透，加入柠檬汁 25 毫升略煮，草莓呈玫瑰红色，离火冷却装容器。吃时还可加橙汁和适量冷开水，混匀，放入冰箱冷冻成草莓酱冻。由于草莓含丰富的维生素 C、胡萝卜素、膳食纤维、果胶和柠檬酸、苹果酸、氨基酸、天冬氨酸等，除解毒抗癌外，还能养血补血、养肝明目、养颜美容，对冠心病、高血压、贫血、坏血病及小儿厌食等都有辅助治疗作用。

奇异果所含维生素 C 在人体内利用率高达 94%，它能阻断致癌物亚硝基化合物的合成，从而能防止这类物质引起的肿瘤。奇异果酱尤适宜胃癌、食管癌、鼻咽癌、肺癌、乳癌和放疗、化疗后患者食用。制法极简单，除上述介绍的外，还可取奇异果 500 克去皮，白砂糖 500 克入锅，加

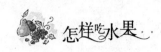

清水 250 毫升,小火熬成糖浆。取一半糖浆加奇异果,小火煮沸,改用慢火煎熬,加入另一半糖浆,熬成奇异果酱,装瓶密封即成。或用奇异果250 克去皮和白糖 100 克、蜂蜜 50 克、柠檬汁少许,适量清水同入锅,煮至呈深黄色,晾凉置容器中封存,随时蘸食。

葡萄柚低脂、高纤和富含维生素 A、维生素 C,还有高钾、高叶酸和无钠,美国研究证实,癌症病患饮食中,若多吃葡萄柚,可减少 3 至 4 成疾病再发概率。葡萄柚制酱所含独特的果胶有抗癌作用,尤其对预防胃癌、胰腺癌有效。

······· 养生保健的果粥果泥 ·······

适量的水果和粳米或糯米加入一定比例的清水煮成的果粥,既有果香,又有粥香,吃来满口香滑,既能健胃美容,又可预防疾病,并能配合药物作辅助治疗以及病后的调养。它是祖国医学中"药粥疗法"的一部分,果粥寓医于食,药食结合。清代《本草求真》中赞美道:"米虽常食之物,服之不甚有益,而参以药投,则其力甚巨,未可等为寻常而忽视也。"水果虽非单纯的药,但水果食疗的作用已为人共识,果粥亦为人广泛使用。如今以粥而命名的食肆遍布城乡,果粥制法简便,与药材搭配疗效更佳。

❀ 果粥的制法和功效

梨粥 鸭梨 3 个洗净,去核,切片。锅置火上,放入梨片,加清水煮至熟烂,捞出梨渣,放入淘洗干净的粳米 100 克煮成稀粥,放入冰糖拌匀即成。此粥养阴清热、生津止咳,适合治慢性气管炎等。

鸭梨 2 个洗净,去核,切片;生地黄 15 克加适量清水煎取汁液,与淘洗干净的粳米 100 克同煮成粥。此粥清热生津、凉血止血,适合治贫血、慢性气管炎、慢性胃炎、痔疮出血等。

梨 2 个洗净，去核，切小块；丝瓜 300 克洗净，去皮，切小段；虾米 15 克洗净。粳米 100 克淘洗干净，入锅加清水煮粥，八成熟时加入丝瓜、虾米、姜丝、葱末，煮至粥熟，放入梨块略煮，调入精盐、味精即成。此粥清热生津、化痰止咳，适合治风热、痰热咳嗽等。

梨 1 个洗净，去核，切小块；绿豆 50 克洗净；粳米 100 克淘洗干净。锅内注入清水，放入绿豆、粳米煮粥，将熟时加入梨块和冰糖适量，煮沸即成。此粥清热解毒、润肺止咳，适合治风热咳嗽、咽痛等，日服 1 剂。

秋梨 1 个洗净，去核，切片；赤小豆 10 克洗净，加清水煮至半熟，加入淘洗干净的粳米 30 克，煮至将熟时，放入梨片和蜂蜜少许即成。此粥清热利水、润肺养阴，适合治肺热咳嗽等。

苹果粥　苹果 250 克洗净，去核，切碎捣烂，与大枣 15 枚加清水煎取汁液 2 次，合并后用纱布过滤取汁。糯米 100 克煮粥至稠，调入苹果、枣汁，加红糖 20 克稍煮即成。此粥养心益脾、健脑益智，适合治健忘、心悸、贫血、慢性胃炎、慢性肠炎等。

苹果 2 个洗净，去核，切小块。油锅烧热，放入淘洗干净的糯米 100 克略拌炒，加适量清水煮沸，转小火煮至粥熟，放入苹果块续煮 3 分钟，加适量白糖。此粥改善食欲不振，适合治腹泻、消化性溃疡等，日服 1 剂，分 2 次服。

苹果 2 个洗净，去核，榨汁。粟米 100 克淘洗干净，入锅加适量清水，旺火煮沸，改用小火煨煮 30 分钟，调入蒲黄 10 克，拌匀，小火煨煮至粟米酥烂，粥将熟时倒入苹果汁，煮沸即成。此粥益气除烦、活血去瘀，适合治高血压、高血脂、冠心病等。

香蕉粥　香蕉 250 克剥皮，切丁。粳米 100 克淘洗干净，加清水煮沸，加入香蕉丁和冰糖 100 克，小火熬 30 分钟即成。此粥养胃止渴、滑肠通便、润肺止咳，适合治津伤烦渴、肠燥便秘、痔疮出血、咳嗽等。

香蕉 100 克剥皮，切丁。粳米 100 克淘洗干净，与香菇 100 克一起

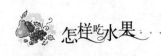

加清水煮粥。粥将熟时,加入香蕉丁、熟火腿片 100 克、熟鸡丝 30 克,略煮即成。此粥健胃消食、润肠通便。

香蕉 250 克剥皮,切小段;菠菜 250 克洗净,入沸水锅略焯,捞出过凉,挤干水分,切碎。粳米 100 克淘洗干净,加清水煮粥,八成熟时加入香蕉、菠菜,煮至粥熟即成。此粥清热润燥、养血通便,适合治热秘型便秘等。

香蕉 2 个剥皮,切丁,与玉米羹、百合、枸杞子各适量,加清水共煮粥。此粥开胃、润喉、利咽,适合治高血压、高血脂等。

草莓粥 草莓 100 克洗净,对半切开;粳米 50 克淘洗干净;红枣 50 克洗净,去核。锅置火上,注入清水 1 000 毫升,下粳米煮 25 分钟至熟,放入冰糖 100 克和红枣、草莓,略煮即成。此粥润肺生津、清热凉血、健脾和胃,适合治气虚贫血、消化不良、肺热咳嗽等。

樱桃粥 樱桃 50 克洗净,去核;糯米 100 克淘洗干净,入锅加适量清水,旺火煮沸,转用小火熬煮成粥,加入樱桃和白糖 30 克,稍煮即成。此粥利气行血、调中益气,适合治慢性胃炎、厌食、咽喉炎等。

樱桃 10 克洗净,去核;糯米 100 克淘洗干净,入锅加适量清水煮粥,粥快熟时加入初开白玫瑰花瓣 5 克、樱桃、白糖适量,稍煮即成。此粥适合治肝胃气痛、肠炎下痢、痔疮出血、风湿痛、月经过多、赤白带下等,日服 1 剂,温热服用。

芒果粥 芒果 1 个去皮和核,切块;红枣 35 克清水泡透,去核;粳米 75 克淘洗干净。锅置火上,放入清水 1 000 毫升和粳米、红枣,小火煮 20 分钟至熟,加入芒果和白糖 100 克,煮 5 分钟即成。此粥益胃止呕、解渴利尿、定眩止晕,适合治眩晕症、贫血、月经不调、更年期综合征等。

枇杷粥 枇杷 250 克去皮和核;粳米 100 克和薏苡仁 50 克洗净加清水,旺火煮沸,加入枇杷,小火煮至粥稠,调入白糖 30 克即成。此粥清热润肺、生津利尿,适合治慢性气管炎、营养不良性水肿等。

枇杷 60 克去皮和核,切小块。枇杷叶 10 克洗净,切碎片,入锅加清水沸煮 15 分钟,捞去叶渣,加入薏苡仁煮粥,快熟时加入枇杷,拌匀即成。此粥清肺散热,适合治肺热所致粉刺。

柠檬粥 腌柠檬 1~2 个洗净,与淘洗干净的粳米 100 克加清水同煮粥。此粥消食开胃,早、晚各服 1 次,连服 2 日。

甘蔗粥 甘蔗汁 100~150 毫升与淘洗干净的粳米 100 克加清水同煮粥,此粥治便秘。

甘蔗 1 000 克削皮,切段,加清水 1 500 毫升煮 30 分钟,去渣留汁,和梨 4 个去皮和核,切块,同淘洗干净的粳米 100 克一起煮粥,加冰糖适量即成。此粥清热润肺、生津除烦,日服 1 剂,分 2~3 次空腹服。

高粱米 100 克洗净加清水适量煮粥,加入甘蔗汁 100 毫升,拌匀作早餐。此粥清热生津、润燥止咳。

西瓜粥 西瓜瓤 500 克去籽,切块。粳米(或糯米)100 克淘洗干净,加适量清水煮粥,快熟时放入西瓜块稍煮即成。此粥开胃、助消化、生津液、祛暑热、解热毒和防止血液酸性化。

西瓜瓤 800 克和西米 50 克、橘饼 30 克、冰糖 50 克同入锅,加适量清水煮粥。此粥治咽喉肿痛。

西瓜皮 200 克洗净,切丁,与淘洗干净的粳米 100 克同入锅,加适量清水,旺火煮沸,转小火煮粥,调入白糖即成。此粥清热解暑、利尿消肿,适合治中暑、小儿夏季热、消化不良、营养不良性水肿、慢性肾炎等。

葡萄粥 葡萄干 50 克和淘洗干净的糯米 100 克入锅,加适量清水,旺火煮沸,转小火熬煮成粥,调入白糖 30 克即成。此粥补益气血、利尿消肿,适合治慢性胃炎、慢性气管炎、支气管哮喘、营养不良性水肿等。

葡萄干、桑葚干、薏苡仁各 15 克和粳米 100 克洗净,同入锅加适量清水,旺火煮沸,小火熬煮成稀粥,调入适量红糖即成。此粥健脾和胃、滋阴补肾,适合治贫血、眩晕症、习惯性便秘等。

葡萄干 50 克、莲子 30 克、红枣 15 枚洗净。粟米 100 克淘洗干净,

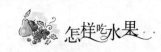

与莲子同入锅,加适量清水,旺火煮沸,转小火煨煮30分钟,调入葡萄干、红枣,继续煨煮30分钟,待莲子、粟米煨煮至酥烂即成。此粥补虚健脾、养血止血,适合治贫血、月经不调、更年期综合征等。

葡萄干和粳米各30克、赤小豆和薏苡仁各15克洗净,同入锅加适量清水煮粥。此粥健脾益肾、清热利湿,适合治慢性肾炎、肢体水肿、尿少胀痛。

葡萄干30克、大枣15枚和粳米60克洗净,同入锅加适量清水煮粥。此粥健脾益肾、清热安胎,适合治慢性肾炎水肿、胎动不安等。

山楂粥　干山楂30克(或鲜山楂60克)洗净,加清水煎取浓汁,去渣,与淘洗干净的粳米100克加水同煮粥,快熟时放入白糖适量,稍煮即成。此粥健脾胃、助消化、降血脂,适合治慢性胃炎、高血脂、高血压、冠心病等。

山楂、桃仁各10克洗净,入锅加水煎汁,去渣,与淘洗干净的粳米100克同煮粥。此粥活血去瘀、润燥滑肠、消食化滞,适合治慢性胃炎、腹胀、习惯性便秘等。

山楂10克、麦芽5克、粳米100克洗净,同入锅加清水煮粥。此粥健脾开胃、消食化积,适合治消化不良、食欲不振等。

山楂20克洗净、切片、研碎,入锅加清水浓煎2次,每次30分钟,合并2次煎液。粳米100克淘洗干净,入锅加水煮成稠粥,快熟时倒入山楂煎液,加入三七粉3克、蜂蜜30克,搅匀煮沸即成。此粥健胃利肠、通淤抗癌,适合治慢性胃炎、胃窦炎、溃疡性结肠炎、胃癌、大肠癌、子宫癌等。

梅子粥　乌梅15~20克煎取浓汁,去渣。粳米100克淘洗干净,入锅加清水煮粥,快熟时倒入乌梅汁和适量冰糖煮沸即成。此粥适合治痛风、便血、尿血、慢性肠炎等,日服1剂,早、晚温热服各1次。

乌梅20克洗净,入锅加清水煎汁;百合20克洗净,掰小块。粳米100克淘洗干净,与乌梅汁、百合同入锅,加清水煮稀粥,快熟时调入冰糖,煮沸糖溶即成。此粥养阴润燥、敛肺止咳,适合治阴虚咳嗽等。

桃子粥 鲜桃 1 个去皮和核,捣烂;粳米 50 克淘洗干净,一起入锅加清水煮粥,快熟时加白糖调匀即成。此粥补虚益气、润燥止咳,适合治肺虚气短、咳喘盗汗,日服 1 剂,早、晚各服 1 次。

桃仁和山楂各 20 克洗净,加清水煎汤,去渣取汁,和淘洗干净的粳米 50 克一起煮粥。此粥活血消痛,适合治女性闭经等。

桃仁和红花各 9 克加清水煮熟,去渣留汁;粳米 30 克淘洗干净,加清水煮粥,快熟时加入桃仁、红花汁和蜂蜜少许煮沸即成。此粥活血化瘀,适合治女性闭经等。

橘子粥 粳米 100 克淘洗干净,加清水煮粥。橘皮 15 克洗净、烧干、研细末,加入粥内,快熟时加白糖溶化即成。此粥适合治消化不良等。

橘皮 15 克洗净,加清水煮 20 分钟去渣取汁,与淘洗干净的 100 克粳米同煮沸。此粥适合治消化不良等。

生黄芪 30 克浓煎取汁,与淘洗干净的 100 克粳米同煮粥,快熟时加橘皮 3 克稍煮,加红糖少许调匀。此粥适合治肺炎,日服 2 次。

柿子粥 粳米 100 克淘洗干净,加清水 1 000 毫升煮沸,加入柿饼 4 个(切成小粒),小火熬至粥将熟,加红糖适量。此粥润燥生津、化痰止咳,适合治咽喉热痛、咳嗽痰多、干咳带血等,日服 1 剂,分 2 次空腹服。

糯米 60 克淘洗干净,加适量清水煮沸,加入柿饼 2 个(切成小粒)、陈皮 2 片同煮粥。此粥健脾益气、涩肠止血,适合治慢性肠炎、泻痢等,日服 1 剂,连服 3 日。

柿饼 50 克切碎,与淘洗干净的粳米 100 克同入锅,加适量清水,旺火煮沸,转小火熬稀粥,调入桂花卤和白糖。此粥健脾、润肺、止血,适合治肺结核、尿血、痔疮出血等。

柿霜饼 1 个切碎;山药 100 克去皮,洗净;薏苡仁 100 克洗净。锅置火上,放入清水、山药、薏苡仁,旺火煮沸,转小火煮至熟烂,加入柿霜饼

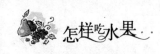

粒,加白糖溶化即成。此粥润肺止咳、和胃润肠,适合治慢性胃炎、慢性气管炎等。

杏子粥 杏子 10 克煮烂去核;粳米 50 克淘洗干净煮粥,粥将熟时倒入杏肉和适量冰糖共煮即成。此粥润肺、生津、止咳,适合治肺热咳喘、痰稠、口干舌燥、烦渴等。

甜杏仁 30 克开水稍泡,去杏衣,切细粒。粳米 50 克淘洗干净,与杏仁共煮粥,加冰糖即成。此粥祛痰平喘、止咳润肠、抗癌,适合治喘促水肿、咳嗽痰多、小便淋沥等,日服 2 次,温热服食,平素大便稀溏者勿用。

甜杏仁 10 个开水稍泡,去杏衣;粟米 30 克淘洗干净,加清水煮粥至半熟时,加入杏仁和少许白糖,粥熟即成。此粥润肺止咳、和中通便。

甜杏仁 10 克开水稍泡,去杏衣;桑白皮 10 克水煎,开锅后 15 分钟去渣留汁。粳米 30 克淘洗干净煮粥,粥熟后放入桑白皮汁和杏仁,加白糖少许调匀即成。此粥泻肺降气、止咳平喘。

甜杏仁 150 克开水稍泡,去杏衣,切细粒;百合 30 克洗净,切片;粳米 50 克淘洗干净,清水浸泡。杏仁、粳米加适量清水同磨细浆,去渣。锅内加适量清水和白砂糖 400 克加热,待糖完全溶化,放入百合,再将杏仁、粳米浆缓缓倒入锅内,搅匀即成。此粥健脾益胃、润肺止咳、清心安神。

荔枝粥 荔枝 10 枚去壳和核,一切四;粳米 100 克淘洗干净,加水旺火煮沸,转小火煮成粥,加入荔枝、白糖略煮即成。此粥补脾止泻、理气止痛、养血补血,适合治贫血、慢性结肠炎等。

荔枝 8 枚去壳和核;红枣 15 枚洗净与淘洗干净的粳米 100 克同入锅加水,中火煨煮至粥的表面有粥油,加入白糖和荔枝肉略煮即成。此粥益气生津、补肺宁心、化痰止咳、和脾开胃,适合治慢性气管炎、肺结核、慢性胃炎、月经不调、更年期综合征等。

荔枝 50 克去壳和核,浸入冷开水中;当归 20 克冷水浸泡,切片,入锅加水煎煮 30 分钟，去渣取汁。粳米 100 克淘洗干净入锅，加水旺火煮沸，加当归汁、荔枝肉，小火煨煮至粥稠，调入红糖即成。此粥补血安神、健脑益智，适合治冠心病、失眠、眩晕等。

荔枝 50 克去壳和核；山药 20 克去皮和莲子肉 20 克一起捣碎，入锅加水煮至软烂，放入淘洗干净的粳米 100 克煮粥，加白糖适量即成。此粥补肾养胃，适合治慢性胃炎、慢性肠炎、贫血、月经不调等。

奇异果粥　奇异果 2 个去皮、切丁；糯米 100 克淘洗干净加水煮粥，快熟时放入奇异果丁和白糖 50 克煮 5 分钟即成。此粥适合治肺癌。

无花果粥　无花果 75 克洗净切开，红枣 10 枚洗净去核，粳米 100 克淘洗干净，同入锅加水煮粥。此粥滋阴养血、益智健脑、消肿抗癌，适合治慢性胃炎、产后乳少等。

打成果泥好吸收

榨果汁的时候，你会不会心疼那些剩下来的渣子白白浪费了？近年，美国流行起一种美味的果泥汁，能帮你完全吸收水果的营养，而且口味多变，还更加健康。

方法是，将整个水果切成小块后直接打成果泥，然后依照喜好加入牛奶、酸奶、果汁甚至冰激凌。将水果打成果泥直接吃，能最大程度留住其中营养，比果汁保留了更多的膳食纤维、矿物质和蛋白质。另外，果泥还比整个的水果更好吸收。可惜果泥的缺点是口感粗糙，比较黏稠。不过加入了牛奶等液体饮料，果泥的口感会顿时变得顺滑细腻，风味和香气也更加浓郁。同时还增加了乳制品的营养。

探病人对症送水果

探望病人送上新鲜水果祝福早日康复，送何种水果，要针对病情。

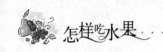

果摊上,摊主配好的果篮,色彩鲜艳,但包扎得严密,既不通风,也不实用,因为这种杂果篮里,不一定全适合病人需求,甚至可能藏有禁忌之食。例如带了香蕉、哈密瓜或罐装水果和果汁,探望糖尿病病人,就不合适了。因为香蕉、哈密瓜含糖较多,罐装水果和果汁对血糖也有影响,宜送甜度较低的新鲜水果如奇异果、番茄或含纤维多的橘子、杨桃等。

送水果大有学问,先要摸清病人的体质和症状,然后选择最适宜的时令水果,帮助病人调养身体,强化免疫系统,增强抗病力。

针对病情送水果

探望呼吸道感染、感冒病人,宜送柿子、金橘、橘子、奇异果、草莓、柠檬等;咳嗽哮喘病人,宜送梨、枇杷、金橘、橙、柚、杏、罗汉果等,这些水果能化痰、润肺、止咳。咳嗽喉咙肿痛时,不宜食温热性水果,不宜送荔枝、龙眼等。

探望心肌梗死、卒中(中风)病人,宜送富含维生素 C 和帮助消化的水果,如苹果、西瓜、木瓜、草莓、香蕉、橘、柑、杏、桃、奇异果、芒果、柠檬等。卒中(中风)患者不宜多吃温热性水果如荔枝、龙眼等,否则会使血压上升,不利病情。

探望心脑血管、动脉硬化、高血压病人,宜送纤维多又富含维生素C,能缓解血管硬化的水果,如金橘、橙、杨桃、柠檬、苹果、葡萄、西瓜、奇异果、山楂、石榴、枣等,高钾的香蕉、椰子也有助于降血压。少吃温热性水果,不宜送荔枝、龙眼、无花果、榴莲、椰子等。

探望肾脏病人,因其肾功能差难以排钾,不宜送龙眼、桃、香蕉、奇异果、芒果、哈密瓜、杨桃、枣等含钾盐较高的水果,否则会加重患者水肿或引起"高钾血症";也不宜送草莓,因为草莓中含草酸钙较多,过多食用会加重患者病情。宜送低钾水果,如苹果、梨、柚等。

探望胃肠疾病病人,尤其是胃溃疡、十二指肠溃疡、胃酸过多病人,不宜送李子、山楂和柠檬等含有机酸较多的水果,以免损伤胃黏膜,加重病情。宜送除上述以外的新鲜水果,如奇异果、无花果、菠萝、木瓜、香蕉、苹果等都能帮助消化。

　　探望肝炎病人宜送富含维生素 C 和胡萝卜素以保护肝脏、促进肝细胞再生功能的水果,如苹果、橘、柚、梨、李子、香蕉、草莓、西瓜、木瓜、枣等。不宜送易导致上火发炎的水果,如荔枝、龙眼等。

　　探望结石病人,宜送维生素 C 含量较高及利尿的水果,如西瓜、木瓜、樱桃、柿子、桃、梨、苹果等。不宜送枣、桑葚等含钙量较高的水果,后者易在体内与草酸结合,形成结石。

　　探望痔疮病人,宜送富含水溶性纤维的香蕉、梨和具有软型散结、清热祛燥及健脾生津作用的柿子。不宜送温热性水果,如荔枝、龙眼、石榴、榴莲等。

　　探望便秘病人,宜送梨和荸荠。梨含大量非可溶性纤维,荸荠味甘性寒,都能净化肾脏、清洁肠管,防治便秘;还可选用草莓、奇异果、无花果等。不宜送温热性水果,如荔枝、龙眼、李子等。

　　探望发热病人,由于患者出汗多,宜送具有生津止渴、解热散毒功效的梨、柑、橘等富含水分和钾的水果。

　　探望骨折和筋骨扭伤病人,不宜送香蕉,因为香蕉中磷质含量稍高,容易造成体内钙质降低,不利骨折的复原。又香蕉经体内代谢后,维生素 B_1 会随之消耗,造成肌肉无力,易疼痛痉挛,如伤及筋骨者食用香蕉,会加重病症。

　　探望手术后伤口愈合病人,宜送富含维生素 C 和可抗发炎的水果,如甜瓜、菠萝、草莓、奇异果等;橘子、柠檬、柿子、金橘、葡萄等有助增强体力;香蕉、苹果、核桃、栗子也有助滋养补给能源。不宜送会引发过敏及易上火发炎的水果,如芒果、荔枝、龙眼等。

　　探望癌症病人选择何种水果,按癌症类别请参阅本书"水果抗癌疗

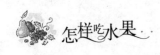

效好"节。

 送"全方位的健康水果"

带着苹果探病人,首先嗅到的是苹果香气。美国芝加哥市味觉与嗅觉基金会有一项研究证明:闻苹果香味可以有效缓解偏头痛,实验发现,闻苹果香味后偏头痛症状会明显减轻甚至消失。科学家发现在诸多气味中,苹果的香气对人的心理影响最大,它具有明显的消除心理压抑感的作用,可以治疗抑郁。有些临床证明也说,让精神压抑患者嗅苹果香气后,可使其压抑感缓解;失眠者在睡前嗅苹果香味,也能够较快地镇静入睡。俄罗斯人还把苹果看作是平安吉祥的象征。

探望病人送"全方位的健康水果",苹果当之无愧。早在古埃及,人们就不只把苹果当成一种食品,更把它当作一种药材。古人肯定苹果具有良好的整肠作用,果胶加上食物纤维的双重效果,使之对人体清洁由体内到体外,还有助消除疲劳。《美国周末》饮食专栏作家简·康珀在介绍苹果的神奇效果时说:"除了大家熟知的保护肝脏外,苹果还可以延缓记忆衰退、预防哮喘、糖尿病、心肌梗死和掉牙等。"他举例如下:

意大利一项研究显示,每日吃至少 1 个苹果,可以降低多种癌症的发病率,口腔和咽喉癌降低 21%、食管癌降 25%、结肠癌降 20%、乳腺癌降 18%、卵巢癌降 15%、前列腺癌降 9%。

每日喝 2 杯苹果汁可以刺激机体产生更多的乙酰胆碱——这正是老年痴呆症患者所缺少的。美国马萨诸塞州洛厄尔大学的研究人员发现,喝苹果汁可以提高解题和计算能力。哈佛大学的研究人员发现,每日吃 1 个苹果的女性患 2 型糖尿病的风险比不吃苹果的要低 28%。该校的流行病学调查还显示,不吃苹果的人,到老年时,牙齿更容易脱落。

吃苹果可以帮助溶解血管中导致心脏病的"元凶"——血栓。美国加州大学戴维斯分校的研究显示,每日吃 2 个苹果或喝 1 杯半的纯苹果汁,可以减少血液中"坏胆固醇"的含量,防止动脉栓塞。

一项欧洲的研究也显示,常吃苹果的人发生心肌梗死的概率比不吃的人低40%。

加拿大的研究表明,在试管中苹果汁有强大的杀灭传染性病毒的作用,吃较多苹果的人远比不吃或少吃的人患感冒的机会要低。

日本研究人员还发现,苹果富含的抗氧化剂芹菜素可以缓解哮喘和其他一些过敏症状。

因为苹果有多方效验资料,民间还总结出苹果养生的经验:肥胖者吃甜苹果,糖尿病患者吃酸苹果,解便秘吃熟苹果,治腹泻吃生苹果,因为苹果酸具收敛作用。患者一日吃1个苹果或喝纯天然苹果汁,对恢复健康有很大助益。

苹果被誉为"全方位的健康水果",它有丰富的糖类、有机酸、纤维素、维生素、矿物质、多酚及黄酮类营养物质。它含有的果胶,是一种水溶性食物纤维,能减少肠内不良细菌数量,同时帮助有益细菌繁殖,而其纤维素与维生素C,可刺激消化系统蠕动,使肠道内积存的致癌物质尽快排出,提高机体抗病毒与抗癌能力。另外,苹果中富含的多糖果胶、黄酮、钾、维生素E等营养成分,可使体内积存的脂肪分解,避免身体过于发胖,减轻心脏负担,防止血栓,免于卒中,并有助于减少胆固醇含量,保持血糖稳定。送病人纯天然苹果汁同样有益,苹果汁能软化结石,多喝苹果汁,可使结石易于排出,是"胆结石自然疗法"。

但是对两类病人不宜送"全方位水果",他们是:① 溃疡性结肠炎的病人不宜生食苹果,特别是急性发作期,由于肠壁溃疡变薄,苹果质地较硬,又加上含有1.2%粗纤维和0.5%有机酸的刺激,不利于肠壁溃疡面的愈合,且可因机械性地作用肠壁易诱发肠穿孔、肠扩张、肠梗阻等并发症。② 白细胞减少症的病人、前列腺肥大的病人均不宜生吃苹果,以免使症状加重或影响治疗效果。

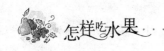
怎样吃水果

水果抗癌疗效好

癌症是人类健康的头号杀手,据世界卫生组织的报告,到 2010 年癌症致死率将超过心脏病。它虽不会在短期内一下子形成,需经过一段时间逐步生长,但等到发现常已晚矣。而治疗癌症,至今尚无特效药物,近年科学家发现有些药物还可致癌,称药源性癌,药物致癌的比例约占 1%。美国匹兹堡大学的研究人员在比较了 2 266 名乳腺癌患者和 8 000 名对照者使用抗生素的情况后发现,17 年内合计使用抗生素超过 500 天或超过 25 次处方使用者,患乳癌的风险将增加 2 倍,抗生素药物中氯霉素、四环素和土霉素长期过量使用都可能引起白血病。据美国的一份统计资料,即使像一般性药物如解热镇痛的阿司匹林,每周服用大剂量 2 片以上,时间长达 20 年以上的妇女患胰腺癌的概率增加 58%;如果每周服用 14 片,则患胰腺癌的概率比对照组高 80%。不过研究人员发现为数不多的食物中含有抗癌物质,确能防止致癌因素发生作用,抑制肿瘤生长,甚至可以阻断癌前期病变。

水果中含有的叶酸属水溶性维生素,能使人体癌症基因失去活性,从而预防癌症的发生。美国加州大学柏克莱分校公众卫生学教研室曾以癌症与食物为题做了长时间调查得出如下结论:"常吃多量水果与蔬菜的人,不论在任何一种的癌发生率来看,均有显著下降的情况。"不少水果如有"万寿果"之称的木瓜所含有的木瓜碱具抗癌作用;葡萄、草莓、柑、橘、柚、奇异果、芒果、杏、柿子、山楂和果蔬兼用的番茄等均富含维生素 C、胡萝卜素,具有抗氧化、消除自由基,能预防癌症。水果中的果胶、黄酮等物质,亦能防癌,而草莓、樱桃和葡萄特有的鞣花酸是防癌抗癌的重要物质。世界上独一无二的"无癌之国"是位于南太平洋上的岛国斐济,它盛产杏,居民将杏当主食,杏被誉为"抗癌之果"。爱吃番茄的意大利人,是口腔癌、胃癌、食管癌、结肠癌、直肠癌、咽喉癌等癌患最少的国家。大量吃番茄的意大利南部居民比北部居民罹患消化系统癌症的概率更低。总之,多吃富含维生素 C、维生素 A 和维生素 E 的水果,对防癌抗癌的辅助疗效极佳。

 ## 水果是最佳防癌食物

美国科学家的一项研究,让某些水果和蔬菜呈现丰富的红色、紫色和蓝色的天然色素,这些色素的化合物能起到有效的抗癌作用。哈佛大学的试验已证实一些 β-胡萝卜素含量最多的深绿色、黄色和橘橙色的果蔬如杏、甜瓜、胡萝卜、山芋、菠菜等,能明显抑制肺癌细胞的生长,能改变肿瘤生长必需的蛋白质的特性。它进入人体后转为维生素甲酸,后者在临床试验中常用来治疗某些癌症。

另一个有 17 个国家参加的 170 项研究的分析表明,吃苹果和蔬菜最多者的患癌率是吃苹果和蔬菜最少者的一半。坚持常吃果蔬者,即使是吸烟老手,其患肺癌的危险也会因之降低。美国疾病和预防中心的流行病学专家拜尔斯说:"实在令人惊奇,普通的水果和蔬菜居然也能对像香烟这种强烈的致癌物有如此巨大的抑制功能。"

美国成千上万名癌症患者在几乎绝望的情况下,一日三餐不吃熟食,全吃生蔬瓜果或饮其汁,竟发现有相当数量的患者奇迹般地延长了生命。原来吃生蔬瓜果能使白细胞处于正常状态,恢复因久吃熟食而受伤害的免疫系统功能。生食能保留果蔬中的维生素、矿物质、纤维素等营养成分,如有抗癌作用的吲哚化合物、胡萝卜素、挥发油和酶类等物质。因此,新鲜果蔬已被公认为最佳的防癌食物。果蔬的防癌作用与其所含的营养成分,如抗氧化剂(类胡萝卜素、维生素 C、类黄酮化合物、异硫氰酸盐及有机硫化物等)、矿物质及其他活性成分有关。这些物质能使 DNA 免受损伤,促进 DNA 的修复,减少细胞突变的概率。另外,果

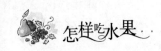

蔬富含膳食纤维,它能缩短食物残渣在肠道的通过时间,并与潜在的致癌物、次级胆汁酸、短链脂肪酸结合,促进有害物的排出。

 五色果蔬的搭配

美国癌症学会提出"5 a day"的果蔬搭配法,建议人们每日吃红色、黄色、绿色、紫色、白色共 5 种颜色的果蔬制成的色拉,参考专家的建议,搭配出最适合自己身体情况的药效食谱。美国癌症学会提出预防癌症的五色果蔬是:

1. 红色药用果蔬　这类果蔬的药效成分主要是番茄红素和花青素,代表水果是苹果、草莓、西瓜、石榴、樱桃和番茄;代表蔬菜是甜菜、胡萝卜、红辣椒。主要功能是预防癌症、增加记忆力、减轻疲劳和稳定情绪。

2. 黄色药用果蔬　这类果蔬的药效成分主要是维生素 C 和类胡萝卜素,代表水果是橘子、桃子、橙子、柿子、杏、菠萝、柠檬、芒果、木瓜、香瓜;代表蔬菜是南瓜、胡萝卜、山芋。主要功能是预防胃病、预防癌症、保护视力、提高免疫力、强化心血管系统。

3. 绿色药用果蔬　这类果蔬的药效成分主要是叶黄素,代表水果是奇异果、酸橙、鳄梨、青葡萄、青苹果;代表蔬菜是甘蓝、荠菜、菠菜、卷心菜、芦笋、菜花、豌豆、黄瓜。主要功能是预防癌症、保护视力、帮助消化、强固骨骼。

4. 紫色药用果蔬　这类果蔬的药效成分主要是花青素和多酚,代表水果是葡萄、李子、无花果;代表蔬菜是茄子、紫甘蓝。主要功能是预防癌症、增强记忆力。

5. 白色药用果蔬　这类果蔬的药效成分主要是蒜素和硒,代表水果是香蕉、梨、白桃;代表蔬菜是蘑菇、洋葱、大蒜、生姜。主要功能是预防癌症、强化心血管系统、降低胆固醇。

美国食品药品监督管理局还提倡喝混合水果汁,如桃、橘、香蕉等五六种水果一起榨取混合果汁，常喝也能减少癌症的发病率。

每日3份果蔬降低患癌风险

美国加州大学洛杉矶分校癌症中心发表的一项最新研究指出，摄取较多天然化合物类黄酮的吸烟人士，将能减少肺癌发生的概率。在研究过程中，癌症中心的研究员观察了558名罹患肺癌与837名未罹患的民众，并详细分析他们的饮食习惯，长期下来发现经常食用含有类黄酮食物的受试者似乎可以有效减少肺癌发生的概率。

近年来科学家发现血管新生与癌症的发展与肿瘤的转移有密切关系。当肿瘤刚形成时，癌细胞本身或周围的结缔组织，会分泌许多促使血管新生的物质，这些物质会激活血管内皮细胞，造成肿瘤周围结缔组织的分解破坏与内皮细胞增生等情况。类黄酮能有效阻挡血管新生的发生，同时遏止癌细胞生长，并让癌细胞自毁，达到减少罹患概率的效果。

类黄酮是来自水果、蔬菜、茶、葡萄酒、种子或植物根的水溶性植物色素，具有抗氧化及抗发炎的成分，也具抵抗或减缓肿瘤形成的功效。美国的这项研究显示，草莓、绿茶与红茶富含的儿茶素，豆类、洋葱与苹果内含的槲皮素以及苹果、甘蓝内含的山柰酚等都是对癌症较有防御力的类黄酮种类。科学家建议，每日最好能吃3份水果、蔬菜或绿茶和红茶，能降低吸烟族群罹患肺癌的风险。

另外，草莓、樱桃和葡萄含量丰富的鞣酸，可以消除人工及天然形成的致癌物质，能预防它们将正常的细胞转变成癌细胞，食用这些水果具有防癌作用。美国癌症学会还建议，每日吃1千克西瓜有防癌作用。我国有位中医在谈抗癌食疗时说，他曾治疗一名食管癌患者，用中药治疗获效后，嘱其在西瓜上市季节，每日多吃西瓜，患者吃后感觉十分舒服，尤其是患部，如果有一天不吃西瓜，就感到差些。由此可见西瓜对治癌确有辅助疗效。

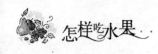

怎样吃水果

 番茄红素的防癌功效

番茄红素主要存在于番茄、西瓜、木瓜、杏、红葡萄柚、樱桃、李子和红色棕榈油中，它具有良好的抗癌作用，是迄今为止所发现的消灭自由基能力最强的类胡萝卜素，它的抗氧化功效是维生素 E 的 100 倍。皮肤中的番茄红素还可以防止紫外线所引起的色斑、黑点等。每日食用以上瓜果中的 1~2 种，有助心脏健康，而且能预防大肠癌、肺癌、乳腺癌、膀胱癌及肝癌。研究还显示，胰腺癌患者血液中的番茄红素水平比健康人低，因而血中番茄红素含量少的人患胰腺癌的危险性较大，其结论是含量最少者患胰腺癌的危险性是含量最多者的 5 倍以上。

吃番茄时为了有效吸收抗癌效果好的番茄红素，最好与油一起加热食用，也可做成番茄汁、沙司、番茄酱。番茄红素分布于番茄的坚硬的细胞组织里，所以生吃不易吸收。如与油一同加热，细胞组织就会变软，番茄烯会流出来，脂溶性的番茄烯溶于油，番茄红素便可提高 2.5 倍，人体可以更有效地吸收番茄烯。因此，番茄的番茄烯与乳制品或肉类同食，或用油炒着吃，吸收率更高，更有益于健康。

近年保加利亚培育出一种能杀死机体内癌细胞的番茄新品种，它的番茄红素和 β-胡萝卜素含量极高，更具治癌功效。意大利药学家马里奥·内格里的研究也得出结论：平时多吃番茄，可有效防治消化道癌症的发生。

 果皮含有抗癌物质

美国《农业与食品化学杂志》2007 年 6 月刊登了美国康奈尔大学的一项研究成果：吃苹果皮有助于预防癌症。这项研究是研究人员对一些红苹果皮进行分析，从中发现了 12 种混合性三萜系化合物，其中有 3 种是新发现的。他们把每种三萜系化合物分离出来，然后分别用它们来对付癌细胞。结果发现，每种三萜系化合物都能起到抑制癌细胞生长或杀死癌细胞的作用，但对不同癌细胞所起的抑制作用不一样。

美国科学家还研究发现，紫葡萄中含有一种叫白藜芦醇的抗癌物质，具有很强的抑制组织细胞内的癌基因的作用。它能抑制癌症的三个阶段是：癌的遗传因子、细胞癌化及肿瘤的恶化。这种物质在果皮中的含量比肉汁中的还要多，经常连皮吃紫葡萄，可以有效防止癌症的发生。

香港大学医学院的一项研究也显示，葡萄、芒果等水果含有名为蛇麻醇酯的物质，在动物测试中能有效抑制和消灭癌细胞。如果将这种物质配合传统抗癌药物，对治疗鼻咽、鼻腔和甲状腺部位的癌症，可增强抗癌疗效 40 倍，是治疗头颈癌的一大突破。头颈癌是香港第三号癌症杀手，九成患者是吸烟人士。

英国莱斯特医药学院的科学家发现，人体癌细胞中含有一种叫 P_{450} CYPIBI 的酶，而橘子皮里的化合物 Salvestrol Q_{40} 能够摧毁这种酶。科学家认为，这项发现有助于对乳房、肺脏、前列腺和卵巢癌等病症新疗法的开发。该学院的胡恩医生说："现代人饮食中缺少 Salvestrol，那是因为人们不再吃果皮的缘故，这也许就是某些癌症病例增加的一个原因。"

据日本《汉方研究》杂志报道，柚皮有和人参一样强的抗癌活性，对人体子宫颈癌细胞的抑制率，在体外试验中高达 70%~90%。日本《生药学杂志》也报道，在抗致癌霉菌及其毒素方面，中草药成分中作用最强的是牻牛儿醇，而柚皮中的主要成分便是这种物质。

杏子奇异果是抗癌水果

杏子和奇异果是水果中的抗癌果。杏子富含维生素 A、维生素 C、儿茶酚、黄酮类、苦杏仁苷和维生素 B_{17} 等成分，它们有直接或间接抑制癌细胞的作用，尤其是维生素 B_{17} 是极有效的抗癌物质。科学家认为，维生素 B_{17} 到了胃里经过酶的分解变成氰酸和苯甲醛，能大量杀死癌细胞。日

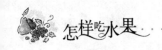

本的研究显示,苯甲醛对实体瘤有强大的作用,并且杏所含的维生素 C 能阻止亚硝酸盐的形成,从而可抵抗癌症的发生。因此,日本民间一直把杏作为治疗肿瘤的食物。有的学者认为维生素 B_{17} 的抗癌作用不是直接作用于癌细胞,而是间接改变其代谢过程,并通过增强白细胞的吞噬能力,达到抑制癌细胞的目的。其优点是它在抑制、杀灭癌细胞时,不会损伤正常细胞。美国学者还发现,除了杏子中的 B_{17} 有抗癌作用外,杏仁中的扁桃苷也有抗癌作用。美联社在报道中说:"尽管杏仁制剂不能为这个世界抵抗全部癌症,但至少可以帮助一些人免遭这种恶疾的蹂躏。"

奇异果对胃癌、食管癌、直肠癌、肺癌、肝癌、鼻咽癌和乳腺癌等多种癌症都有疗效。据日本《汉方研究》杂志报道,日本科学家对奇异果的抗癌机理研究时发现,氧化型维生素 C 可与自由基发生反应,而自由基产生过多正是致癌因素之一。奇异果含有大量维生素 C,为柑橘类的 5 倍以上和苹果的 20 多倍,它可通过捕捉体内致癌因子自由基和阻止氮—亚硝酸化合物的生成而直接参与抗癌;同时还可促进干扰素的产生,升高环-磷酸腺苷和环二磷酸腺苷的水平,增加对癌症的抵抗力。国际维生素 C 会议的报告也指出,维生素 C 可防止致胃癌物质——烷酸胺型基质的亚硝基化物的产生,专家认为在某种意义上,癌症就是维生素 C 缺乏症。

奇异果富含的胡萝卜素和叶黄素是抗氧化的尖兵。实验证明,奇异果的抗氧化能力仅次于草莓、李子和柳橙。抗氧化物质可以捕捉自由基,减少氧化,进而降低细胞癌化的概率。奇异果除有丰富抗氧化成分外,它富含的多酚、多醣、硒等还具有抗癌协同作用的物质。科学家在实验中还发现,奇异果存在可杀伤离体癌细胞的多肽,多肽对离体艾氏腹水癌细胞及子宫颈鳞状上皮癌细胞均有杀伤作用。奇异果汁所含的半胱氨酸蛋白酶也有防癌的协同作用,因其能分解亚硝胺,减轻消化道的负担,并可增强细胞的抗癌活性和分解癌细胞。我国一些肿瘤医院常给癌症患者服用奇异果汁，病人服后血红蛋白和白细胞下降明显减少，消化道不良反应也大大减轻，而且增进了食欲。在放疗、化疗期间，同时食用奇异果及其制品，不但有抗癌作用，也减少了毒副反应。

 ## 放化疗吃水果促食欲

癌症患者在进行放、化疗时，常引起阴虚干燥，特别是化疗药物会刺激胃肠道，造成维生素等抗氧化剂丢失，在杀死癌细胞同时，对正常细胞也造成损伤。患者常表现为恶心、呕吐、发热、食欲减退、腹痛等，严重者还会出现过敏性休克、心律失常、注射部位疼痛等急性反应。多吃新鲜水果，特别是杏子、苹果、草莓、奇异果、梨、红枣等抗癌水果，含有大量抗氧化剂，如维生素C、胡萝卜素等，可保护人体，防止放、化疗药物损害，预防放、化疗导致各种感染。另外，维生素含量较高的水果，还可以强化抵抗力，促进食欲，但消化不良的患者，每次水果摄入量不宜太多，应少量多餐。

鼻咽癌、肺癌、扁桃体癌和喉癌的患者，在放疗期间和放疗后，容易出现口干舌燥、咽喉肿痛等现象，这是因为放射线要通过包括腮腺在内的唾液腺，很可能损伤涎腺，导致唾液分泌量减少。如果在放疗前期，患者的涎腺没有完全被损坏，还有一定唾液分泌量时，用柠檬汁、话梅等酸味食物来刺激其唾液分泌，就会减轻口干舌燥的症状。此外，放疗时还容易出现咽痛、口腔溃疡、食欲不振等，患者宜食用松软、高维生素水分较多的食物，尤其是新鲜水果和果汁，避免食用刺激性、粗糙而坚硬的食物。梨汁、甘蔗汁在各种癌肿放射治疗期，尤其是针对食管癌、胃癌、大肠癌患者烦躁、口干、恶心有一定疗效。也可适当食用草莓，能生津止渴、润肺止咳、利咽润喉，对缓解放疗反应、减轻病症、促进康复有所助益。草莓粥就是最适合病人的食物，其做

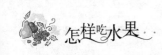

法是：草莓 100 克洗净，研成稀糊状；淘洗干净的粳米 100 克入锅，加清水适量，煨煮成稠粥，加入红糖 20 克和草莓糊，拌匀煮沸即成。还可用杏仁去油，研末，和蜂蜜调成糊状，用于食管癌患者的放疗期。

目前国外流行"天然汁疗法"，用 4 种天然果蔬汁混合，由于其含有多种活性抗癌物质，不仅有效防癌，还可作为各种癌症的辅助治疗剂。这 4 种天然汁是梨汁 150 毫升、番茄汁 150 毫升、胡萝卜汁 150 毫升、芦笋汁 100 毫升，全是抗癌佳品，饮时不要加热，以免活性抗癌物失效。

医学专家认为，放、化疗过程中最好不用维生素片或保健品来代替水果。乱用维生素片和保健品，不仅不能缓解不良症状，还会影响放、化疗效果，起到适得其反的作用。

水果防癌的疗效

除前章介绍防治癌症的果酱和果粥外，日常多吃水果有助预防癌症，既杀死了癌细胞，又不让健康细胞受损，岂非一举两得。下面介绍一些癌症适用的水果。

● 防肝癌　水果中丰富的天然维生素以及大量的纤维素、木质素、果酸、无机盐等物质，是肝病患者必不可少的食物。柑橘的抗氧化剂含量是水果中最高的，含 170 多种不同的植物化学成分，常吃橘子有助防癌。日本国家果树科学研究所曾对日本静冈县三木镇 1 073 名居民进行调查，这些人平时都食用大量的中国柑橘，结果发现这些居民患肝脏疾病、动脉硬化和糖尿病有关的疾病的风险很低。同时发现他们在饮用橘子汁后也明显减少肝炎患者发展成肝癌的风险。科研人员让这些肝炎患者都喝一些类胡萝卜素汁和橘子汁等混合饮料，1 年后，与具有相同病情但没有饮用类胡萝卜素汁和橘子汁的患者相比，他们中没有发现 1 人患肝癌，而后者发展成肝癌的概率是 8.9%。

葡萄中所含的多酚类物质是天然的自由基清洁剂，具有很强的抗氧化活性,可以有效地调整肝脏细胞的功能,抵御或减少自由基对它们的伤害。葡萄中含有丰富的葡萄糖及多种维生素,对保护肝脏、减轻腹水和下肢水肿的效果非常明显,还能提高血浆白蛋白,降低转氨酶。葡萄中的果酸能帮助消化、增加食欲,防止肝炎后脂肪肝的发生。葡萄干是肝炎患者补充铁的重要来源;用葡萄根 100~150 克煎汤服下,对黄疸型肝炎有一定辅助疗效,所以肝不好,可多吃葡萄。

山楂含维生素 C 较丰富,可阻断亚硝胺在体内的合成,对肝癌细胞有明显的抑制作用。山楂同当归、五味子、女贞子、丹参、茯苓等中草药合用,对黄曲霉素的致突变作用有明显的抑制效果。但进食山楂过多会促使胃酸分泌,增加肿瘤破溃引起消化道出血的机会,消化道肿瘤患者慎食,不要大量食用山楂来"开胃"。

此外,肝癌患者凝血功能较差,应多食用有补血、止血作用的食物,或适当增加含维生素 K 和维生素 C 的食物,如乌梅、沙棘等。乌梅有生津止渴、润肝抗癌功能,用乌梅 25 克和甘草 5 克,加清水煎汁,放绿茶1.5 克饮之即可。

● 防胃癌　柑橘防癌价值极高,澳大利亚的研究显示,每天吃 2 个柑橘类水果,可使胃癌的风险降低 50%。一般人吃橘子时,在剥去橘皮后,总要把橘瓣外表的白色经络扯得一干二净,其实,橘络中含有丰富的维生素 P,咀嚼时未被消化的纤维素和果胶可吸收体内过剩的胆固醇,促进肠蠕动,有利于保持体内营养平衡。

香蕉含有大量碳水化合物和粗纤维,并能增加白血球,改善免疫系统的功能,产生攻击异常细胞的物质"TNT",能将体内致癌物质迅速排出体外。此外,香蕉中的 5-羟色胺能保护胃黏膜,改善胃溃疡,预防胃癌。香蕉越成熟,免疫活性越高,抗癌效能越显著。

未削皮的苹果含大量果糖纤维,有助于肠胃消化和降低胆固醇,对胃癌和大肠癌有一定防治作用,最好在早晨起床或晚饭后吃。

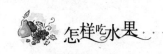

　　菱角生食可当水果,含丰富的淀粉、蛋白质、葡萄糖、脂肪和多种维生素、胡萝卜素及钙、铁、磷等元素,营养价值可与其他坚果媲美,肉厚味甘香,可抑制癌细胞的变性及组织增生。每次 20 个菱角肉加适量清水,小火熬成浓褐色汤服用,日服 3 次;或用菱角肉 100 克和薏苡仁 10 克同煎粥食,可防治胃癌、食管癌、子宫癌、乳腺癌。

　　此外,香瓜、桑葚、草莓、菠萝也可防治胃癌,民间还有奇异果治胃癌的两个验方:奇异果 150 克去皮、捣烂,加白糖适量和温开水 500~600 毫升调匀,代茶饮;奇异果根 30 克和虎杖 10 克水煎服。

　　● 防肠癌　苹果含有鞣酸及果胶成分,摄入苹果纤维素能吸取肠内水分,使粪便体积增大,刺激肠内壁产生规律性蠕动,缩短致癌物与肠壁接触时间,降低得肠癌风险,对预防慢性结肠炎和结肠、直肠癌有一定疗效。

　　芒果所含芒果酮酸、异芒果醇酸等三萜酸和多酚类化合物,有一定的防癌抗癌作用。它所含的粗纤维,可增强肠蠕动,加速结肠内粪便的排除,可抑制结肠癌的产生。芒果所含的芒果苷也具去痰、止咳及抗癌的功效。

　　杏仁的抗癌功效已为世人公认,我国古医术中早就载有杏仁粥治肠癌的方剂,清代名医鲍相璈的验方是杏仁、糯米、粳米、牛乳各适量煮粥食,日服 2~3 次。民间流传的杏仁抗癌粥是甜杏仁 30 克用开水稍泡,去杏衣,切成细粒,与淘洗干净的 50 克粳米共煮粥,加适量冰糖即成,此粥平素大便稀溏者勿用。

　　奇异果防治肠癌有 3 个药用验方:① 奇异果 2 个洗净,冷开水浸泡,去皮捣烂,加冷开水搅拌成黏稠汁液,对入蜂蜜 30 克,加冷开水至300 毫升,混匀,饮服,日服 2 次。② 奇异果根 250 克(鲜品 500 克)用白酒浸泡 10 日,日服 3 次,每次 15 毫升。③ 奇异果 4 个去皮,捣烂,挤汁;粳米 100 克淘洗干净,入锅加清水,小火煨煮成稠粥,粥熟时调入奇异果汁液,加红糖 20 克拌匀,再煮沸即成。

柚子是最好的补充钙的天然食品,美国科学家认为,定时而恰当地食用柚子有可能预防大肠癌的发生。我国也有用柚治肠癌的处方:柚子 1 个去皮切块加白糖 15 克,水煎汤液冲鸡蛋 1 个食之,日服 1 剂。

苦味食品一般都具有解毒功能,苦瓜虽味苦,但性凉爽口不腻,不仅能降糖,还可刺激和增强体内免疫细胞,增强吞噬癌细胞的能力,抑制正常细胞的癌变和促进突变细胞的复原。凉拌、炒苦瓜或是苦瓜粉剂特别适合肠癌患者食用。

美国俄亥俄州立大学的研究人员在给具有结肠癌细胞的实验鼠喂食时发现,葡萄中的花青素也特具抗癌效果。

● 防食管癌　奇异果防治食管癌有 3 个药用验方:① 奇异果 100 克去皮捣烂,鲜半枝莲 500 克洗净捣碎,一起煎 2 次,每次加清水 400 毫升,煎半小时,2 次汁混合,去渣取汁,日服 1 剂,分早、晚 2 次饮服,连服 10~15 日。② 奇异果根 50 克洗净切成小段,入锅加适量清水,煎煮去渣取浓汁,趁锅内汁热,打入鸡蛋 2 个,中火煮沸,成溏心熟蛋,吃蛋饮汁。③ 奇异果根、杨梅根、野葡萄根各 30 克,半枝莲、白茅根各 15 克,一起水煎服。

● 防肺癌　每天多量摄取维生素 A,可降低肺癌致死的比率。芒果、枇杷、橘子、柿子中富含维生素 A,它和富含维生素 C 和维生素 E 的水果搭配,能有效预防烟害引起的肺癌。另外,草莓对防治肺癌、鼻咽癌、喉癌、乳腺癌和白血病、再生障碍性贫血等血液病有较好的疗效,主要是草莓中含有草莓胺和鞣花酸两种物质,都有抑制恶性肿瘤的发生和生长的作用。草莓营养丰富,富含氨基酸、单糖、柠檬酸、苹果酸、果胶、维生素及矿物质钙、镁、磷、铁等,这些营养素能促进人体的生长发育。同时草莓也具有很高的药用价值,有润肺生津、健脾和胃、利尿消肿、解热烦渴等。草莓含有丰富的胡萝卜素和维生素 C,有抗氧化消除

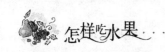

自由基的作用,保护正常细胞,避免其被氧化。将新鲜草莓 50 克洗净榨汁,加蜂蜜 30 克搅匀,用冷开水冲至 500 毫升冷藏,每日代茶饮 2 次,每次饮服 250 毫升,润肺利肠,解毒攻癌,可预防肺癌。每天适当吃点草莓浆果,或在饭后甜点中加点草莓浆果,还能预防乳腺癌。

杏子是抗癌之果,杏仁 6 克、猪苓 10 克、大枣 15 枚在水中泡 1 小时,再入锅煮 1 小时,食果饮汤,能防肺癌。动物实验证明,猪苓所含的多聚糖具有明显的抗癌作用。

柚子治肺癌的实用验方是:柚子 250 克去皮切块和黄芪 9 克、猪肉 50 克、白菜 100 克加清水共煮,连汤食之。

另外,多吃苹果也能降低罹患肺癌的风险,苹果中含有类黄酮是一种高效氧化剂,可以防止坏胆固醇氧化并预防细胞转化为癌细胞。多吃苹果,患肺癌的概率可降低 40%,得其他癌症的概率也能减少 20%。

● 防胰腺癌　柑橘类水果被人称万能防癌水果,因为其含有多种已证实可在动物体内抑制各种肿瘤细胞增生的成分。瑞典的研究表明,平均每天吃 1 只柑橘者,患胰腺癌的危险性比每周还吃不到 1 只柑橘者降低 1/2~1/3。

● 防乳腺癌　新加坡国家癌症中心科学家发现,红皮瓜果如红苹果、紫葡萄等所含的某些植物化学成分,可有效遏制乳腺癌细胞中蛋白质生长,同时还能降低乳腺癌细胞对雌激素的反应能力。

石榴汁含有强力的抗氧化剂,多酚含量甚高,对大多数依赖雌激素的乳腺癌细胞有毒性,但对正常细胞大多数没影响,是防治癌瘤的佳品。

加拿大安大略大学一项研究发现柑橘的果肉、果皮和种子,富含多种可以预防和对抗乳腺癌的营养物质。加拿大女性爱喝"全橘茶",为乳腺癌高危人群预防疾病的饮食干预方案中的重要内容。"全橘茶"的制法是：将新鲜的柑橘充分洗净,剥下果皮将其阴干后,用开水冲泡,同时加入新鲜橘肉和捣碎的橘核,盖上杯盖,5 分钟后即可饮喝。

● 防膀胱癌　我国民间治膀胱癌有一验方：山楂核、荔枝核、橄榄核各 100 克,烧存性研末,饭前用茴香汤送服 10 克,功能散结抗癌。

● 防前列腺癌　番茄、杏子、西瓜、木瓜、红葡萄中的番茄红素,尤其是番茄中的番茄红素能防治前列腺癌。美国伊利诺伊州立大学科研人员曾将植入前列腺癌细胞的实验鼠分组试验,一组实验鼠喂食添加番茄和椰菜花的混合物,结果这组实验鼠 5 个半月后体内的癌细胞比没吃混合物的实验鼠表现出发展缓慢的迹象。科学家认为,番茄中的番茄红素能抑制雄性激素分泌,对预防前列腺癌有效,椰菜花中也含有能抑制癌细胞生长的化学物质。美国还对 46 000 例男性进行 6 年的随访调查,发现有 773 例发生前列腺癌,其中每周吃 2~4 次番茄的人发生前列腺癌的危险性要降低 26%,吃番茄酱也有同样作用。

美国科学家还发现每天喝 1 杯约 200 毫升的石榴汁,可延缓前列腺癌的复发率。主要是石榴汁中的抗氧化剂不仅可将细胞氧化过程减缓 40%,并可减少已积沉的氧化胆固醇。以色列科研也证实,每日饮用 100 毫升石榴汁,即使连饮几周后,停止饮用,这种奇特的效果仍将持续 1 个月。

● 防子宫癌　乌梅对子宫颈癌有抑制作用,体外实验表明,乌梅煎剂对子宫颈癌 JTC-26 株抑制率在 90% 以上。另外,每日饮奇异果汁 50~100 毫升,米酒引服,连服 2~3 个月,也能防治子宫癌。

变废为宝的果皮

我们吃水果,通常是去果皮食果肉。其实,许多水果的果皮并非废物,虽然有的果皮味涩,比较难吃,但它的维生素含量往往比果肉高。如

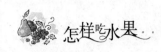

果这些水果加热煮熟,尽管失去了维生素C,还可以吸收有益于人体的类黄酮。因此,对含有重要营养成分的黄色水果和紫色水果的果皮,最好与果肉同食。有的果皮配上其他食物,还能缓解身体小恙。有的果皮如奇异果的果皮所含的维生素和矿物质虽比果肉部分还要丰富,但皮不能直接食用,如果用奇异果制酒,就不必去皮,能完全获得其功效。

吃果皮最好吃有机水果的果皮,否则一定要洗净水果,特别是洗净果皮上的寄生虫卵和残留在果皮蜡质中的农药。如果没有洗净连皮生吃下肚,很容易造成感染。关于洗净水果的办法,可参阅《水果洗净食用安全》一章。我国民间常有果皮防治疾病的便方,下面介绍一些水果果皮的吃法和功效。

 苹果的精华在果皮

苹果中的果胶大部分都在皮上,它是一种可溶性纤维质,能降低坏胆固醇的含量,从而减低发生心脏病的概率,还能帮助调节血糖浓度,有益于糖尿病患者。丰富的纤维质可以松软粪便,帮助排泄,减少肠内不良菌繁殖,帮助益菌繁殖。苹果皮中含有类黄酮,是一种高效抗氧化剂,可预防细胞转化为癌细胞。总之,果皮是苹果的精华。

下面介绍苹果皮的几种用法:

1. 苹果1 000克去核、连皮切块,烘干研粉,日服2~3次,每次15克,空腹用温开水调服。治慢性腹泻、神经性结肠炎。

2. 苹果2个去核、连皮切碎如泥糊,锅加清水调入玉米粉50克,煮沸后倒入苹果泥和红糖20克,拌匀,日服1剂,分2次饮服。补中益气、除烦去瘀、活血降脂,治冠心病。

3. 苹果皮、梨皮各15克与切片的鲜藕100克同入锅,加适量清水煎汁,日服1剂,分2~3次饮服。治肝硬化、肝腹水。

4. 苹果皮20克、橘皮10克和生姜6克同入锅,加适量清水煎汁,日服 1 剂,分 2~3 次饮服。治痢疾。

5. 苹果皮晒干研末,取 15 克空腹调服,日服 2~3 次。治水泻。

6. 苹果皮 60 克晒干炒黄和粳米 30 克同入锅,加适量清水煎煮,日服 1 剂,分 2 次饮服。治妊娠呕吐。

7. 苹果皮 10 克和白糖 15 克同入锅,加适量清水煎煮,饮汁。治迎风流泪。

8. 苹果皮 15 克、杏 3 个和苍术 15 克同入锅,加适量清水煎煮,饮汁,日服 1 剂,分 1~2 次饮服。解毒明目,治白内障。

橘皮理气化痰

橘子营养丰富,全身是宝。鲜橘皮含大量的维生素 C 和香精油,特别是金橘 80% 的维生素 C 集中在果皮上, 每 100 克高达 200 毫克,金橘的果皮比果肉还甜。橘皮性温,味辛、苦,有理气化痰、健脾和胃、通便润燥之功效。煎汤可止咳化痰,同时还具有抑制胃酸、防治晕车晕船的疗效。橘皮晒干后即陈皮,是常用的中药材,放一年以上才能体现出理气健胃药用价值,泡茶饮能消热化痰。鲜橘皮含有的挥发油,对消化道有刺激作用,会导致消化功能紊乱。

下面介绍橘皮的几种用法:

1. 橘子 1 个洗净、连皮捣烂如泥,荸荠 10 个去皮、切片,同用沸水 500 毫升冲泡,代茶饮。利胆护肝,治急性肝炎。

2. 鲜橘皮 30 克(干品 15 克)和生姜 3 片洗净,同入锅加适量清水煎煮,加白糖调匀,日服 1 剂,分 3 次趁热饮服,连服 2 周。治感冒。

3. 鲜橘皮 10 克洗净,打碎成细粒加糖浸渍,和入面粉制成糕点,当点心吃。治食欲不振、消化不良、咳嗽痰多。

4. 鲜橘皮 2 块洗净,加入半熟的粥中,一起煮熟,生津开胃、润肺祛痰。

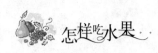
5. 橘皮、玉米须各适量洗净，加适量清水共煎煮，日服 1 剂，分 2~3 次饮服。治风寒咳嗽。

6. 橘皮、生姜、苏叶各 6 克同入锅加适量清水煎煮，红糖调匀，日服 1 剂，分 2~3 次饮服。治咳嗽多痰、胃寒呕吐。

7. 橘皮 9 克和薏苡仁 30 克装进纱布包入锅，加适量清水煎煮，去渣，红糖调匀，日服 1 剂，连服数日。治眩晕。

8. 干橘皮和茶叶各 3 克，沸水冲泡 10 分钟，每日午饭后服饮 3 次。治慢性支气管炎。

9. 干橘皮 30 克研末，白糖调匀，日服 3 次，每次 6 克开水冲服。治慢性胃炎。

10. 橘皮 10 克和赤小豆、绿豆、黑豆各 50 克分别洗净，同入锅加适量清水煮至豆熟烂，加白糖熬化即成橘皮豆汤，日服 1 剂。消肿通气，治营养不良性水肿、慢性肾炎等。

 柚皮健脾消食

柚子的柚皮苷有抗菌消炎等作用，还能治疗肝胃不和型妊娠呕吐、腹胀、嗳逆等。

下面介绍柚皮的几种用法：

1. 鲜柚皮 500 克削表皮、切片，放水中浸漂 2 日，取出，加清水 600 毫升、红糖 500 克同煮至糖汁吸尽，随意食。健脾消食。

2. 柚皮 15 克洗净、切碎，入锅加清水 700 毫升煮沸，去渣取汁约 500 毫升，加洗净的橄榄 30 克，置陶瓷盛器内，旺火蒸至橄榄熟透，日服 1 剂，7 日为 1 疗程。和中安胃，降逆止呕。

3. 柚皮 15 克和鸡内金、山楂各 10 克及砂仁 5 克同入锅，加适量清水煎汤，日服 1 剂，连服数日。治食欲不振。

4. 柚皮 9 克、细茶叶 6 克和生姜 2 片同入锅，加适量清水煎汤，日服 1 剂,分 2~3 次饮服。治急性胃肠炎。

5. 柚皮去白,与茵陈共研细末,日服 3 次,每次 6 克,温开水冲服。治病毒性肝炎。

6. 柚皮洗净、切丝;米醋 100 毫升、白砂糖 25 克、精盐少许和酱油 1/2 茶匙混合拌匀,煮沸晾凉成"三杯醋汁"。大头菜 4 个洗净、切条、盐腌,快速洗掉盐分,挤干水分,同海带和红辣椒 1 个放入"三杯醋汁"中腌 24 小时,盛盘撒上柚皮丝即成柚皮大头菜,作凉菜,健胃消食。

 ### 梨皮润肺消痰

梨助消化增食欲,梨皮还具凉心润肺、除火消痰的作用,对治秋燥咳嗽特有良效。我国历代戏曲名家常用生梨连皮切碎,加冰糖炖水服,滋润喉咙。秋季民间还用梨皮 30 克煎汤服,或梨连皮加蜂蜜、冰糖、川贝母炖煮,治咳嗽。不过梨性寒,脾胃虚寒、口吐清涎、大便溏泄煮应慎食;梨含糖量高,过食会使血糖升高,糖尿病患者宜少食。冬季天气寒冷,饮食宜热不宜凉,梨过多食后,寒凉碍胃,易患胃肠疾病。梨连同梨皮应蒸熟或熬汤,最宜温热服用。

下面介绍梨皮的几种用法:

1. 梨 2 个洗净,连皮榨汁。橘皮 20 克加适量清水煎煮,与梨汁混合同饮,日服 1 剂,分 2~3 次饮服。治急性喉炎。

2. 梨 3 个洗净,去核,连皮切薄片,加凉开水浸泡半日,日服 1 剂,分 2 次饮服。清热止渴,治慢性气管炎。

3. 梨 3~5 个洗净,连皮切碎捣汁,与淘洗干净的粳米 50 克、冰糖适量同入锅,加清水 400 毫升,煮稀粥,日服 1 剂,分 2~3 次服。清热除烦、滋阴养血,治小儿疳热厌食。

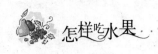

 石榴皮收敛止泻

石榴皮味苦涩,虽不能单独直接吃下,但它含石榴皮碱,加水煎汤服,对人体的寄生虫有麻醉作用,还能涩肠止泻。

下面介绍石榴皮的几种用法:

1. 鲜石榴1个洗净,连皮捣烂,加精盐少许和清水250毫升煮熟,去渣取汁,日服1剂,分2~3次饮服。收敛止泻,治久泻久痢。

2. 石榴皮、红糖各适量,石榴皮研末,加红糖调匀,米汤送服,每日晨服6克。治久泻不愈。

3. 石榴皮15克和高粱花6克同入锅,加清水煎汤,日服1剂,分2次服,连服3~5日,治小儿腹泻。

4. 石榴皮15~30克加清水煎汤,红糖调匀,日服2次。治脾虚腹泻。

5. 石榴皮30克加清水煎汤,日服1剂,分2次饮服,小儿酌减。治消化不良、寒湿腹泻。

6. 石榴皮和山楂各30克加清水煎汤,日服1剂,分1~2次饮服。治痢疾。

7. 石榴皮10克和大蒜1头去皮同入锅,加清水煎汤,日服1剂,分2次饮服。治结肠炎。

8. 石榴皮炒后研末,温水冲服,日服3次,每次9克。治便血。

9. 石榴皮15克、乌梅10克和白果12克同入锅,加清水煎汤,日服1~2次。治胆道蛔虫。

 香蕉皮清肠抑菌

香蕉性寒味甘,寒可清肠热,甘能润肠通便。香蕉皮具有抑制多种细菌和真菌的作用,香蕉皮炖熟吃可治痔疮便血。

下面介绍香蕉皮的几种用法:

1. 香蕉皮 60 克洗净,加清水煎汤,加白糖,代茶饮。生津解酒、治白喉。

2. 香蕉皮 150 克洗净,切碎,加清水煎煮 30 分钟,过滤取汁,日服 1 剂,分 2~3 次饮服。降压祛病、健脑益智,治神经衰弱、高血压。

3. 香蕉皮 1 个洗净,加冰糖和清水煎炖,日服 1 剂,分 2 次饮服。治牙痛。

4. 香蕉皮、野菊花各 30 克和冰糖 20 克同入锅,加适量清水小火煎汤,代茶饮。治咯血。

5. 香蕉皮捣烂成泥,加姜汁涂擦皮肤,消炎止痛、抗菌止痒。

6. 香蕉皮搓手足,防治冻疮。

7. 香蕉皮晒干研末擦肤,所含维生素 A 对皮肤有保护作用。

葡萄皮健胃益血

吃葡萄不吐葡萄皮,这是因为葡萄中含有强力抗氧化物质——白藜芦醇及类黄酮等成分,皮里的含量比例远高于果肉,皮里的逆转醇具有阿司匹林药物的溶栓、抗血凝效益,可预防缺血性卒中如脑梗死、脑血栓等,还具降血压和血脂、治动脉硬化、增强免疫力、抗衰老等功效,并能防止癌症的发生。为获取较多的有益成分,不妨将鲜葡萄洗净后连皮带籽榨汁或粉碎后同食。

下面介绍葡萄皮的几种用法:

1. 葡萄 200 克洗净,连皮捣烂,过滤取汁,瓦罐熬稠,加蜂蜜调匀,开水冲服,代茶饮。治感冒。

2. 葡萄 500 克洗净,连皮榨汁,日饮 3 次,每次 15 毫升。中和健胃、补气益血,治慢性胃炎、小儿厌食症。

3. 葡萄 500 克洗净,连皮和甘蔗 750 克削皮同榨汁,混匀,日饮 3 次,每次 15 毫升。清咽利喉。

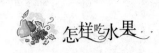

4. 葡萄 1 000 克洗净，连皮加清水 500 毫升煮熟取汁，加淀粉适量拌匀，放入馅饼中包好，上笼蒸 3~5 分钟，出笼晾凉切块，日服 2 次，每次 50~100 克。滋阴补血、益气润肺，治肺虚咳嗽。

5. 鲜葡萄 500 克洗净，连皮和鲜藕 500 克去皮、鲜生地黄 500 克洗净同榨汁，加蜂蜜 50 克调匀，日服 3 次，每次饮服 50 毫升。利尿消肿、通淋消渴，治淋病。

6. 葡萄 1 500 克洗净，连皮榨汁；枸杞子 100 克洗净，加清水煎取浓汁 100 毫升，两汁混匀，小火浓缩成膏，加入蜂蜜 250 克装瓶。日服 2 次，每次 10 毫升，开水冲服。补肾健腰，治腰腿酸痛。

7. 葡萄 500 克洗净，连皮和莲藕 2 节去皮、生地黄 200 克洗净同榨汁，调匀饮汁，日服 2 次。治肿瘤。

西瓜皮清热解毒

西瓜由于含蔗糖、果糖，在体内能转变成葡萄糖，引起血糖增高，糖尿病患者吃了会加重病情，但西瓜皮加水煮汁治糖尿病有一定疗效。西瓜皮除含丰富的维生素，还含有多种有机酸和钙、磷、铁等矿物质。西瓜皮的清热解毒作用比西瓜瓤更好，它不仅化热除烦、去风利湿，还可作为利尿剂，治疗肾炎水肿、糖尿病、黄疸等，并能解酒毒、醒神态。

下面介绍西瓜皮的几种用法：

1. 西瓜 100 克洗净，连皮切片和白茅根 30 克洗净，切段，加清水 400 毫升煎至 200 毫升，日服 1 剂，分 1~2 次饮服，连服 5~7 日。清热解毒、凉血止血。

2. 西瓜皮 250 克和鲜荷叶 1 张洗净，同入锅加清水煎煮，代茶饮。清热解暑。

3. 西瓜皮 100 克和白茅根或芦根 30 克、生姜 3 片同入锅，加清水煎汤，日服 1 剂，分 2 次饮服。治感冒。

4. 西瓜皮 60 克和赤小豆 20 克、绿豆 30 克同入锅,加清水煎汤,日服 1 剂,分 2~3 次饮服。治发热。

5. 西瓜皮 100 克和白芥子 3 克、白萝卜籽 5 克同入锅,加清水煎汤,日服 1 剂,分 2 次饮服。治胆囊炎。

6. 西瓜皮 60 克(鲜西瓜皮 200 克)和玉米须 60 克同入锅,加清水 3 碗,煎至 1.5 碗时加冰糖调味,日服 1 剂,分 2 次饮服,连服 7~10 日为 1 疗程。治高血压。

7. 西瓜皮 60 克和枸杞子 15 克、天花粉 12 克、乌梅 10 克同入锅,加清水煎煮,日服 1 剂,分 2~3 次饮服。治糖尿病。

8. 西瓜皮、白茅根各 60 克同入锅,加清水煎汤,代茶饮。治肾炎。

9. 西瓜皮 60 克和白菊花、冰糖各 20 克同入锅,加清水煎汤,代茶饮。治声音嘶哑。

10. 西瓜皮 30 克和冬瓜皮 30 克、黄瓜 100 克同入锅,加清水煎服,日服 1~2 剂。治腹水。

11. 西瓜皮 100 克和猪肝 30 克同入锅,加清水煎汤,日服 1 剂,分 1~2 次服,饮汤吃猪肝。治肝硬化。

12. 西瓜皮 500 克切片,入碗撒精盐拌匀,腌渍约 2 小时,去盐水,加入黑芝麻粉 20 克和味精、白糖、米醋、麻油拌匀即成芝麻拌西瓜皮。佐餐养阴清热、补肾护肤,治神经衰弱、暑热、眩晕、皮肤干燥。

13. 西瓜皮 500 克切片,精盐腌渍,去水分,加入蒜泥、酱油、白糖、味精、麻油拌匀即成凉拌西瓜皮。佐餐滋阴清热,治慢性胃炎、贫血、月经不调、更年期综合征、习惯性便秘。

14. 西瓜皮 2 500 克切大片,入盆用精盐腌渍半日,晾干,用豆瓣酱涂抹,然后一层层铺在小缸内,石块压紧,3 日后取出,摊开即成酱西瓜皮。佐餐滋阴清热、养胃生津,治慢性胃炎、尿路感染、尿道炎、更年期综合征。

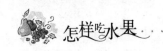

15. 西瓜皮 250 克切条，精盐腌渍，去盐水；辣椒切丝用热水烫一下，同生姜丝一起放在西瓜皮条上，锅上火，放醋、白糖、味精调匀，浇入西瓜皮条。另锅放入麻油，烧热下花椒炸香，淋入西瓜皮条即成酸辣西瓜皮。佐餐清暑开胃，治暑热、小儿厌食。

16. 西瓜皮 250 克切条，用精盐腌，与毛豆米 250 克同入锅，油炒，加白糖即成西瓜皮炒毛豆。佐餐解暑开胃，治暑热、厌食、慢性胃炎。

17. 西瓜皮和冬瓜皮各 250 克切块，炒锅上火倒入植物油，加入西瓜皮、冬瓜皮、精盐、味精翻炒，加清水，煮沸后改用小火煮约 10 分钟，即成二皮汤。佐餐解暑利尿，治中暑。

18. 西瓜皮 10~30 克和草决明 10 克加水煎汤，代茶饮。消暑解热，利尿消肿。

19. 西瓜皮、金银花，太子参各 10 克，扁豆花、薄荷各 6 克，鲜荷叶半张加水煎汤，代茶饮。治小儿夏季热。

20. 西瓜皮 15 克，炒枝子 6 克，赤芍 10 克，黄连、甘草各 15 克，加水煎汤，日服 1 剂，分 2~3 次饮服。治心热烦躁、口舌生疮。

 ## 番茄皮抗衰老

番茄属于茄科果实，农药残留在蔬菜中最少。番茄皮以膳食纤维为主，食用后有助于维护肠道健康。番茄皮很薄，如去皮会使番茄红素容易随汁液流失，而番茄红素有抗衰老作用。圣女果类的小型番茄不易去皮，配酸奶同吃，可利用酸牛奶中少量脂肪，提高番茄红素的吸收率。

水果的挑选和保鲜

挑选新鲜的水果是保鲜储存的基础。有人说水果是按照所生长的果树有雌株果和雄株果的区别，水果也分公母，母的比公的好吃。如苹果的雌雄主要表现在果蒂上，果蒂较大者为雌性果，其味甘美爽口，汁多皮薄；果蒂小的是雄性果，既酸又涩，汁少皮厚。雄梨外形上小下大，像个高脚馒头，花脐处有两次凸凹形，外表没有锈斑，肉质粗硬，水分较少，甜性也较差；雌梨外形近似等腰三角形，上小下大，花脐处只有一个很深且带有锈斑的凹形坑，肉嫩、甜脆，水多。桃子、橘子和西瓜的雌雄之别也是依顶部肚脐大小而不同。农业学家认为，果树分公母，但水果本身并无雄雌之别，因此凭雌雄挑选水果没有科学依据。不过每个人的口味有所不同，可根据自己的口味在选购水果时不断积累经验。

挑选水果的原则

眼前流行农家旅游，对城市人来说去果园亲自采摘刚成熟的瓜果是难得的机会，对孩子也是一次有益的教育。果农介绍挑选水果首先是色泽亮丽和香味或浓或淡，还有下列这些原则：

1. 同样大小的水果，份量较重的水果组织较细密，水分也较多，吃起来才香甜多汁。

2. 选择果型饱满的，如芒果饱满则肉厚核小，椰子饱满则汁多。外形完好，无碰伤及病斑等。

3. 选择外观纹路明显展开，且分布均匀较好的，如哈密瓜。

4. 选择硬度高的水果，品质较好，如樱桃、葡萄等。

5. 选择色泽鲜艳自然的，如柑橘、木瓜都要选橙色的。

6. 选择成熟的水果，蒂头及脐的部分铺展面积大，是水果成熟的象征。

7. 选择瓜果时听声音，如用手指弹西瓜有沉稳的"嘭嘭"之声；苹果声音要清脆；菠萝手指弹的回声要坚实厚重。若轻摇哈密瓜有声音，则表明品质不佳。

8. 外皮光滑的水果比粗糙的好，如柑橘等。

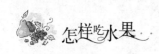

9. 有绒毛的水果,要看绒毛长短。绒毛长的比短的好,如水蜜桃、奇异果、枇杷等。

挑选水果实例

挑选橘子要一看大小,选中等个为好,因为个大则皮厚、肉实不饱满,个小则发育欠佳,影响味觉;二辨色泽,选橙红或橙黄色,皮要光滑;三比弹性,用手指轻压,弹力好的则佳;四看底窝,底部凹的较好,底部平坦或外凸的则欠佳。

挑选柚子可用手指按压叩打外皮,若下陷没弹性的品质较差,果皮较薄且愈重愈好。熟透了的柚子,芳香郁浓,表面颜色呈淡黄或橙黄色。

挑选苹果要果粒大、果型圆整、果面亮丽、无黑斑、下盘宽大成熟,并要有硬度感。

挑选水蜜桃依果实的成熟度分成硬熟期、适熟期和较熟期三个阶段。适熟期的果皮白绿,并会出现黄白或乳白色,果脆汁多,甜度高;较熟期有香、甜、软三个特点。

挑选香蕉观察外形是否棱角分明,以果皮金黄,带有褐色斑点,果实坚实的为好。

挑选草莓闻之清香浓郁,叶蒂色泽鲜亮、果实纯红色、有光泽且饱满。如叶蒂或果肉上有褐色斑点,则品质不佳。

挑选奇异果以质地较软,有香气的适宜食用。果实质地硬,无香气,则酸涩,不宜食用。若果实很软,或呈鼓状态,有异味,则已过熟或腐烂,应弃之。

挑选荔枝最好是整束,果形圆而略尖,果皮鲜艳,无黑褐小点,并具刺手感。如色变淤红,摸时有脆硬感,则不新鲜。

挑选芒果应选果皮颜色深,无黑褐斑点,闻之有香味,近蒂头处感觉硬实,富有弹性。

挑选菠萝时要注意色、香、味三方面。果实青绿、坚硬、没有香气是不够成熟;色泽由黄转褐、果实变软、溢出浓香是果实过熟;用手弹果身,扎实,有自然的淡淡幽香,色泽正由绿转黄是成熟度适中的标志。挑选时捏果实是结实、体粗、长得矮最好。如有汁溢出,说明果实已变质,不可再食用。

挑选葡萄时可试吃一串葡萄最下面的一颗,来判断口味优劣。葡萄的品质与成熟度有关,而一串葡萄中最下面的一颗往往由于光照程度最差,成熟度不佳,一般情况下,最下面的那颗最不甜,如果这颗葡萄很甜,就表示整串葡萄都很甜。另外,也要看葡萄成串的柄,如柄结疤表示放的时间过长,近果蒂部分呈白色或半透明,都不够新鲜。

挑选梨要果实大、无斑点和外伤、色微黄、味清香的成熟梨,如表面有深褐色或黑色斑,则不宜购买。

挑选李子注意表面有光泽,呈紫红色,带有白霜,手触摸有柔软感且富弹性。成熟的李子多汁,绝不可买未成熟的李子。

挑选西瓜看拿在手上有无沉甸感觉,成熟的西瓜瓜皮光滑发亮、呈腊质,瓜蒂与瓜梗端深凹,瓜皮、瓜梗上茸毛消失,指头轻敲有结实的声音。挑西瓜还可根据天气变化,若近日连续高温,干燥少雨,选择此时摘的瓜甜,反之甜度较低。

挑选木瓜看瓜皮色泽是否均匀、有无擦伤或虫害,拿在手上应有沉甸感。若当日即食,宜选瓜蒂周围已软的木瓜。

挑选甘蔗时要看皮的颜色,皮色深紫近黑的黑皮蔗,性质较温燥滋补,喉痛热盛者不宜;皮色青的青皮蔗,味甘而性凉,有清热之效,能解肺热和肠胃热。

挑选番茄时要先摸,番茄成熟的标志是软而不是硬,如摸起来感觉里面有明显的硬芯,且颜色深浅不均,果身有明显突起,最好不选。另外,在同一个品种中,如果个别有明显的尖顶,说明不代表这个品种的

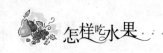

特征,可能因过分使用激素所致。买番茄还可按颜色来选择,如红色浓重的,富含番茄红素,对预防癌症有好处;橙色的番茄红素含量少,但胡萝卜素含量较高;粉红色的含有少量番茄红素,胡萝卜素也很少;浅黄色的番茄只含少量的胡萝卜素,不含有番茄红素。如果要满足维生素C的需求,则各种番茄都可以;如果要补充番茄红素、胡萝卜素等抗氧化成分,则应选择橙色或红色的番茄。据美国俄亥俄州立大学的科学家对橙色和红色番茄中的番茄红素被人们吸收的情况分析,红色番茄中番茄红素可能含有更多的可溶性脂肪酸,减弱了对番茄红素的吸收,橙色的番茄与红色番茄相比,可为人们提供更多的抗癌番茄红素。

 ## 水果保鲜实例

给水果打蜡是国际上允许的保鲜方法,对人体健康不含有太大影响,但必须使用食用蜡,而食用蜡价格高,一些不法商贩常用工业蜡给水果打蜡,其中所含的汞、铅可能通过果皮渗透进果肉,影响人体健康。

新鲜水果随吃随买,吃不完需储藏,是否放进冰箱就保鲜?下面介绍一些常见水果的保鲜法:

梨 用纸逐个包好后放入纸盒,置于阴凉处,一般可存放2周左右。亦可用2~3层软纸把梨单个包好,装入纸盒,放进冰箱,1周后取出,去掉包装纸,装入塑料袋,不扎口,再放入冰箱冷藏室上层,温度调至0℃左右,一般可存放2个月。民间还有"梨与萝卜相间以藏,皆可经年不烂"之说。

苹果 将储藏容器内壁用70%的乙醇(酒精)揩拭,然后放入苹果,塑料纸封口,置放于阴凉处,每两周检查1次,及时清除烂果,冬季可存放1个月。亦可将苹果装入塑料袋中,袋口不必封严,放在冰箱冷藏室下层,一般可储藏3个月。但苹果存放过久,所含维生素C会大大减少。

柑橘 用塑料薄膜逐个包好,置于纸盒中,放在阴凉处。亦可将柑橘装入戳有小孔、干净的纸盒中,置于冰箱冷藏室下层保存或在纸盒底垫上两张报纸,逐个用纸包好储存,可使水分长久。橘子放干时,可将其在凉开水中浸泡 24 小时,再剥皮就容易了;如浸泡至 48 小时,便能恢复原状。如想让橘子长久保鲜,可将大蒜 500 克切片,加水煮沸,待凉后,把橘子放入浸泡几分钟,然后捞出存放,可保鲜 3~5 个月。还可将锯末放在纸箱底部约 6 厘米厚,将橘子底朝上放入,置于通风处,可保鲜 3 个月。

柚子 可装入塑料袋中,置于阴凉处保存。亦可剥去外皮后装入塑料袋,置于冰箱的冷冻室储存。

葡萄 葡萄极易腐烂,常温下应及时食用。亦可将经过挑选的新鲜葡萄放在戳有小孔的纸盒中,置于冰箱冷藏室上层,温度为 -1℃~0℃,相对湿度为 90%~95%,存放期可延长 1 个月。如想储藏得更久,可用一只干净坛子,用干净布蘸 70% 的酒精擦拭内壁后,把葡萄一层一层放入坛内,层与层之间放上竹帘,装满后用塑料薄膜密封扎口,置阴凉处,可放较长时间。另外,葡萄要吃时再洗,洗后不吃容易变质。

荔枝 荔枝甘甜多汁,不易存放,正如唐代诗人白居易所说,荔枝“一日而色变,二日而香变,三日而味变,四五日外,色香味尽去矣。”因此,常温下应及时食用。如想储存,可将新鲜荔枝用报纸包住,放进塑料袋,扎紧袋口,再放入冰箱冷藏。冷藏过程中,报纸可能会变湿,不用更换报纸,可保存四五日。或把荔枝外壳剥掉,留白膜,包裹保鲜袋,放入冰箱冷藏。

樱桃 樱桃放入容器,放进冰箱冷冻室,可一年四季长期保存,甚至冬季吃火锅也可吃几个冻樱桃帮助消化、解除油腻。

草莓 把草莓整齐装入罐中,用塑料薄膜封口,置于阴凉通风处可放 1 周。也可用淡盐水浸泡 10 分钟,冲洗干净,摆入保鲜盒,铺成 1 层,放进冰箱冷藏。或用食品盒装好,储藏于温度 -1℃,相对湿度 85%~90% 的冰箱中,可储藏 7~10 日。

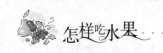

香蕉 如果在 12℃以下的环境中储存香蕉，会加速其发黑腐烂。因此,香蕉不能储藏于冰箱。如把比较熟的香蕉吊在阴凉处,就可多放几日。如果临时想吃,只要把香蕉和苹果同装一个袋内,扎起袋口,香蕉就能在几小时内变熟。

柠檬 完整的柠檬宜放入冰箱保存,但 1 个柠檬 1 次用不了,若直接把剩下的柠檬放进冰箱,既不卫生,水分又易散失。可把切片后的柠檬放入制冰格中冷冻,做成柠檬冰,以后直接放入饮品。如想储存久些,可将其用保鲜膜包好或用橡皮筋束住,放入冰箱冷藏。也可把切片后的柠檬放入密封容器,再加入 4 大匙蜂蜜浸渍放入冰箱,可储藏 1 个月。

柿子 质硬的柿子在常温下可保存 3 个月左右,变软后即可食用。经去涩处理的柿子放进冰箱可保存 2~5 日,也可冷冻保存,制成冻柿子。

鲜藕 带泥的鲜藕置于篮中,盖上湿毛巾,放在阴凉通风处,可储存数日。如想放在冰箱内储存,应将鲜藕洗净,用戳有小洞的塑料膜紧紧包好,放进冰箱,可储藏约 10 日。亦可洗净切片,速冻后装入塑料袋密封,然后置于冰箱冷藏室,可保质 2 个月。

西瓜 完整的西瓜虽可冷藏,但放入冰箱的西瓜营养会破坏,因为西瓜在被采摘后依然可以产生营养成分,如急剧冷却将会延缓营养产生的进程,进而降低营养成分。通常情况下,西瓜保存期在 13℃下可存放 14~21 日,但在冰镇情况下,例如只有 5℃的话,西瓜 1 周后就会开始腐烂。存放整个西瓜,可将西瓜贴地长的一面朝下,放在铺有报纸或旧布的地面上,存放期间应经常检查。也可将表面光滑的成熟西瓜放入 10%左右的食盐水中浸泡 15 分钟,然后装入塑料袋密封,置于阴凉处。此法可保鲜西瓜约 3 个月,并且西瓜表面色泽不变,味甜润如初。

番茄 番茄不宜入冰箱冷藏,因为经低温冷冻后,肉质会呈水泡状,显得较烂,或出现散裂现象,表面有黑斑,煮不熟,无鲜味,严重的则酸败腐烂。常温保存时,应挑选果实完整、六成熟左右的番茄,放入塑料食品袋内,扎紧口,置于阴凉处,每日打开袋口一次通风换气。如塑料袋内出现水蒸气,可用干净的毛巾擦干,然后再扎紧口。袋中的番茄会逐渐成熟,一般可储藏1个月左右。

水蜜桃 将已成熟的水蜜桃用纸包好后放入盒中,置于阴凉处储存。如已十分成熟,就不宜在常温下保存,应存放于冷藏温度为–0.5℃~0℃,相对湿度为90%的冰箱中,保质期约半个月。还可将经过预冷处理的桃子晾干水分后,用塑料袋封装后入冰箱储藏,温度控制在0℃,但冷藏时间不宜过长,否则果淡而无味。

奇异果 奇异果通常装入塑料袋中,扎住袋口,存放在–0.5℃~0℃的冰箱冷藏室下层,保质期约3周。奇异果不能和苹果与梨一起储藏,因为苹果和梨会释放出乙烯,加速奇异果成熟腐烂。

哈密瓜 表面比较完整的哈密瓜可存放在阴凉处1周左右。想再多放几日,可将哈密瓜装入塑料袋中,置于冰箱的冷藏室下层,储藏不超过15日。

冰箱不是保险箱

除了香蕉、番茄等不适合保存在冰箱里,它们不但不会保鲜,还会加速腐烂。其他水果放入冰箱也只能相对延长食品的保存期,别无杀菌功能。同时水果存放在冰箱内时间久了,其中所含的维生素C会大打折扣。因此,冰箱不是保险箱。另外,在夏季很多人爱把水果放在冰箱里,虽然有些冷藏过的水果口感好,但是太凉的水果会刺激肠胃,导致肠胃蠕动变慢,引起消化不良,尤其是胃寒或有轻度胃炎的人,要特别注意。

美国农业部农业研究实验室的科学家作过一项试验,选了一些不同种类的西瓜,将它们分别在21℃、13℃和5℃的环境下各储存14日。结果显示,与刚摘下的西瓜相比,在21℃环境下存放的西瓜营养成分

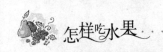

最充足,甚至采摘后依然可以产生营养成分;而在急剧冷却的低温环境下,会延缓营养成分的产生,进而降低营养成分。通常情况下,西瓜保存期在13℃左右可存放14~21日,而在冰镇情况下,例如只有5℃的话,西瓜1周后就会开始腐烂。

炎炎夏日,不少人爱吃冰镇水果,常利用冰箱做些消夏食品,如西瓜冰淇淋、芒果草莓冰淇淋、草莓果冻等,现做现吃,既凉爽适口,又不失营养成分,它们的做法是:

西瓜冰淇淋 先将100克白糖加1 000毫升清水煮成糖汁,晾凉后加入1匙柠檬汁和2匙橘子汁。再取西瓜红瓤500克切小块,放入榨汁机,加入糖汁,搅匀榨汁,倒进方盘,入冰箱冷冻3小时。为使其不结冰块,冷冻30分钟后,每隔10分钟搅拌1次,搅拌七八次即可。冻后取出,改刀装盘食之,西瓜冰淇淋别有风味。

芒果草莓冰淇淋 原料是芒果、草莓、牛奶、奶油、鸡蛋黄、玉米淀粉。先将奶油倒入盆中,用打蛋器搅拌鸡蛋黄和奶油约5分钟,再把牛奶倒入锅,根据口味放少许白糖,中小火搅拌至白糖全融化,加入玉米淀粉,煮开后放在一旁晾凉,放入搅拌好的鸡蛋黄,将牛奶、鸡蛋用小火加热约10分钟。最后芒果去皮、切小块,草莓放在碗里压碎,将奶油、牛奶鸡蛋混合液体和芒果倒入盆,搅匀放入冰箱5小时,然后放入草莓,即成芒果草莓冰淇淋。

草莓果冻 鲜草莓500克洗净,切小块,与白糖100克、鲜牛奶80毫升搅拌均匀,入冰箱冻约30分钟,取出即成草莓果冻,味酸甜可口。

反季节水果和畸形水果

吃水果最好是食用季节当令的水果,如春季吃柳橙、夏季吃西瓜、秋季吃苹果、冬季吃橘子。如今利用高科技手段,任何时刻在温室里都能栽培出这些品种。如采用大棚设施，提高室温，改变生长环境，让瓜果的成熟季节提前。但是一些果农为了使瓜果早日成熟上市卖得好价钱，或为了便于瓜果的贮藏和运输，往往把接近成熟的瓜果提前采摘下来，销售前再用一些促进成熟的植物生长调节剂将它们催熟。

市场上还常见到一些畸形水果，如色鲜个大的连体草莓、有张"西瓜脸"的橘子。水果摊上也在出售已腐烂的水果或是在储运和销售过程中被挤碰擦烂，表皮发黑的水果，摊主宣称表皮碰伤没关系，只要把腐烂的地方用刀多挖去些，未烂部分照样好吃，还有把已经腐烂的苹果、梨等水果榨成果汁出售。其实，反季节水果、畸形水果和腐烂水果都有碍人体健康，对孕妇和儿童会造成更大伤害。

反季节水果是"激素水果"

现在常用的植物生长调节剂是乙烯利，它被植物吸收后，经由植物的叶片、树皮、果实或种子进入植物体内，传到起作用的部位，释放出乙烯，从而促进果实成熟和雌花发育，以及植物器官脱落、矮化植株、改变雌雄花的比例，诱导某些作物雄性不育，打破种子休眠，促进植物新陈代谢的生长和发育等，使用激素后产量还可增加约20%。

虽然乙烯利的毒性较低，用于人工催熟时只使用微量，安全使用量规定每千克瓜果须小于2毫克。若将成熟期较远的青果催熟，需用大量乙烯利，剂量必过度。吃了经催熟的反季节水果影响健康，有害于大脑和肝脏，严重的还可能致癌。对妇女和儿童危害更大，吃了这种"激素水果"后，会使女童性早熟、女孩乳房变大、月经初潮提早、妇女更年期紊乱，男性性特征也不明显。

属于激素类化学物质还有膨大剂和增红剂。据食品安全信息网曝光，目前市场上有些水果，如奇异果、西瓜、草莓、樱桃、葡萄、香蕉、番茄等，常用膨大剂使瓜果细胞非正常膨大，形状变得比较奇特，瓜果味道变淡,口感极差。如一些体形硕大且不规则的草莓,就是用了激素缩短了生长期,颜色虽鲜艳,但中间是空心,果味变淡了。有的为了让香蕉表皮变得嫩黄好看,用二氧化硫来催熟,果肉吃上去很生硬,无甜味。有的将未成熟的葡萄放入催熟剂稀释液中浸泡,过一两天青葡萄就变成了紫葡萄。西瓜喷施植物激素后,西瓜的表皮条纹不均匀,瓜内糖分转化功能受阻,致使西瓜糖分含量低、汁液少、肉质粗。切开瓜后,瓤虽鲜艳,瓜子却是白色,吃在嘴里不甜也不脆,甚至发酸有异味。番茄催熟后,皮色青一块红一块如同大花脸,捏上去的手感硬邦邦,入口淡而无味,用榨汁机也榨不出汁。番茄在催熟过程中会产生一种中间物质,它很容易使人体组织缺氧而出现中毒症状,类似于亚硝酸中毒,如治疗不及时,会有生命危险。

 不能"以貌取果"

反季节瓜果要慎食,决不能"以貌取果",要通过看、闻、尝、存四个步骤来辨别出催熟瓜果和正常瓜果。以西瓜为例,西瓜主要是靠日照积温来成熟,大棚西瓜一般成熟期为 35 日左右。自然成熟的西瓜由于光照充足,瓜皮花色深亮,条纹清晰,瓜蒂老结,瓜籽黑色。催熟的瓜由于日照积温不够,瓜皮颜色鲜嫩,条纹浅淡,瓜蒂发青,尽管瓜瓤红了,可瓜籽瘪白。其次,可通过闻西瓜的气味来分辨是否催熟瓜。正常成熟的西瓜,闻表皮就可闻到瓜香味,而催熟西瓜不仅没有瓜香味,有的甚至还有异味,若是注了水的西瓜还能闻出自来水的漂白粉味。三是尝,正常成熟的西瓜甜度达到 9 度以上,口感好,而催熟的西瓜吃在嘴里发酸,几乎无甜味。最后还可看保存期,正常成熟的西瓜一般可保存 1 周以上,最长可达 10 日,而催熟的西瓜,最长只可保存 2 日。有人还给半生不熟的西瓜从瓜蒂处注入色素糖精水,瓜瓤被染红,吃起来口感虽很甜,但甜味不均匀,往往靠近瓜蒂部位甜度较浓,而远离瓜蒂部位甜度就差得多,且打过针的西瓜籽也小且发白。

下面介绍几种常吃的水果如何识别真伪:

香蕉 七分熟的香蕉,表面涂上一层含有二氧化硫的催熟剂,一两天时间香蕉会变成色黄鲜嫩的上品;或在装香蕉的箱子里注入甲醛气味,只需几天香蕉的表皮就会变黄。但催熟的香蕉一般不会有香蕉熟透的标志——"梅花点",用化学药品催熟的香蕉闻起来有化学药品味道,香蕉芯吃起来不软而是硬的。

桃子 催红的桃子"焐"熟后,果肉生熟不均,糖分较低,吃口不香甜。因为桃子挂在树枝上都有迎光面和逆光面,果皮通常不可能完全呈红色。如是全身无一例外是红彤彤,则是使用催化剂浸泡过的桃子。

荔枝 把色青的半熟甚至是生荔枝,用稀释过的盐酸浸泡,或把稀盐酸喷洒在荔枝表面,未熟的荔枝表皮就会变得红嫩新鲜。这时用手去拿催熟的荔枝,感到分量会比自然成熟的荔枝重一些,且手会觉得潮热,甚至有烧手的感觉。闻起来不仅没有荔枝本身淡淡的香味,反而气味有点酸,还有化学药品味。由于鲜荔枝的保存时间短,一般需低温冷藏保存,如果荔枝随便放在盒子里,上面用塑料膜盖着,大多是有"问题"的荔枝。

吃当季和当地的水果

水果是食品,不是装饰品,专家建议消费者尽量不要买反季节瓜果,要吃在大自然环境中长熟的时令水果。日本人喜吃本国当季生产的苹果,韩国人喜吃本国当季生产的梨。他们吃瓜果,不仅注重时令,还强调嘴巴和食物原产地之间的距离,即食物里程。里程高,表示运送过程漫长,一路上交通工具消耗的汽油和随之而产生的二氧化碳,破坏了环境。美国柏克莱大学教授估计,生产瓜果消耗所有的能量,只有 1/5 是

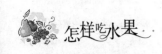

发生在农场,另外 4/5 都发生在加工和运送过程。发达国家对食物里程算得很精,据英国政府统计,每年因运送食物而产生的二氧化碳,占全国总量的 1.8%。

吃当季和当地的瓜果,不仅新鲜和少污染,也缩短了消费者和生产者、经销商的距离,降低了成本。所以我们选水果,除了选择时令水果,有条件的话还要尽量减少食物的里程,进口水果也不例外。在美国,超市直接去农业基地采购占采购总量的 70%,我国目前一些超市也开始由果农进行直供。旅行社在时令水果上市时,还开出"亲手采摘"活动,消费者既体验了亲手摘一摘的乐趣,又达到了新鲜、快速、直达的效果,大大减少了食物的里程。

吃畸形水果有碍健康

如今一些水果是在温室和塑料大棚中栽培,常因低温、干燥、氮磷肥喷施过多而缺钙,由于营养不均衡、微量元素缺乏和使用激素不当造成畸形。目前,我国种植使用的肥料仍以化肥为主,容易使果蔬缺乏微量元素硫,导致水果表面不光滑。有的果农为使水果早上市,便用激素进行催熟,果实颜色多不正常,果实切开后,可发现中间有空腔、颜色不一致。由于生长激素使用过多,造成果实过于肥大而养分供应不足,形成了果中的空腔。有的瓜果剖开后居然发现黄色的瓜肉上长出了绿色的新芽。

农药、化肥、激素等广泛应用于果蔬种植中,可对人体造成伤害。医学专家认为,食用农药残留量高的食物后,短期内会使人出现乏力、呕吐、腹泻、肌颤、心悸等情况,严重者可能出现全身抽搐、昏迷、心力衰竭,甚至死亡。如果农药长期在人体中蓄积,可产生致畸形、致基因突变、致癌等作用。当前帕金森病、癌症、心血管疾病、糖尿病等的患病者增多,不少人就是长期接触上述物质或摄入高农药残留食物有关。

没有成熟的水果一般也不能食用，如吃了没有成熟的青李子和杏子都会导致腹泻。因为青李子和没熟的杏子都含有有毒的氢氰酸，人吃后比较危险，症状轻的出现肚子痛、头痛、心悸、呕吐，重的甚至会呼吸困难、意识障碍、全身痉挛。

 烂水果不烂部分也有毒

　　俗话说："宁吃鲜桃一口，不吃烂桃一筐"，告诫人别吃烂水果。把腐烂的部分削掉，吃未烂部分，这种做法并不正确，因为烂水果不烂部分也有毒。

　　水果含水量高，适宜霉菌生长，容易霉变。只要水果发生霉变腐烂，各种微生物特别是各种真菌都会在腐烂水果中不断加快繁殖，并在繁殖过程中产生大量有毒物质。这些有毒物质又不断从腐烂部分，通过水果汁液向未腐烂部分渗透、扩散，导致未腐烂部分同样含有微生物的代谢物，只不过眼睛看不出来。据有关实验结果表明，距离腐烂部分 1 厘米处看似正常的苹果中，仍可检验出毒素。人吃了烂水果中的真菌毒素，可能会发生头晕、头痛、恶心、呕吐、腹泻等，严重的还会发生抽风、昏迷，危及生命。

　　霉变水果中，对人体健康威胁最大的有毒物质是展青霉菌的毒素。吃入后会对神经、呼吸和泌尿等系统造成伤害，是神经麻痹、肺水肿、肾功能衰竭等疾病的诱发因素。如腐烂的大枣在微生物的作用下会产生果酸和果醇，人吃了会出现头晕、视力障碍等中毒反应，重者会危及生命。食用霉变的甘蔗后，也会在 2~8 小时产生头晕、视力模糊、腹痛、腹泻、眩晕、呕吐等症状，严重的会导致中枢神经系统损伤，出现昏迷、呼吸衰竭而死亡。霉变水果还有较强的致癌作用，水果腐烂后其所含的硝酸盐也会变成有毒的亚硝酸盐。至于没发霉的地方，并不代表没有受到霉菌的侵害，只不过是人的肉眼看不到罢了，当温度、湿度等利于霉菌

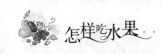

繁殖的条件成熟时,就能闻到或看到霉变水果的真面貌。

冻坏的水果与腐烂的水果一样也不能吃。水果被冻后,不仅丧失了营养价值,更容易产生亚硝酸盐,食用过量的亚硝酸盐,会引起头晕、头痛、恶心、呕吐等症状。

有人看到你家里有些水果快烂了,问你是先吃那个烂的,还是先吃好的? 多数人出于节俭"美德"是先吃那个烂的,等第二天再吃时,好的也变烂了,所以他每日吃烂水果。这样的习惯要改掉,吃水果应把烂的丢弃,只吃好的水果。

因此,为了健康,吃水果最好选择表皮色泽光亮、肉质鲜嫩、有香味,新鲜的水果。如略有小斑或少量虫蛀,应用刀挖去腐烂虫蛀处及其周围超过 1 厘米处的好果部分;如霉变腐烂或虫蛀面积达到或超过水果的 1/3,应果断弃之,以防后患。更不要把烂水果榨成果汁喝。

水果洗净食用安全

吃水果首先要清洗干净,尤其是连皮吃的水果更要仔细清洗。目前国内有机水果还不普及,使用农药仍十分普遍,一些摊商为求外形亮眼,不仅替水果上蜡,有的还用洗衣粉为水果"美容"。消费者对农药残留危害认识不足,又无正确方法清除农药与激素的残留物,通常仅是"一洗二浸三烫"。即第一用水冲洗,第二用清洁剂浸泡,第三用开水烫浇。然而这些方法只能去掉极少部分的农药和激素残留,且只对可溶性的农药有用,但大部分农药是不溶于水的。同时清洁剂去除率极低,还容易形成二次污染;而用开水烫浇,去除率亦有限,且易造成水果的营养流失。

苹果、葡萄、梨等水果的皮上常见有一层"白霜",就是农药残留物。有些果农使用硫酸铜和石灰混合加水溶解,制成杀虫剂,防止水果发生病虫害。水果皮上有的"白霜"和蓝色斑点,是石灰粉和硫酸铜的残留物,若不洗净,对人体有一定毒性。用来"美容"的洗衣粉主要成分是月桂醇硫酸盐、多聚磷酸盐、多聚磷酸钠及荧光剂,人吃了以后可出现胸痛、恶心、呕吐、腹泻、吐血和便血,并有口腔和咽喉疼痛,对身体极为有害。

12种果蔬最容易被污染

美国农业局和食品药物监督管理局曾对农产品做了将近 43 000 项试验,据其数据发布了"12 大脏"和"12 大干净"的果蔬。

12 种杀虫剂污染最为严重的果蔬,以污染严重程度排序(排在最前面的最脏)为:桃子、苹果、甜椒、芹菜、油桃、草莓、樱桃、梨、葡萄、菠菜、生菜、土豆。12 种受污染最轻的果蔬,按干净程度排序(排在最前面的最干净)为:洋葱、牛油果、冷冻甜玉米、菠萝、芒果、芦笋、冷冻青豆、奇异果、香蕉、圆白菜、西兰花、木瓜。

如水果在食用前不仔细刷洗干净,吃"12 大脏"水果的人,等于每日平均摄入 15 种不同的杀虫剂,而只食用"12 大干净"水果的人,平均每日摄入杀虫剂的种类不超过 2 种。经过认真清洗的水果,可减少 1/3~1/2 的杀虫剂摄入。虽然这是美国官方的报告,对我国也有参考价值,因为我国果蔬的污染情况也较为严重,我们吃水果前一定要清洗干净。水果的生产者和经销者要多为消费者着想,别将有毒物质灌进人的口中。

不洁水果影响男性生育

美国科学家警告,男性进食未经洗净的水果,可能会影响生育。据英国《星期日镜报》报道,纽约洛克菲勒大学科学家发现,睾丸细胞一旦接触农作物杀虫剂甲氧氯内的化学物质,身体便会停止分泌睾丸素长达 8 小时,直接影响男性性欲和精子产量。负责研究的哈迪医生说:"我们发现,少量化学物质可影响生殖能力,扰乱男性性欲。将果蔬清洗干净或许

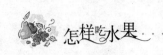
有助于解决问题。"撰写报告的另一名医生阿金贝米则表示："我们关注研究结果对男孩子日后生儿育女的能力可能造成的影响。"目前,有关研究都在动物身上进行,但科学家相信人体亦会出现类似反应。

 ## 洗涤剂洗水果不可靠

洗涤剂能否把水果洗得一干二净,经过实验证实,光靠洗涤剂并不完全可靠。其实验是:苹果在没有任何破损的情况下,浸泡在含有大肠杆菌的水中,大肠埃希菌照样能从果柄处的断口进入果肉与果核部分。同样,大肠埃希菌能通过摘除柑橘果柄留下的瘢痕处渗入整个柑橘;沙门菌也能通过果柄处的瘢痕进入芒果、草莓和番茄中。

即使病原菌没有潜入水果内部,水果表面的病原菌也是清除不掉的。科学家在保证安全的情况下,用经氯气处理的水能杀死水中99.99%的微生物,但只能杀死90%~99%的水果表面的微生物。这说明还有不到1%的病原菌能牢固地附着在水果表面。

试验表明,通常对人体没有危害的植物病菌能帮助使人发病的病原菌在植物里生存。在试管里,大肠埃希菌不能制造能保护自己的生物膜,但是当把一种常见的植物病菌放入试管里时,大肠埃希菌能很容易地被植物病菌形成的生物膜保护起来。进一步的研究证实,如果正在生长的番茄植株被植物病菌感染,沙门菌就很容易大量繁殖。

乙醇(酒精)虽能杀死水果表面细菌,但会引起水果的色、香、味的改变,乙醇(酒精)和水果的酸作用,也会降低水果的营养价值,因此,也不宜用乙醇(酒精)消毒果皮。

 ## 洗净水果的办法

怎样才能吃水果最大限度地防止"病从口入"呢?

首先在采购瓜果时,要选择新鲜产品,减少存放时间,最好是随买随吃。对于一些带皮吃的水果,如金橘、杨梅、草莓等更要新鲜产品。尤其是杨梅,容易受蚊、蝇叮咬而染上病菌,导致肠道传染病的传播,食用前必须用盐水洗净。现在有一种果蔬解毒机,专门解除水果上的农药、激素、抗生素残留。

下面介绍几种水果的清洗法:

苹果 去除果皮上的蜡,可将苹果浸泡在热水里,约 5 分钟,蜡就会被热水溶解,再用水冲洗干净。也可挤一些牙膏涂抹在苹果上当清洁剂,用软毛牙刷将果蒂与脐部刷洗干净,再用热水略浸泡,果皮上的蜡会彻底清除。

葡萄 清洗残留在葡萄上的农药,先要小心地把葡萄摘成粒,在清水中洗一遍,再把葡萄浸在混有醋的水中,重新洗一次。或把葡萄浸在混有活性炭的水中,再用清水洗葡萄。也可用盐水浸泡 10 分钟后,冲洗干净。还可在一盆清水里放入少许面粉,将葡萄放入轻轻捞洗,再用清水冲洗。

目前葡萄使用的保鲜剂是亚硫酸盐制成的片剂,亚硫酸盐遇水分解释放出二氧化硫,不仅可以杀灭一些引起葡萄储藏腐烂的病菌,且可减少葡萄储藏中的脱粒。由于亚硫酸盐属于水溶性保鲜剂,因此,用清水冲洗即可。也可挤一些牙膏在手中,双手搓一搓,然后用水轻轻搓洗葡萄,再用清水冲洗干净,至没有泡沫为止。

桃子 清洗桃子表皮最麻烦的是皮上的绒毛,如吃了此不洁之物,会引起消化不良和腹泻。清洗绒毛可用食盐,将桃子用水淋湿,抓一把细盐涂在桃子表皮上,轻轻搓几下,再将蘸着盐的桃子放入水中浸泡片刻,轻轻翻动,最后用清水冲洗,桃毛即可全部去除。也可将桃子放入盐水中浸泡片刻,用手轻搓即成。还可在清水中放入食用碱,将桃子浸泡3 分钟,略搅动,桃毛就自动脱下。

草莓 草莓表面粗糙,需连皮食用,又不易洗净。清洗时可先用

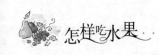

淡盐水、淘米水或高锰酸钾水浸泡 5~10 分钟,起杀菌作用,然后用清水冲洗。淡盐水可杀灭草莓表面残留的有害微生物,淘米水呈碱性,可促进呈酸性的农药降解。洗草莓时不要把草莓蒂摘掉,去蒂的草莓若放在水中浸泡,残留的农药会随之进入果实内部,造成更严重的污染。

龙眼、荔枝 这类水果往往是剥皮后直接吃,不少人认为吃其果肉,无需清洗。其实,这类水果多成串采摘,果皮上沾有许多不洁物和细菌。食前可整串冲洗,或用剪刀连果蒂一并剪下再洗。

水果错配"鸳鸯"危害健康

日常生活中,并非所有食物都可以同时食用,搭配得宜能益体,搭配失宜则成疾,错配"鸳鸯"危害健康。有些水果与一些食物搭配同食,食物中的某些成分会发生一些化学变化,可能产生一些有害的物质。水果的主要成分是果糖,在体内很快被消化吸收,而其他含淀粉质和蛋白质的食物要在胃部停留 1~2 小时或更长时间才能消化。如果饭后即食生果,等于水果与这类食物同吃,水果被阻碍前进,就会停滞于胃内腐烂,变成毒素,可引起胃灼热、消化不良或肚痛等,严重时还会发生呕吐、食物中毒,甚至产生致癌物质。

水果别与海鲜同食

柿子、山楂、石榴、葡萄、柠檬、柚子、苹果、杨梅等含鞣酸成分的水果,不宜与鱼虾、藻类等富含蛋白质及矿物质的海味同食。因为海鲜和一些水果都属"寒凉性"食物,且海鲜中的蛋白质不易消化吸收,同食可能引起胃部不适、胀气。水果中的鞣酸遇到海鲜中的蛋白质即沉淀凝固,会降低蛋白质的营养价值。一些水果还和海味中的钙、铁结合成一种不易消化的物质,刺激胃肠,引发恶心、呕吐、腹痛等症状。

香蕉、番茄不宜与咸鱼搭配食用。由于咸鱼制品中的硝酸盐在乳酸菌作用下还原成亚硝酸盐，与这类水果所含的胺类结合，可产生致癌物，引起胃肠、肝等消化器官癌变，对人体健康有害。

柑橘、柿子不宜与螃蟹同食，前者会导致痰多、腹胀，后者会出现呕吐、腹胀、腹泻。因为螃蟹体内含有丰富的蛋白质，与柿子的鞣质相结合容易沉淀凝结成块，留在胃中，形成"胃柿结石"。鞣质具有收敛作用，还能抑制消化液的分泌，使"胃柿结石"愈结愈牢，造成消化道梗阻，滞留在肠道内发酵，致使食物中毒，还会引起胃黏膜充血、水肿、糜烂、溃疡，严重者可引起胃穿孔。奇异果也不宜与蟹同食，因为蟹肉中含有五价砷的化合物，与奇异果中的维生素C作用，虽在胃肠中在短暂的时间内，尚不可能使五价砷转化为有毒的三价砷，但还是少吃为好。

食物搭配要注意宜和忌，汉代医学家张仲景说："得当者宜，不当者为忌"。水果在搭配食物时，按自己的体质决定宜忌。同食相忌的有害成分也要看搭配同食的量多少以及同食的间隔时间。吃海鲜和螃蟹后最好间隔3小时以上再吃水果，因为食物在胃内排空时间需约2~3小时。

水果的食用禁忌

一些水果的食用禁忌多为千百年来民间相传经验，有一定科学根据。如一些水果忌与萝卜同食，因萝卜进入人体后，会迅速产生一种叫氰硫盐的物质，并很快代谢产生另一种抗甲状腺物质硫氰酸。一些水果与之同食，水果中的类黄酮物质便会在肠道被细菌分解，转化成羟苯甲酸，它会加强硫氰酸，抑制甲状腺的作用，从而诱发甲状腺肿大。为何一些富含维生素C的水果忌与黄瓜同食？因为黄瓜含有一种维生素C解酶，会破坏水果中的维生素C，如果两者一起食用，根本达不到补充营养的效果。

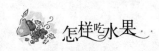

下面介绍水果(包括坚果)的食用禁忌：

梨　　忌与羊肉、鹅肉同食，易引起消化不良。

　　　　忌与蟹同食，梨性寒凉，蟹肉生冷不宜同食。

　　　　忌与芥菜同食，易引起呕吐。

　　　　忌与开水同食，易导致腹泻。

杏　　忌与鸡蛋同食，易引起消化不良。

　　　　忌与胡萝卜、黄瓜同食，易降低营养价值。

　　　　忌与小米同食，易导致呕吐、腹泻。

桃　　忌与龟、鳖肉同食，易导致呕吐、腹泻、食物中毒。

梅　　忌与鳗鱼同食，易导致食物中毒。

　　　　忌与羊肚同食，易上火。

橘　　忌与螃蟹同食，易导致痰多、腹胀。

　　　　忌与兔肉、动物肝脏同食，易导致腹泻。

　　　　忌与白萝卜同食，易诱发甲状腺肿大。

　　　　忌与黄瓜同食，易降低营养价值。

　　　　忌与牛奶同食，易导致腹胀、腹泻、腹痛。

橙　　忌与牛奶同食，易影响消化。

柚　　忌与胡萝卜、黄瓜同食，易破坏维生素 C，降低营养价值。

苹果　忌与海鲜同食，易引起腹痛、恶心、呕吐。

　　　　忌与萝卜同食，易诱发甲状腺肿大。

　　　　忌与胡萝卜同食，易降低营养价值。

香蕉　忌与咸鱼同食，易产生致癌物质。

　　　　忌与土豆同食，易导致色素沉积，面部生斑。

　　　　忌与芋头同食，易导致腹胀。

　　　　忌与红薯同食，易引起消化不良。

　　　　忌与酸牛奶同食，易产生致癌物质。

菠萝　忌与鸡蛋同食,影响蛋白质消化吸收。

　　　　忌与萝卜同食,易诱发甲状腺肿大。

　　　　忌与牛奶同食,易影响蛋白质消化吸收。

草莓　忌与胡萝卜、黄瓜同食,易破坏维生素 C,降低营养价值。

杨梅　忌与鳗鱼同食,易导致呕吐、腹泻、食物中毒。

　　　　忌与萝卜同食,易诱发甲状腺肿大。

　　　　忌与黄瓜同食,易降低营养价值。

　　　　忌与生葱同食,易脏腑不合引起头胀。

　　　　忌与牛奶同食,易破坏营养成分,影响消化。

枇杷　忌与海味同食,易引起消化不良。

　　　　忌与萝卜同食,易诱发甲状腺肿大。

　　　　忌与黄瓜同食,易降低营养价值。

芒果　忌与大蒜、胡椒、辣椒等辛辣物同食,易脏腑不合引起头胀。

荔枝　忌与动物肝脏同食,易降低营养价值。

　　　　忌与胡萝卜、黄瓜同食,易降低营养价值。

葡萄　忌与海鲜同食,易导致恶心、呕吐、腹痛。

　　　　忌与萝卜同食,易诱发甲状腺肿大。

　　　　忌与人参同食,易抵消人参补气作用。

樱桃　忌与动物肝脏同食,易降低营养价值。

　　　　忌与胡萝卜、黄瓜同食,易降低营养价值。

石榴　忌与螃蟹同食, 螃蟹中的蛋白质和石榴中的鞣酸作用后不
　　　　易被人体吸收。

　　　　忌与胡萝卜同食,易降低营养价值。

　　　　忌与红萝卜同食,红萝卜含有溶解酶,可破坏石榴中的维生素。

　　　　忌与土豆同食,易引起中毒反应。

山楂　忌与海鲜同食,易导致呕吐、腹痛。

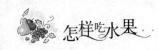

忌与猪肝同食,易降低营养价值。

忌与胡萝卜、黄瓜同食,易破坏维生素 C,降低营养价值。

忌与南瓜同食,易破坏维生素 C,降低营养价值。

忌与人参同食,易抵消人参补气作用。

忌与牛奶同食,影响胃的消化功能。

柠檬 忌与虾同食,易引起胃肠不适。

忌与胡萝卜、黄瓜同食,易降低营养价值。

忌与牛奶同食,影响胃的消化功能。

李子 忌与青鱼同食,青鱼益气化湿,李子多酸助湿热,易导致消化不良。

忌与鸡肉同食,李子热性,鸡肉温补,同食助火热,易导致腹泻。

忌与鸡蛋、鸭蛋同食,影响蛋白质吸收,导致消化不良。

忌与雀肉同食,易引起食物中毒。

忌与蜂蜜同食,易导致胃肠不适。

柿子 忌与螃蟹同食,易导致呕吐、腹泻、食物中毒。

忌与鱼、虾同食,易导致呕吐、腹泻。

忌与鹅肉同食,易引起消化不良。

忌与海带同食,生成不溶性结合物,易导致肠胃不适。

忌与紫菜同食,生成不溶性结合物,易引起消化不良。

忌与红薯同食,易产生沉淀物,量多严重时可使肠胃出血或造成胃溃疡。

忌与土豆同食,易结成难溶性硬块"胃柿石"。

西瓜 忌与羊肉同食,易引起腹痛。

忌与油条同食,易引起呕吐。

甜瓜 忌与田螺同食,易引起腹胀。

木瓜 忌与虾同食, 木瓜中的维生素 C 可使虾中的五价砷转化成三价砷,有毒性。

忌与胡萝卜同食,易降低营养价值。

奇异果 忌与蟹肉同食,易引起中毒反应。

忌与动物肝脏同食,易降低营养价值。

忌与胡萝卜、黄瓜同食,易降低营养价值。

忌与牛奶和乳制品同食,易导致腹泻。

番茄 忌与胡萝卜、黄瓜同食,易降低营养价值。

桑葚 忌与韭菜同食,易引起腹痛下痢。

红枣 忌与海鲜同食,易导致呕吐、腹泻、食物中毒。

忌与鱼同食,易引起腰腹疼痛。

忌与动物肝脏同食,易导致腹泻。

忌与萝卜同食,易诱发甲状腺肿大。

忌与黄瓜同食,易降低红枣营养价值。

忌与生葱同食,易脏腑不合引起头胀。

忌与牛奶同食,易影响消化。

白果 忌与鱼同食,易引起食物中毒。

栗子 忌与牛肉同食,易导致呕吐。

核桃 忌与野鸡肉同食,易引起胃肠不适。

花生 忌与毛蟹同食,易导致腹泻。

忌与黄瓜同食,易导致腹泻。

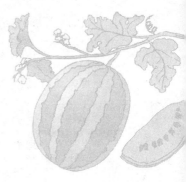

中医药学论瓜果

胸中痞寒热结者,可多食好生梨。

《食疗本草》

苹果燉膏食之生津。苹果燉膏名玉容丹,通五脏六腑,走十二经络,调管卫而通神明,解瘟疫而止寒热。

《滇南本草》

香蕉止渴润肺解酒、清脾滑肠。

《本草求原》

荔枝,甘温滋润,最益脾肝精血、阳败血寒、最宜此味。血热宜龙眼、血寒宜荔枝。干者味减,不如鲜者,而气质和平,补益无损,不至助火生热,则大胜鲜者。

《玉楸药解》

葡萄,大补气血,舒经活络,饮酒饮之,治阴阳脱症,又治盗汗虚证,汁治咳嗽。

《滇南本草》

桃蜜,肺之果,肺病宜食之。

《千金翼翼》

石榴禦饥疗渴,解醒止醉。

《本草纲目》

橘皮同补药则补,同泻药则泻,同升药则升,同降药则降。

《本草纲目》

水果的食谱便方

shui guo de shi pu bian fang

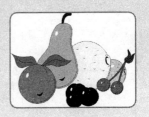

中医药学论瓜果

李子清湿热、解邪毒、利小便、止消渴。治肝病腹水、骨蒸劳热，消渴引饮等证。

《泉州本草》

狝猴桃止暴温，解烦热，压丹石，下石淋。

《开宅本草》

山楂妇人产后心枕痛、恶露不尽、煎汁入砂糖服之，立效。

《本草衍义补遗》

杏，俟熟后食之，润肺生津，以大而甜者胜。

《随息居饮食谱》

芒果益胃气，止呕晕。

《本草纲目拾遗》

菠萝甘香性平，无毒，主止渴解烦，醒酒，益气，令人悦泽。

《本草纲目》

柿乃脾肺血分之果也。其味甘而气平、性涩而能收，故有健脾、涩肠、治漱、止血之功。

《本草纲目》

枇杷必极熟，乃有止渴下气润五脏之功。

《本草逢原》

樱桃治一切虚症，能大补元气、滋润皮肤、浸酒服之，治左瘫右痪、四肢麻痹、风湿腰腿酸痛。

《滇南本草》

百果之宗——梨

梨又名白梨、沙梨、快果,我国在 2 000 年前已普遍栽培,秦汉时梨已成重要果品,皇帝和王公大臣视梨为上品,清代山东莱阳产的莱阳梨曾被列为皇家贡品。民间传说古时有个董姓书生,赴京赶考行至莱阳五龙村时得了重病,只好与书童在客店住下求医服药,数日病情未见好转。一日董生走进河畔梨园,看到一棵树粗合抱、枝叶繁茂、果满枝头的老梨树,不禁言道:"老梨树你虽为树木,寿命都如此之长,人为万物之灵,却无长寿秘诀。可怜我正值青春年少,却病重难治,怕要与世长辞。悲哉!"话音刚落,树后走出一鹤发童颜老者对董生说:"公子莫悲伤,今送尔莱阳梨一筐,食之可治汝之病,增汝之寿。公子福相,必为翰苑之才,大比之年,秋试不可错过也。"言毕老者飘然而去。董生奔赴京城,一路每顿饭后食梨一个,病情果然好转,待到秋试日,董生中了状元。天子见他英俊不凡,招为驸马。董生将莱阳梨献给皇上品尝,皇帝吃后赞道:"梨乃百果之宗,此梨堪称梨中之优,美哉此梨!"自此,莱阳梨名扬天下。如今梨与橘子、苹果、柿子并列水果四大天王。东西方都产不同品种的梨,我国除莱阳梨外,属白梨的还有河北的鸭梨和新疆库尔勒香梨,属沙梨的主要有四川雪梨、安徽砀山梨等。

梨含有丰富的果糖、蔗糖、葡萄糖和苹果酸、柠檬酸等有机酸,另有蛋白质、脂肪、碳水化合物、膳食纤维素、胡萝卜素、维生素 B_1、维生素 B_2、维生素 C 等多种维生素,还有钾、钠、钙、镁、硒、铁、锰等矿物质。梨性凉,味甘微酸。中医认为,梨有生津止渴、止咳化痰、清热降火、养血生肌、润肺去燥和解酒毒等功效,最适宜于热病烦渴、肺热咳嗽、痰多、小儿风热、喉痛失音、眼赤肿疼、大便秘结等。对急慢性支气管炎、肺结核、糖尿病、高血压、心脏病、传染性肝炎和肝硬化者,在服药同时食梨,可缓解

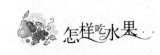

病情,促进早愈。对鼻咽癌、喉癌、肺癌及放疗者有辅助治疗作用。另外,对习惯性便秘、噎膈、小儿百日咳、消渴和饮酒后或宿醉未解者均有疗效。对歌唱家、演员、播音员、节目主持人、教师更宜常食梨,以保养咽喉。

梨膏糖是价廉物美的保健食疗佳品,在中国已有千余年历史,止咳化痰作用深受患者青睐。相传唐朝名相魏征的母亲患有咳嗽,因不爱吃药,病情加剧,魏征想到她爱吃梨,便将草药磨成粉末同梨汁一起煎熬成梨膏糖,其母吃后,不久痊愈听不到咳嗽声了。自此,梨膏糖流传至今,遍布海内外。

梨属碱性食品,酸性体质的人易患感冒和影响脑神经功能,可选食梨,获得人体酸碱平衡。日本饭也节夫教授列表指出,食用 100 克糖、鱼肉,可食用 1 200 克梨中和;食用 100 克鸡肉或蛋黄时,可食用 400 克梨;食用 100 克猪肉、牛肉时,可食用 200 克梨;食用米面食物时,可食 150 克梨中和。

梨的不同食用方法可以产生不同的功效。吃生梨能明显解除上呼吸道感染者所出现的咽喉干、痒痛、音哑及便秘、尿赤等症状;将梨榨成梨汁,或加胖大海、冬瓜子、冰糖少许,煮饮,对天气亢燥、体质火旺、喉炎干涩、声音不扬者,具有滋润喉头、补充津液的功效;把梨煮熟,如冰糖蒸梨可起到滋阴润肺、止咳祛痰的作用;至于梨做成菜肴更富营养,对一些疾病有辅助治疗作用。

饭后吃梨能促进胃酸分泌,帮助消化,增进食欲。但梨属性凉多液之果,凡脾虚便溏、慢性肠炎、胃寒病及寒痰咳嗽或外感风寒咳嗽和糖尿病患者忌食。脾胃虚寒、手脚发凉、大便溏泻者也最好别吃秋梨膏,以免寒虚症状加重,更易腹泻;即便是易上火、大便干、咳嗽患者也不能多吃。产妇和小儿出痘后均忌食梨。另外,梨有利尿作用,夜尿频者,睡前要少吃梨。

下面介绍梨的食谱和便方:

梨的食谱

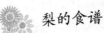

梨与猪肉 雪梨 2 个洗净、去核、切片；荸荠 100 克去皮、切片；猪瘦肉 100 克洗净、切小块。雪梨、荸荠、猪肉同入锅，加适量清水煮熟，放入精盐调味即成。此菜滋肝补肾，适合治病毒性肝炎等。

雪梨 500 克洗净、去核、切成橘子瓣形，放入清水浸泡；猪肘子 1 000 克下沸水锅烫透，捞出沥干。锅置火上，倒入植物油烧热，加白糖炒成糖色，放入葱段、姜片、清水、料酒、精盐、味精、胡椒粉翻炒，加入肘子煮沸转小火炖 2 小时，放入梨片炖 3 分钟，盛出浓汁倒在上面即成。此菜滋肝补肾，适合治肝炎、肝硬化等。

鸭梨 150 克洗净、去核、切片；猪腰 200 克洗净、去皮膜、净腰臊、剞花刀，放入黄酒、精盐、淀粉抓匀上浆。锅置火上，倒入植物油烧热，下葱、蒜煸香，放入腰花、梨片煸炒，加醋、黄酒、精盐、味精翻炒，湿淀粉勾芡即成。此菜滋补肺肾，适合治慢性气管炎、腰酸腿痛等。

雪梨 2 个洗净、去核、切小片；猪肺洗净、切片。锅置火上，放入适量清水，加入川贝 10 克煮汁，放入梨片、猪肺片，小火煨 2 小时，加适量冰糖，溶化即成。此菜清热止血，适合治慢性气管炎、支气管扩张、咯血、习惯性便秘、痔疮出血等。

梨与牛肉 生梨 100 克洗净、去核、切成细丝；牛里脊肉 250 克洗净、切成细丝，白醋拌匀，下沸水锅煮熟，捞出沥干，放入酱油、白糖、白醋、精盐、辣椒油、白胡椒粉、葱丝、麻油、味精拌匀，撒上熟芝麻；香菜洗净、切段。梨丝放在牛肉丝和香菜上，拌匀即成。此菜补气润肺，适合治慢性气管炎、慢性胃炎、贫血等。

梨与鸡肉 鸭梨 500 克洗净、去核、切块；母鸡 1 只（约 1 500 克）洗净、剔骨、剁成三角块；葱段、生姜拍松。锅置火上，倒入植物油烧至六成热，下鸡块炸至金黄色，捞出控油，成鸡球。炒锅上火，油烧

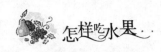

热，下葱段、生姜煸香，加入黄酒、酱油、鲜汤、精盐、白糖、味精、鸡球，煮沸，酱油将汤调成枣红色，撇去浮沫，旺火烧3分钟，转小火炖至鸡球烂。将汤的2/3倒入另锅，加梨块，小火煨2分钟，湿淀粉勾芡，梨块放入盘四周。烧鸡球的锅放在旺火上收汤汁，浇上煨过梨块的湿淀粉勾芡浓汁，淋上鸡油，鸡球盛入梨块中央即成。此菜补中益气、润肺养阴，适合治慢性胃炎、慢性气管炎、月经不调、更年期综合征、眩晕等。

鸭梨200克洗净、去核、切片；黄瓜50克洗净、切片；鸡胸脯肉200克洗净、切片，加料酒、白兰地酒、鸡蛋清1只、湿淀粉、精盐、胡椒粉拌匀腌渍。锅置火上，倒入色拉油，烧至四成热，放入腌好的鸡片，炒至鸡片变白捞出控油。锅留底油少许，复置火上，加姜汁、料酒，放入鸡片，调入味精、精盐，倒入梨片、黄瓜片，炒匀即成。此菜清痰润肺、养血生肌，适合治慢性胃炎，尤宜老年人食用。

雪梨500克洗净、去核、切块；干银耳10克热水浸泡发透，大朵分成小朵；莲子25克热水泡发，去外衣和莲芯；红枣50克洗净、去核；干贝10克热水浸泡发透，洗净；薏苡仁25克清水泡透；荸荠250克去皮、切块；桔饼25克切丁。仔母鸡1只（约1500克）除内脏、剁成大块，入沸水余一下，捞出洗净，放入蒸钵，加入莲子、红枣、薏苡仁、干贝、荸荠、桔饼、雪梨、银耳，倒入沸水1000毫升，上屉旺火蒸至鸡肉熟透即成。此菜滋阴润肺，适合治肺热、虚劳等，尤宜老年人食用。

梨与鸭肉 雪梨200克洗净、去核、切丝；胡萝卜80克去皮；香菇80克洗净、切丝；莴笋去皮、切丝；烤鸭300克切成0.3厘米粗的丝。精盐、鸡精、料酒、胡椒粉、湿淀粉和清汤调成料汁。锅置火上，加色拉油烧热，下烤鸭丝划散，捞出沥油。锅留底油50毫升，下葱、姜、蒜煸香，放入胡萝卜丝、香菇丝、莴笋丝、雪梨丝、烤鸭丝，烹入料汁，炒匀，淋入香油即成。此菜润肺止咳、养血生肌，适合治肺热咳嗽、慢性气管炎、贫血等。

梨与兔肉 雪梨 200 克洗净、去核、切片；兔脯肉 250 克洗净、切薄片，加入酱油、植物油、淀粉拌匀稍腌。锅置火上，倒入植物油烧热，投入兔肉片、精盐，炒至八成熟，加入梨片，炒匀即成。此菜补气养血、嫩肤美容，适合治贫血、慢性气管炎、肺结核、皮肤干燥等。

梨与芹菜 生梨 300 克洗净、去核、切薄片；芹菜 100 克沸水锅稍焯、洗净、切末。梨片、芹菜末入碗，加精盐、醋拌匀腌好，撒香菜末，淋麻油即成。此菜平肝降压，适合治慢性支气管炎、高血压、眩晕等。

梨与黄瓜 雪梨 1 个洗净、去核、切丁；黄瓜 50 克和胡萝卜 25 克各洗净、切丁。梨丁和胡萝卜丁入沸水锅稍焯，取出，入清水过凉，控净水分。锅置火上，放入清水 750 毫升，加入冰糖 200 克熬至溶化，湿淀粉勾薄芡，倒入梨丁、黄瓜丁和胡萝卜丁，拌匀即成。此菜清痰润肺、生津止渴，适合治慢性气管炎、慢性胃炎、习惯性便秘等。

梨与番茄 雪梨 2 个洗净、去核、切片，入碗加凉开水浸泡半天；番茄 500 克洗净、去蒂。雪梨、番茄同入果汁机榨汁即成。此汁清热除烦、滋阴养血，适合治支气管哮喘、口腔炎、贫血等。

拔丝白梨 大白梨 500 克洗净、去核、切块。锅置火上，加入花生油 40 毫升烧热，下白糖 150 克，糖化开后，逐渐炒成淡黄色，泡沫多而大时，将锅端离火口，泡沫变小，色转深黄时，即下梨块颠翻，直到糖汁全部均匀沾满每块梨，拔出丝来即成。此菜清肺止咳，吃时备凉开水，边沾边吃，以免烫嘴。

梨与丁香 大雪梨 2 个洗净，用竹签在每个梨上均匀地戳 10 个小孔，将洗净的 20 粒丁香分别塞入雪梨小孔，入碗加盖入笼，旺火蒸约 30 分钟取出，去丁香。锅置火上，放入清水，加入冰糖 50 克，煮至溶化，浇在梨上即成。此菜和胃降逆，适合治慢性胃炎、慢性肝炎、痛经等。

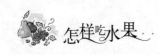

梨与山楂　雪梨 500 克洗净、去核、切成 3 厘米长的细丝,入盘;山楂 200 克开水浸泡,去籽。锅置火上,放入白糖 150 克,加适量清水,白糖熬化至黏稠,放入山楂使其吸透糖汁,捞出摆在梨丝四周即成。此菜清肺开胃,适合治肺热咳嗽、慢性胃炎等。

 梨的便方

咳嗽　① 秋梨、白藕各 500 克分别榨汁,两汁混匀,日服 1 剂,分 3~4 次饮服,连服 5~7 日。② 鸭梨、白萝卜各 1 000 克分别榨汁,两汁同入锅小火煎煮,浓缩至膏状,加姜汁和炼乳 250 毫升,蜂蜜 250 克,搅匀加热至沸,晾凉装瓶,日服 2 次,每次 1 匙,温水冲服,连服 7~10 日。

气喘　雪梨 1 个加麻黄 1 克上笼隔水蒸熟,吃梨喝汤,日服 1 剂。

肺炎　雪梨 1 个与川贝母 5 克、冰糖适量隔水蒸熟,每晚 1 剂,连续服用。

中暑　雪梨 250 克、荸荠 100 克、西瓜 500 克共捣烂取汁,日服 1 剂,分 2 次饮服。

醉酒　雪梨 3 个榨汁,加入食醋 5 毫升,顿服。

便秘　雪梨 1 个洗净、去核、切片,加适量蜂蜜和清水 50 毫升,隔水蒸熟,食梨喝汤,分 2 次饮服。

百日咳　雪梨 1 个洗净、去核、切碎,核桃仁 30 克切碎,加冰糖 30 克,一起入锅加清水煮汁,日服 3 次,每次 1 匙,连服数日。

咽喉炎　雪梨 2 个洗净、去核、切片,同川贝母、桔梗、白菊花各 5 克加水煎汁,调入冰糖 25 克,日服 1 剂,分 2 次饮服。

食管癌　雪梨 1 个洗净、去核,巴豆 0.3 克去壳捣碎填入梨中,加红糖适量、清水 200 毫升,隔水蒸熟,去巴豆食梨喝汤。

风热咳嗽　① 雪梨 1 个洗净、去核、切片;白萝卜 150 克去皮、切片;胡椒 7 粒捣碎,加蜂蜜 200 克和清水 200 毫升,一起隔水蒸熟,热服。② 雪梨 1 个和白藕 150 克捣烂绞汁,调入白糖 20 克,每日 1 剂,代茶饮。③ 雪梨 1 个洗净、去核、切片;葱白连须齐茎切段,加清水 500 毫升一起煮至 300 毫升,去葱白,加适量白糖煮沸,食梨喝汤,日服 1 剂,分 2 次饮服。

肺热咳嗽　① 雪梨 2 个洗净、切盖、去核,纳入经清水泡胀沥干的 60 克黑豆和适量冰糖,盖上,隔水蒸至黑豆酥烂,日服 1 剂,分 2 次服。② 生梨 500 克洗净、剖开、去核,填入贝母末 6 克、白糖 30 克,入碗蒸熟,日服 1 剂,早、晚各服 1 次。③ 雪梨 1 个、银耳 10 克和川贝 3 克一起加水煎汤,日服 1 剂。

虚劳咳嗽　雪梨 1 个洗净、切块,与杏仁 10 克打碎后同入锅加清水煮沸,调入冰糖,日服 1 剂。

痰黏咳嗽　雪梨 1 个洗净、切盖、去核,川贝 6 克纳入梨中,盖上,入锅加适量清水炖,约 1 小时梨熟烂,食梨喝汤,日服 1 剂,连服 5 日。

化痰止咳　秋梨洗净、切小粒,橙皮洗净、切细丝。胖大海开水泡开、去核和皮,留肉加水,与陈皮、枸杞子同入锅加热,开锅用藕粉勾芡,吃时撒入橙丝、梨粒。

声哑咳嗽　雪梨 3 个洗净、去核、捣烂,加蜂蜜 50 克和适量清水煎汤,日服 1 剂,分 2 次饮服。

儿童咳嗽　雪梨 1 个洗净、切盖、去核,川贝 2 克纳入梨中,盖上,隔水蒸 1 小时,食梨喝汤。

慢性咽炎　雪梨干 30 克、罗汉果半个、乌梅 13 克加水煎 20 分钟,温热饮汁。

慢性喉炎　雪梨 1 个洗净、切盖、去核,纳入川贝粉 2~3 克、冰糖 15 克加水同煮,日服 1 剂,连服 5~7 次。

咽喉干燥　雪梨 1 个洗净、去核、切小块,和杏仁 10 克、冰糖30 克

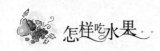
加清水入锅蒸 1 小时,吃梨喝汤,日服 1 剂。

烦热口干 大梨 1 个洗净、切盖、去核,纳入燕窝和冰糖各 5 克,盖上,隔水蒸熟,日服 1 剂。

消化不良 梨数个洗净、去核,浸入食醋中,3 日后食用,早、晚各吃梨 1 个。

慢性胃炎 雪梨 400 克和甘蔗 30 克去皮榨汁;牛奶 300 毫升煮沸;白参 30 克煎汁,与牛奶、梨、甘蔗汁搅匀,调入适量蜂蜜,日服 1 剂,分早、晚 2 次饮服。

慢性气管炎 ① 雪梨 1 个洗净、去核,和北杏仁 10 克、白糖 30~40 克入碗隔水蒸 1 小时,食梨喝汤,日服 1 剂,分 3 次饮服。② 鸭梨 500 克洗净、去核、切小块,薏苡仁 100 克洗净、沥干和冰糖 30 克同入锅,加清水 1 000 毫升,熬煮至熟,日服 1 剂,分 2 次饮服。③ 鸭梨 500 克洗净、去核、切碎搅泥;牛奶 250 毫升煮沸,加入鸡蛋 1 个和白糖搅匀,加入鸭梨泥冷却,加入奶油 100 克制成冰淇淋,日服 1 剂,分 2 次服。

急性黄疸型肝炎 梨 2 个洗净、去核、切块,浸入食醋中,日服 1 剂,分 3 次食梨。

卒中(中风)偏瘫 ① 雪梨 2 个洗净榨汁,日服 1 剂,分 1~2 次饮服。② 雪梨洗净榨汁 100 毫升和人乳 100 毫升放炖盅隔水炖服。

全方位的健康水果——苹果

苹果原产于欧洲和中亚,我国已有 2 000 多年栽培历史,古称柰,苹果是印度梵文苹婆果的简称。在水果中,苹果的家族最大,全球有上万个品种,我国也有近百种。较著名的约 30 多种,有国光、红玉、元帅、青蕉和从日本引入的富士、印度引入的印度苹果等,我国现是世界最大的苹果生产国。苹果除鲜食外,还可做西点、果茶、果汁、果酱、果醋、果酒。

苹果性凉,味甘,营养丰富,国外称它为"青春果"。许多美国人把苹果作为减肥的必备品,每周节食1日,这天只吃苹果,称"苹果日"。我国也有"饭后吃苹果,老汉赛小伙"的民谚。苹果是中老年人防治高血压的理想食品。苹果含有大量的钾,它的功能就是排出人体内引起高血压和脑卒中(中风)的过量钠离子,降低血管壁的张力。日本医学家曾对30名高血压患者进行试验,吃苹果10日后比不吃苹果者的血压明显降低。医学家认为,苹果所含的钾对于维持细胞的正常代谢及生理功能都极重要。钾除了对高血压、心脏病有疗效外,还参与糖和蛋白质的代谢,影响神经兴奋和肌肉兴奋,能强化脑血管,防止脑老化,保持机体细胞的青春,还能防治冠心病。儿童多吃苹果可以促进大脑发育,增强记忆力,这是因为苹果中含有丰富的糖、氨基酸、多种维生素及钙、磷、铁、锌等微量元素,正是大脑所必需的营养成分,尤其是含量较多的锌,有益于智力和记忆力的增长开发。另外,苹果中的胡萝卜素被人体吸收后可转化成维生素A,能促进人体的生长发育,它和苹果中含有的镁、铁质,可使皮肤红润有光泽,不仅对贫血患者有一定疗效,还能治痤疮和老年斑。

现代人生活节奏快,饮食常无规律,打工族吃饭常有一餐没一餐,造成胆囊缺乏进食的刺激而较少排出胆汁,胆汁在不断浓缩下,很容易形成胆结石。而苹果所含的果酸会和胆囊中的胆固醇结合排出,并可稀释胆汁,预防胆结石的形成。同时现代人的生活较多摄入高蛋白、糖类、脂肪类食物,含较高胆固醇,在体内能刺激胆汁分泌,使肠道内胆酸升高,引起胆固醇、厌氧菌增多。在厌氧菌代谢的作用下,会产生有致癌作用的胆盐类物质,如果粪便在肠道停留时间较长,肠黏膜接触致癌物质的时间也长,就会增加大肠癌的概率。而苹果中含有大量纤维素,常吃苹果可使肠内胆固醇降低,并使大便易于排出,减少大肠癌的发生。果胶对放射性气体的致癌污染物也有类似作用。

止泻和通便是医疗上的两种相反的功效,苹果中含有鞣酸和有机

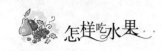

酸,有收敛作用,对轻度腹泻有止泻效果;它所含的果胶和纤维素有利于疏通大便,有机酸也可刺激肠壁,增加肠的蠕动,对于慢性便秘患者,尤其是老年人,在早、晚空腹吃苹果,可解"临圊之苦"。

英国科学家提出每周吃 5 个以上苹果,就能够让你肺部的功能更健康。他们曾对 2 512 名 45~59 岁的男性进行呼吸测试了解肺容积,并根据这些人的生活作息、饮食习惯、生病记录进行分析。5 年后再进行同样的肺容积测试,结果显示,爱吃苹果的男性与不吃苹果的男性相对照,其肺容积平均多出 138 毫升。英国还有一项对 1 500 名成人饮食习惯的调查发现,每周至少吃 2 个苹果的人比起吃得较少者,可以降低 22%~32% 的气喘风险。

苹果的非凡用途,被科学家称为"全方位的健康水果"。不过食用苹果也不要过量,否则有损心、肾,患有心肌梗死、肾炎、糖尿病的人和痛经者忌食,平时有胃寒病者忌食生冷苹果。另外,切勿饭后立即吃苹果,这样不但不会助消化,反而会造成胀气和便秘,吃苹果宜在饭后 2 小时或饭前 1 小时。

下面介绍苹果的食谱和便方:

苹果食谱

苹果猪肉 苹果 500 克洗净、去核、切片;猪腿肉 300 克洗净、切薄片,撒精盐、胡椒粉。锅置火上,倒入植物油烧热,肉片粘匀面粉,投入油中煎成两面金黄,出锅入盘,苹果片放在猪肉片上。炒锅再放油烧热,投入洋葱丝,加入鲜汤、精盐,倒入盛苹果和肉片的盘,放入烤炉,将肉烤至熟软取出,配土豆泥 30 克即成。此菜补精滋阴、养血润燥,适合治贫血、阳痿、早泄、更年期综合征等。

苹果牛肉 苹果 400 克洗净、去核、切块;牛脊肉 150 克洗净、切片,加白糖、黄酒、精盐和鸡蛋清 2 个拌匀,腌至入味,放入小苏打。锅置火上,倒入植物油烧热,下牛肉片稍炒,捞出。炒锅复上火,留底油烧热,放入葱花煸香,加鲜汤煮沸,湿淀粉勾芡,苹果块、牛肉片入锅翻炒几下即成。此菜健脾养胃、补益气血,适合治贫血、慢性胃炎、胃下垂等。

苹果 200 克洗净、去核、切块;牛腱子肉 1 500 克洗净、切薄片,撒精盐、胡椒粉,沾匀面粉,投入油烧热的炒锅,炸至金黄色。盘底抹一层黄油,放上苹果块,上面码好牛肉片,再放上一层苹果块。锅入油加热,下洋葱丝 100 克炒香,加入牛肉汤、精盐煮沸,浇在牛肉片盘中,入烤炉烤至牛肉熟软即成。此菜健脾养胃、补益气血,适合治贫血、慢性胃炎、胃下垂等。

苹果 150 克洗净、去核、切片;牛肝 200 克洗净,切成 4 毫米厚的片,撒精盐、胡椒粉,沾匀面粉;葱头 50 克洗净,切成葱头圈;番茄 50 克洗净,切块。锅置火上,倒入植物油烧热,放入牛肝,煎至两面上色,滗去油。另取煎锅倒入油烧热,葱头圈粘面粉后放入油锅,炸呈焦黄色捞出。再取小煎锅,倒入黄油 50 克烧热,放入苹果片炒 4 分钟捞出。牛肝入盘,两边摆葱头圈、苹果片和番茄块,用 2 片鲜绿生菜叶装饰即成。此菜健脾养胃、补益气血,适合治缺铁性贫血。

苹果鸡肉　苹果 4 个洗净,小刀在梗处开 1 口,取下作盖,去核,入沸水中稍烫捞出;雏鸡肉 150 克洗净,切小块;熟火腿 25 克切丁;水发口磨 25 克切片。鸡块、口磨片、火腿丁与葱、姜、黄酒、葱油、黄油、白糖各适量入碗拌馅,逐个装入苹果内,盖上苹果盖,上笼蒸熟,取出。锅置火上,倒入鲜汤,加精盐、黄酒煮沸,湿淀粉勾芡,在苹果上撒味精浇葱油即成。此菜补气养血,适合治贫血、慢性胃炎、月经不调等。

苹果 250 克洗净、去核、切块;净鸡肉 100 克切丁,加精盐、味精,用油滑熟。锅置火上,加入黄油烧热,放入洋葱、姜末、胡萝卜片、咖喱炒香,投入苹果、鸡丁,加高汤、精盐、味精,拌入黄油炒面即成。此菜补心益气、健脾开胃,适合治贫血、慢性胃炎、冠心病等。

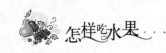

苹果鹅肉 苹果 3 个洗净，切两半去核；净鹅 1 只撒上精盐、胡椒粉放入烤盘；洋葱、芹菜各 50 克和香菜叶洗净、切碎，与苹果一起塞入鹅膛，浇油入烤炉。鹅烤熟取出剁成两半。烤鹅原汁用油炒面粉调好浓度，放入精盐和白兰地酒调口味，滤成沙司，起菜时浇上原汁，配炸土豆条 500 克即成。此菜滋阴补心、健脾益胃，适合治高血压、高血脂、冠心病等。

苹果鹌鹑 苹果 250 克洗净、去核、切丁。净鹌鹑 2 只冷水浸泡，去味取出沥干，撒精盐、胡椒粉，抹奶油，用热油炒上色，取出入烤盘，加洋葱 75 克，撒香叶，浇鸡汤 150 毫升，入烤炉烤熟，取出剁块。锅置火上，倒油烧热，投入油炒面粉炒匀，加白糖、白兰地酒、精盐、清水煮沸，放入鹌鹑块，与烧熟的苹果丁同食。此菜补心益气、健脾开胃，适合治高血脂、冠心病、单纯性肥胖等。

苹果鸽蛋 苹果 1 个洗净、去核、剁细；鸽蛋 12 个煮熟剥壳，沾上淀粉；虾仁 200 克和猪肥膘 100 克分别洗净、剁细，加鲜牛奶 200 毫升、鸡蛋清 2 个和精盐、料酒拌匀。取 12 个酒盅，分别抹上熟猪油共 50 克，底部两侧粘上少许火腿末和香菜叶 1 片，放入鸽蛋，放上剁细的苹果和虾仁、猪肥膘，上火蒸熟。鸡汤倒入锅中，加料酒、精盐、味精煮沸，倒入汤碗，放入蒸熟的鸽蛋即成。此菜补肾、养阴、益气，适合治头晕、心悸、乏力等。

苹果鱼肉 苹果 2 个洗净、去核、切块；草鱼 100 克洗净、切块；瘦猪肉 150 克洗净、切大片。热锅倒入花生油，下姜片、鱼片用小火煎至两面稍黄，加入料酒、精盐、瘦肉片和红枣 10 克，注入清水，中火炖 30 分钟，汤汁稍白，加入苹果，调入味精、胡椒粉，再炖 20 分钟即成。此菜补脾养血、健脑益智，适合治贫血、神经衰弱等。

苹果 200 克洗净、去核、切片；鱼肉 300 克洗净、切块，加入胡椒粉、葡萄酒、柠檬汁，腌渍后沾上面粉，入锅炸成金黄色；洋葱去皮、切末。锅置火上,倒入植物油烧热,下洋葱末煸香,加入番茄酱炒红,放入炸鱼块,在小火上烧。土豆100克洗净、去皮,入锅加清水煮熟取出,放黄酒、精盐,滚匀后入盘一边。另一边放炸鱼块,锅内鱼汁用湿淀粉勾芡,放入青豆和葡萄干,煮沸后加入苹果片,浇在鱼块上即成。此菜补脾养血、健脑益智,适合治贫血、神经衰弱等。

苹果豆腐 苹果200克洗净、去核、切成小丁;豆腐250克捏成泥状,加入少许植物油、精盐、湿淀粉、味精拌匀;适量嫩笋和水发香菇洗净,剁碎末。锅置火上,倒入植物油烧热,放入嫩笋、香菇、精盐翻炒,入味后放入苹果,拌匀成馅。菠菜梗洗净,开水烫熟,捞出;青豆适量拍成细泥。取大号酒杯10个,内壁涂一层植物油,杯底放青豆泥和豆腐泥约半杯,加上拌好的馅,上面放剩余的豆腐泥,抹平,入笼蒸15分钟,取出倒入盘内,插上熟菠菜梗。锅置火上,倒入黄豆芽汤、姜汁,放入味精、精盐、湿淀粉勾芡,热油淋在苹果豆腐上即成。此菜补虚润燥、降压降脂,适合治脂肪肝、高血压、高血脂、单纯性肥胖等。

苹果仙人掌 苹果250克洗净、去核、切丁;仙人掌100克洗净、去皮和刺毛,切丁,淡盐水泡去异味;土豆丝200克油炸捞出。锅留底油,放入苹果、仙人掌和适量枸杞子,加精盐、白糖拌匀即成。此菜清热解毒、健脾补胃,适合治消食、高血糖、高血脂等。

拔丝苹果 苹果250克洗净、去核、切块,撒上薄薄一层淀粉。鸡蛋1个,淀粉调成厚糊,放入苹果块粘牢。锅置火上,倒入植物油烧至八成热,将裹糊的苹果块逐个放入油中,炸至糊壳金黄色捞出。锅烧热,放入白糖30克和适量清水,在中火上不断拌至米黄色浆,推入苹果,翻至糖浆全部包牢苹果,撒入黑芝麻10克拌匀即成。此菜生津止渴、健脾和胃,适合治贫血、慢性胃炎、胃及十二指肠溃疡等。

苹果布丁 苹果500克洗净、去核、切薄片;面包300克,在烤盘抹匀软化黄油,铺上一层面包片,用一层苹果片间隔,共铺3层面包

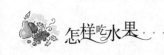

片和 2 层苹果片。牛奶 500 毫升、鸡蛋液 150 克、白糖 100 克和适量香草粉拌匀,倒入铺好面包片和苹果片的烤盘,全浸透,淋黄油,进烤箱烤熟即成。此食补脾养胃、健脑益智,适合治慢性胃炎、慢性肠炎、神经衰弱等。

苹果色拉 苹果 250 克洗净、去核、切丁;黄瓜 200 克去皮和籽、切丁,一起入碗,加精盐 5 克,清水浸泡 10 分钟取出沥干。另碗放入奶油 50 克、柠檬汁 25 毫升、精盐 2 克、白糖 25 克、白胡椒粉 2 克,调匀成汁,加入苹果丁、黄瓜丁和青红丝少许调匀即成。此食开胃、润肺、止咳,适合治慢性胃炎、慢性气管炎等。

苹果蛋糕 苹果 300 克洗净、去核、切碎片,加入白糖、黄油、玉米粉、香草粉各适量拌匀,倒在烤好的蛋糕(用鸡蛋 2 个、面粉 150 克、白糖和黄油适量制好)上,摊平,入烤炉烤好取出。另一半放在烤好的苹果上面,摊平,并用苹果酱在上面拉线,牙签划花纹,入烤炉烤好即成。此食当点心,滋阴养血、健脾和胃,适合治贫血、慢性肠炎、慢性胃炎等。

鲜果杂烩 苹果 250 克,雪梨和香蕉各 100 克,去皮、核、切片;橘子 100 克剥皮、分瓣。锅置火上,倒入清水,放入桂花、白糖煮沸去浮沫,下苹果、雪梨、香蕉、橘子,煮沸后用藕粉勾芡,起锅即成。此食滋补润肺、养胃生津,适合治慢性气管炎、慢性胃炎、高血压、高血脂、脂肪肝等。

苹果便方

贫血 苹果和番茄各 1 个洗净,与芝麻 15 克一起生食,日服 1~2 次。

黄疸 苹果 1 个洗净,捣烂成泥,加入蜂蜜,日服 5 次,食用时最好不吃其他食品。

咳嗽 银耳 10 克水发去蒂撕碎,加清水 400 毫升煮沸,小火炖至酥烂,加苹果 200 克洗净、去核、切片和白糖适量煮熟,日服 1 剂,分2次食苹果、喝汤。

腹泻 苹果去皮和核,捣烂如泥,日服 4 次,每次 100 克。周岁以下婴儿可服苹果汁,日服 3 次,每次半汤匙。

水痢 小青苹果 10 个加清水 2 升煎汤,煎至 1 升时喝汤食果,早、晚各服 1 次。

便秘 ① 苹果 300 克和甘笋 150 克各洗净同榨汁,撒入芹菜末少量,日服 2~3 杯,连服 7 日。② 苹果 500 克和柠檬 1 个各洗净、切块,加适量冷开水同榨汁,蜂蜜混匀,日服 2~3 次,每次 30~50 毫升。

高血压 ① 苹果 1 000 克洗净榨汁,日服 2~3 次,每次 50~100 毫升,10 天为 1 疗程。② 日食苹果 2~3 次,每次 200 克,连续食用。③ 苹果 1 个和海蜇 60 克各洗净切片,加适量清水煎煮,1 次吃完,日服 2~3 次。

高血脂 ① 苹果 1 个榨汁,与酸牛奶 200 毫升、蜂蜜 20 克混匀,日服 1 剂,早、晚各服 1 次。② 苹果 30 克洗净连皮切块和鲜小枣 30 克、芹菜根 3 根洗净切碎同入锅加清水清蒸 30 分钟,加冰糖,渣汤同服,隔日睡前服 1 次,3 个月为 1 疗程。

脂肪肝 苹果 2 个洗净去核和莲子(去莲心)20 克、大枣 15 枚(去核)、山楂糕泥适量,上笼蒸熟。锅置火上,加清水,白糖 30 克、蜂蜜适量熬化,湿淀粉勾稀芡浇在苹果上,当点心食。

厌食症 苹果 300 克去皮和核,切成细末。藕粉 200 克加清水调匀,入锅,小火熬煮至透明,加入苹果末稍煮,当点心食。

动脉硬化 ① 日食苹果 3 次,每次 1 个或日饮苹果汁 3 次,每次 50 毫升。② 苹果 2 个洗净、连皮榨汁。山楂、生何首乌各 30 克切片,晒干研成细末,入锅加适量清水,旺火煮沸,小火煨煮成稀糊状,调入苹果汁,煨煮 5 分钟,湿淀粉调成羹,每日早、晚服食。

慢性胃炎 ① 每日饭后食苹果 1 个。② 苹果 1 个洗净、去核、切片;芹菜 50 克洗净;与柠檬 1/4 个一起榨汁,搅匀,日服 1 剂,分 2 次服。

嗝食呕吐 苹果 2 个洗净,蜂蜜 20 克蒸 20 分钟,苹果蘸蜜同吃,1

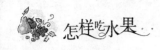

次吃完。

月经不调 苹果 500 克洗净,连皮去核切片,晒干或烘干,研成细粉,日服 2 次,每次 10 克,温开水送服。

痔疮肿痛 苹果 300 克、芜菁叶 2 000 克、芜菁根 100 克、橘子 100 克,同加冷开水榨汁,加蜂蜜适量调匀,分 2~3 次饮服。

孕期消化不良 苹果 200 克洗净去核、切丝状,与鲜枸杞叶 50 克同榨汁,取汁加少量冷开水、蜂蜜调匀,日服 1 剂,分早、晚饮服。

喘息性支气管炎 苹果 1 个洗净、挖洞,将巴豆 1 粒去皮放入苹果洞中,蒸 30 分钟,晾凉后取出巴豆,吃果饮汁。轻症患者每日睡前吃 1 个,重症患者每日早、晚各吃 1 个。

幼儿单纯性消化不良 苹果 1 个洗净,去皮和核,切薄片,入碗加盖,隔水蒸熟,用汤捣成泥状,喂幼儿日服 2~3 次。

智慧之果——香蕉

香蕉原产于印度,相传佛祖释迦牟尼吃了香蕉而获得智慧,因而有"智慧之果"的美称。我国有 2 000 多年栽培历史,又名甘蕉、蕉果、山蕉。香蕉的总产量在世界水果生产中仅次于葡萄、柑橘,居第 3 位,在国际水果市场销量仅次于柑橘而居第 2 位。南美洲的厄瓜多尔国因生产质量上乘的香蕉而驰名于世;非洲索马里生产的香蕉号称"世界最甜香蕉",在国际上一直畅销不衰。乌干达还把香蕉作为国宴主菜,以一种不甜的香蕉品种为原料,剥皮捣泥,蒸熟后拌上红豆汁、花生酱、红烧鸡块和咖喱牛肉,吃过这种叫"马托基"的人都称赞这是"世界上最好吃的饭"。这个国家约 1/3 人把香蕉当主食,他们认为,吃香蕉可使皮肤嫩柔光滑、眼睛明亮、精神愉快、不生疾病。

香蕉含有一种被称为生物碱的物质,可振奋精神和提高信心,而且香蕉是色胺酸和维生素 B₆ 的超级来源，这些都可帮助大脑制造血清素，减少抑郁。德国营养学家认为，常吃香蕉使人心情舒畅，因为香蕉富含一种能帮助人脑产生把信号传递到大脑神经末梢的物质，使心情安宁愉快。荷兰科学家研究证明，最符合营养标准又能为人脸上增添笑容的水果是香蕉，它含有泛酸等成分是人体的"开心激素"，可以有效地减轻心理压力、解除抑郁、令人快乐开心。所以欧洲人又称香蕉为"快乐之果"。

香蕉性寒，味甘，一般生食，也可炖熟食用，还可加工成罐头、蕉干、蕉汁、蕉酒、蕉粉等，并可提取天然香精。香蕉的营养价值很高，它含有丰富的糖类、蛋白质、钙、钾、钠、镁、铁、维生素 A、维生素 C 和膳食纤维，有帮助消化、润肠通便、减肥美容、消炎解毒等功效。香蕉中含有大量的钾盐，能降低钠盐的吸收，可预防高血压、动脉粥样硬化和冠心病。澳大利亚的一项研究发现，香蕉中的果胶和卵磷脂参与构成胃黏膜的保护屏障，使胃黏膜细胞免于胃酸等有害因素的侵袭，并发现香蕉和牛奶的混合物含有效抑制胃酸的成分。它所含的镁不仅有消除疲劳的疗效，还有预防癌症的作用。实验证明，缺少镁的动物，消灭癌细胞的能力大大减弱，而易患癌症。日本癌症学会发表的香蕉具有提高免疫力、预防癌症效果的报告中，专家建议日吃 2 根香蕉就能有效地改善体质，也适宜癌症患者放疗、化疗后食用。

香蕉营养丰富，老少皆宜，尤为儿童欢迎，因为大部分水果有酸味，惟有香蕉全熟时没有酸味。不过一次大量食用也不利身体健康，香蕉中含有较多的镁、钾等元素虽是人体健康所必需，但若在短时间内摄入过多，会引起血液中镁、钾含量急剧增加，造成体内钾、钠、钙、镁等元素的比例失调，如出现高钾血症对健康产生危害。肾功能不全者以半根为限，不宜多食。另外，香蕉含糖量较高，糖尿病患者也要限

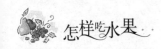

量,若超过限量,应从主食中除去碳水化合物的数量,以免血糖升高。香蕉性寒,凡畏寒体弱患慢性肠炎、虚寒腹泻、经常大便溏薄者忌食。香蕉中含有大量鞣酸,具有非常强的收敛作用,易造成便秘,老人和孩子不要用香蕉来润肠,起不到通便作用。女性月经来潮期间及有痛经者忌食。

下面介绍香蕉的食谱和便方:

 香蕉食谱

香蕉火腿 香蕉 2 根剥皮;火腿 2 大片抹芥末油,卷入香蕉,接口处涂湿淀粉,放入烤箱。番茄 1 个洗净,去蒂、切片,用植物油煎好两面,与烤好的香蕉火腿同上桌即成。此菜健脾开胃、生津润肠,适合治暑热、厌食、更年期综合征、习惯性便秘等。

香蕉鸡肉 香蕉 300 克剥皮,切成小长条;鸡脯肉 400 克洗净、切片,拌精盐、味精、黄酒,放上香蕉,卷成筒形。鸡蛋清 2 个打匀。锅置火上,倒入植物油烧热,将香蕉鸡卷沾上一层面粉、一层蛋液、一层苏打饼干末下锅,炸至金黄色捞出即成。此菜滋阴补气、润肠通便,适合治慢性胃炎、贫血、消化性溃疡、月经不调、前列腺炎、习惯性便秘等。

香蕉 200 克剥皮、对剖开,每个切 4 段;鸡脯肉 300 克洗净,切成 1 厘米厚的大片,拍松切成小方块,黄酒、精盐腌渍片刻,蘸玉米粉(或面粉)25 克,揉成球状;黄瓜 150 克洗净,切成菱形状。锅置火上,倒入植物油烧至七成热,下入鸡球,炸成金黄色捞出。鸡蛋清 1 个调匀,加玉米粉 25 克、白糖、清水搅匀成蛋面糊,香蕉段裹上蛋面糊,下锅炸至金黄色捞起。锅加油烧热,烹入香蕉汁 100 毫升,放入黄瓜、水发香菇丝 100 克和味精,湿淀粉勾稀芡,倒入炸鸡球,炒匀出锅入盘,香蕉均匀摆四周即成。此菜滋阴补虚、润肠通便,适合治慢性胃炎、贫血、消化性溃疡、习惯性便秘、更年期综合征等。

香蕉鱼肉　香蕉100克剥皮,切成5厘米长一段;咸蛋黄100克上笼蒸熟,压成茸泥;草鱼肉400克洗净,切成长、宽各5厘米的薄片,与精盐、料酒、味精、吉士粉50克拌匀,腌渍15分钟。每个鱼片铺开,放入适量蛋黄茸和一段香蕉,包紧,拍淀粉,拖鸡蛋液,沾面包粉,成香蕉鱼卷生坯。锅置火上,下生坯,倒入色拉油1 000毫升(约耗50毫升)烧至五成热捞出,油升温至七成热时,鱼卷生坯下锅复炸至外表色呈金黄且酥脆,捞出沥油即成。此菜美容减肥,可使皮肤光泽、眼睛明亮,胃酸过多、脾胃虚寒、胃痛腹泻者慎食。

香蕉虾肉　香蕉2根剥皮,每个切成4段,再剖开成8段;河虾虾仁100克加精盐、白糖、料酒、鸡蛋清1个和少许淀粉拌匀,腌渍20分钟,清水洗净;鸡蛋清1个和面粉拌匀成鸡蛋糊。取馄饨皮,每张放1小段香蕉和4个虾仁,卷起后放入鸡蛋糊中浸没,使其全部裹匀。锅置火上,倒入色拉油,烧至七成热,放入裹好蛋糊的香蕉虾卷,炸至金黄色捞出,蘸番茄酱即成。此菜滋润养颜。

香蕉芹菜　香蕉250克剥皮、切块、捣泥;芹菜500克洗净、切碎、捣烂、取汁,与香蕉泥同入容器,加冷开水搅拌,放蜂蜜拌匀即成。此菜降压、解毒,适合治高血压、动脉硬化、冠心病、视网膜出血等。

香蕉生菜　香蕉3根剥皮、切粒,拌入千岛酱;春卷皮10张分别包香蕉粒成三角形。锅置火上,倒入色拉油,烧至六成热放入香蕉角,炸至金黄色捞出,配生菜100克即成。此菜清肺热、解毒醒酒、利尿,生菜偏寒,尿频、胃寒者不宜多食。

拔丝香蕉　香蕉3根剥皮、切段;冰糖200克加清水煎熬,待水干糖变稠起泡时,放入香蕉,快速翻炒,糖起丝后尽快出锅,冷却即成。此菜润肠通便、清热解毒、利于神经传导的畅通。

香蕉豆沙　香蕉600克剥皮,一剖为二,平面朝下压扁,上面放同香蕉一样长的豆沙,再在豆沙上覆上一条压扁的香蕉,切成长方块,四

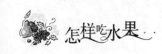

面滚上面粉。鸡蛋清 1 个打成蛋糊,与淀粉拌匀,放入夹沙香蕉块,四面挂糊。锅置火上,倒入植物油烧至七成热,投入夹沙香蕉在油锅中拨转,结糊壳呈淡金黄色捞出,撒白糖即成。此菜养胃生津、滋阴润肠,适合治营养不良性水肿、慢性胃炎、习惯性便秘等。

香蕉蛋黄　香蕉 4 根剥皮,切 5~6 厘米的条;咸蛋黄 10 个捏成与香蕉同样长短的条。用 2 张糯米纸,放上香蕉和咸蛋黄各 1 条,卷紧,蘸满鸡蛋液,裹面包粉成蛋黄香蕉酥生坯。锅置火上,倒入植物油烧至七成热,下香蕉酥生坯,炸熟捞出,沥油,加炼乳 20 毫升即成。此菜润肠通便,适合治慢性胃炎、习惯性便秘等。

香蕉蛋羹　香蕉 3 根剥皮,压成细泥,加高汤 250 毫升、味精、精盐调匀。鸡蛋 4 个打入汤钵搅散,加入香蕉高汤,调匀,加熟猪油 10 克,置笼中旺火蒸熟即成。此菜滋阴润燥、愉悦精神。

香蕉玉米　香蕉 4 根剥皮,切 5~6 厘米的条;莲蓉 150 克捏成与香蕉同样长短的条。用 2 张糯米纸,放上香蕉和莲蓉各 1 条,卷紧,蘸鸡蛋淀粉液,裹面包粉成香蕉酥生坯。锅置火上,放入速溶玉米片 100 克炒熟;橙汁 80 毫升和炼乳 50 毫升混合成香甜酱。锅再置火上,倒入植物油烧至七成热,下香蕉酥生坯,炸熟捞出,蘸香甜酱裹速溶玉米片即成。此食强身美容。

香蕉柠檬　香蕉 1 根剥皮、捣泥;柠檬 1 只洗净、榨汁,和香蕉泥混合调匀。此食生津止渴、清热解毒,适合治咽痛、口干等,日服 1 次,饭后服。

香蕉芝麻　香蕉 3 根剥皮;黑芝麻 15 克去杂、洗净、晾干,小火炒出香味,冷却,香蕉蘸芝麻嚼食即可。此食补肝益肾、清热降压,适合治高血压、动脉硬化、高血脂、习惯性便秘等。日服 1 剂,分 3 次服。

香蕉冰糖　香蕉 2 根剥皮、切段和适量冰糖一起隔水炖。此食清热、润肺、止咳,适合治燥热咳嗽日久不愈,日服 1~2 次。

香蕉蜂蜜 香蕉 3~5 根剥皮,蘸蜂蜜。此食润肠通便,适合治热秘型便秘,日服 2 次。

 香蕉便方

牙痛 ① 香蕉汁 250 毫升煎热含嗽。② 香蕉皮 30 克洗净,加冰糖和适量清水煎炖,日服 1 剂,分 2 次饮服。

烫伤 香蕉 1 根剥皮、捣烂、挤汁,涂敷患处,1 日 2 次。

肠癌 生地黄 50 克切片,加清水 500 毫升煎至 300 毫升,加入剥皮的香蕉 2 根和冰糖 20 克同煮熟,日服 1 剂,分 1~2 次食香蕉、喝汤。

痔疮 香蕉 2 根洗净加适量清水小火炖熟,于清晨或临睡前连皮食完,日服 1 剂,连服 3 日。

高血压 ① 香蕉 1~2 根,日服 3 次。② 香蕉 3 根剥皮、切薄片,与牛奶 200 毫升同入锅,小火煮沸,早、晚分饮服。③ 玉米须、西瓜皮各 30 克加清水 500 毫升,煎半小时去渣,与 3 根剥皮、切段的香蕉同煎至香蕉熟,日服 1 剂,分 2 次食香蕉、喝汤。

高血脂 香蕉 150 克剥皮、切碎,捣烂成泥糊状;粟米 100 克、大枣 15 枚同入锅加适量清水,煨煮成稠粥,调入香蕉泥糊拌匀,稍煮,早、晚分食。

脑溢血 香蕉花 5 克煎汤,代茶饮,日服 1 次。

胃溃疡 青香蕉剥皮,焙干研末,饭后服,每次 5~10 克。

咽喉肿痛 香蕉 1~2 根剥皮吃,日服 3 次。

痰多咳嗽 香蕉和橘子各 100 克剥皮、捣烂,取汁混匀,加蜂蜜 30 毫升,凉饮服,日服 2 次。

动脉硬化 ① 香蕉 50 克剥皮榨汁,牛奶 75 毫升煮沸晾凉,香蕉汁与牛奶搅匀,分 2 次饮服。② 香蕉 250 克剥皮、切片,入锅加牛奶 250

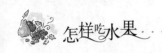

毫升、红糖 30 克煮沸,藕粉糊 50 克勾芡至浓稠羹,日服 1 剂,分 2 次食。③ 香蕉皮 30~60 克水煎服,日服 1 剂,分 2 次饮服。④ 香蕉梗 25 克和白菜根 1 个洗净,加水煎汤,加适量冰糖,日服 1 剂。

心力衰竭　香蕉 2 根剥皮,焙干研末,日服 2 次,每次 3 克。

肠胃不适　香蕉 2 根剥皮、切段;荷叶 1 张洗净、剪小块;山楂 30 克洗净,同入锅加清水 500 毫升煎至 300 毫升,分 2 次食香蕉、喝汤。

慢性胃炎　① 香蕉 200 克剥皮、切段,和洗净山楂 30 克、大枣 60 克、红糖 15 克一起加足量清水,小火煨至 400 毫升,早、晚分饮。② 香蕉 250 克洗净,入开水锅煮几分钟,捞出去皮、切片,椰汁、白糖各适量调味,日服 1 剂。

神经衰弱　香蕉 200 克剥皮、切段;牛奶 250 毫升打入鸡蛋 2 个,搅匀入锅煮沸,加入香蕉和蜂蜜 30 克搅匀,日服 1 剂,分 2 次饮服。

皮肤干燥　香蕉 3 根剥皮、捣泥;柠檬 3 个洗净、榨汁倒入香蕉泥中,加白糖 30 克搅匀,倒入冷开水搅拌,日服 1 剂,分 2 次饮服。

手足皲裂　香蕉 1 根(皮发黑的较好)放炉旁焙热,睡前热水洗手后,用热香蕉少许擦患处。

酒后头痛　香蕉根 50 克加水煎汤,代茶饮。

解酒止渴　香蕉 3~5 根,酒后生食。

慢性气管炎　香蕉 250 克剥皮、切段,加白糖适量拌匀煮软。鸡蛋 2 个加精盐搅匀,上火蒸熟,加入香蕉拌匀,日服 1 剂,分 2 次服。

········ 水果皇后——草莓 ········

草莓原产于南美和欧洲,现美国草莓产量是世界之冠。20 世纪初由俄罗斯引入我国,多栽培在城市郊区,又名红莓、洋莓果、杨莓。它外观呈心形,色泽鲜红,香气清新,味美甘甜,是少见的色、香、味三者和谐统一的水果。我们吃的是草莓花托发育长大的部分,它的果实是其表面小小的一粒粒,尤珍贵,被誉为"水果皇后"。

草莓性凉、味甘,含有丰富的维生素和矿物质,其中维生素 C 的含量远远高于西瓜、苹果、梨和葡萄。它还含有葡萄糖、果糖、胡萝卜素、柠檬酸、苹果酸和矿物质,比例较为均衡。这些营养素对儿童的生长发育有很好的促进作用;对老年人也能祛病延年。日本还有"每日吃 1 个草莓能美容健身,每日吃 10 个草莓能延年益寿"的说法。因此,草莓老少皆宜,诸无所忌。饭前食几个草莓可刺激胃液分泌,开胃增进食欲;饭后吃草莓可促进胃肠蠕动,帮助消化,改善便秘。中医认为,草莓有生津润肺、健脾和胃、清暑解热、利尿止泻、利咽止咳的功效。春夏之交,肝火较旺,吃草莓可起到抑制作用。常吃草莓对防治动脉硬化、高血压、高血脂、冠心病、坏血病、癌症等都有较好疗效。

国外最新研究显示,草莓中提取的草莓胺,对治疗白血病和再生障碍性贫血有一定功效。土耳其医学专家还发现,草莓有医治失眠的神奇疗效。这种功效主要得益于其所含丰富的钾和镁两种元素,钾有镇静功能,镁能安抚机体,两者结合就可达到安眠之目的。另外,草莓也是保护大脑的最佳食品之一,它能减轻引起记忆和思维损害的血管损伤,减少脑细胞的损失,并促使脑受伤后脑功能尽快恢复。常食草莓有助防止大脑老化、老年痴呆症和其他神经疾病。草莓是低热量水果,100 克草莓热量仅 30 多千卡,含有粗纤维 1.4 克、膳食纤维 1.8 克,有助肠胃系统正常运作,长期食用具有减肥功效。

美国太空辐射实验室的科学家研究证明,食用草莓能帮助宇航员免遭宇宙射线的辐射。他们曾模拟一个太空辐射环境,在持续 8 周的实验中,给 98% 的小白鼠吃普通食品,给 2% 的小白鼠加食冻草莓。实验初期,两组小白鼠都因受到辐射而出现不良反应,但随着时间推移,那些食用普通食物的小白鼠越来越弱,而食用了草莓的小白鼠却变

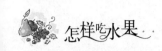

得更活跃。主要是草莓含有大量维生素 C、维生素 E 和多酚类抗氧化物质,这些营养物质都可以抵御高强度的辐射,减缓紫外线辐射对皮肤造成的损伤。所以经常接触电脑或其他电器辐射的人,不妨常吃些草莓。

草莓是寒凉之物,吃草莓每次以 10 个左右为宜,可生食,也可榨汁、制酱,与鲜奶混匀共食更有营养。但草莓中含有的草酸钙较多,由草酸钙引起的尿路结石患者不宜多吃。

草莓不需去皮,它属草本植物,植株低矮、果实细嫩多汁,容易受病虫害和微生物的侵袭。果农使用的农药、肥料及病菌等也易附着在草莓粗糙的表面,因此,吃前一定要清洗干净。洗时不要把蒂摘掉,最好用自来水不断冲洗,流动的水可避免农药渗入果实中。洗净后再用淡盐水或淘米水浸泡 5 分钟。淡盐水可以杀死草莓表面的有害微生物;淘米水可以促进农药降解。不要用洗涤灵等清洁剂浸泡草莓,以免这些物质残留在果实中,造成二次污染。

下面介绍草莓的食谱和便方:

草莓食谱

草莓鸡蛋　草莓酱 125 克;鸡蛋 750 克打散,加牛奶 200 毫升和精盐 5 克调匀成糊。锅置火上,倒入植物油 100 毫升烧热,投入蛋糊摊成圆饼,把草莓酱放在中间,两端折叠起,馅裹严成椭圆状,鸡蛋饼翻过面,至光面呈金黄色即成。此菜滋补养血、滋阴润肺,适合治支气管哮喘、慢性胃炎、贫血等。

草莓苦瓜　草莓 300 克洗净,切两半;苦瓜 100 克洗净、去籽、切片;百合 50 克摘瓣洗净。苦瓜、百合、草莓共入碗,加白糖 20 克、橙汁 50 毫升、蜂蜜 50 克拌匀即成。此菜健胃消食,适合治慢性胃炎、厌食等。

草莓芹菜　草莓 250 克洗净;芹菜 30 克洗净、切碎;橘子 1 个剥皮;番茄 1 个和菠萝 80 克去皮,共入果汁机榨取汁液即成。此菜平肝降压,适合治高血压、冠心病、卒中(中风)、动脉硬化、牙龈炎等。

草莓山药 草莓 10 个洗净;山药 1 个去皮;菠萝半个去皮,用淡盐水浸泡 30 分钟,凉开水冲洗。三者均切成小块,同入果汁机,加适量纯净水,搅匀成汁,饮时调入少许蜂蜜。此食滋阴润肺,适合治支气管哮喘等。

草莓百合 草莓 6 个洗净,百合 100 克瓣开洗净。锅置火上,注入清水煮沸,加入百合,放入鸡蛋液 1 个煮熟,放入草莓和冰糖煮匀即成。此食滋阴补虚,适合治神经衰弱、精神疲劳、失眠等。

草莓豆浆 草莓 20 个洗净,放入果汁机,倒入豆浆和牛奶各 100 毫升及适量蜂蜜搅匀即成。此食缓解疲劳、恢复体力。

草莓 250 克洗净,捣泥,放入煮沸晾凉的豆浆 250 毫升和白糖 30 克,搅匀即成。此食补气健脾,适合治贫血、慢性胃炎、高血脂等。

草莓西瓜 草莓 20 个洗净;西瓜 1 大片,切块;柠檬 1/4 个去皮,同入果汁机榨汁即成。此食防治痛风、利尿,促进新陈代谢,加速排除体内废弃物。

草莓冰棍 草莓酱 500 克、橘子汁 250 毫升、白糖 30 克和淀粉适量同入锅,边煎边搅,至煮沸离火,晾凉后放入模具,进冰箱冷冻即成。此冰棍祛暑解渴,适合治暑热、中暑等。

草莓羹 草莓 250 克洗净,捣烂成泥。锅置火上,放入清水和白糖 30 克煮沸,土豆粉加清水调和,用土豆粉汁勾芡,煮沸起锅,加入草莓泥,拌匀,晾凉即成。此羹解暑生津、健脾助食,适合治中暑、厌食、贫血、坏血病、高血压等。

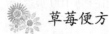 **草莓便方**

中暑 草莓酱 500 克、橘子汁 250 毫升、白糖 30 克和淀粉适量,加

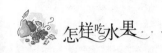

清水搅匀煮沸后离火待凉,做冰膏,代点心食。

便秘 草莓 50 克洗净、捣烂,与适量麻油混合调匀,空腹口服。

高血压 草莓 50 克洗净,日服 3 次。

高血脂 草莓 100 克、山楂 30 克、荷叶 15 克、冬瓜皮和籽各 15 克洗净,同入锅加清水煎汤,饮服。

牙龈出血 草莓 100 克洗净、捣烂,冷开水冲泡调匀,日服 1 剂,分 2~3 次饮服。

咽喉肿痛 草莓 500 克洗净、榨汁,日服 2 次,早、晚各服 1 次,每次 30 毫升。

肺热咳嗽 草莓汁、柠檬汁、梨汁各 50 毫升和蜂蜜 15 克混合调匀,日服 1 剂,分 2 次服。

风热咳嗽 草莓 30 克洗净,雪梨 1 个洗净、去核,一起榨汁,日服 1 剂,分 2~3 次饮服。

干咳无痰 草莓 500 克洗净、捣烂,白糖 500 克加清水溶化,调入草莓,煮沸后慢熬浓缩,当点心食。

久咳无痰 草莓 100 克洗净、捣烂,加入牛奶 100 毫升和蜂蜜 15 克,搅匀取汁,日服 1 剂,分 2 次饮服。

咯血吐血 草莓 100 克洗净、捣烂、取汁,加适量冰糖,顿服。

气血不足 草莓 250 克洗净和葡萄干 100 克、白糖 100 克同入锅加清水 800 毫升,煮沸转小火煮 5 分钟,离火浸泡 10 小时后食用,饮汤,吃草莓、葡萄干。

消化不良 草莓 100 克和山楂 30 克洗净同入锅,加清水煎汤,日服 1 剂,分 2~3 次饮服。

脾胃不和 草莓 200 克洗净,橘子 100 克剥皮,加白糖 100 克和清水 500 毫升,旺火煮沸 3 分钟,代茶饮。

胃腹胀满 每餐饭前吃草莓 50~60 克。

慢性胃炎 草莓 250 克洗净、捣烂,加豆浆 250 毫升和白糖 25 克搅匀,日服 2 次,早、晚各服 1 次,每次 250 毫升。

暑热烦渴 ① 草莓 1 000 克洗净、捣烂、榨汁,其渣再用水煎后去渣取汁,两汁混合,加白糖 500 克煮沸,晾凉,取草莓汁 20 毫升兑冷开水 100 毫升饮服,日饮 2 次。② 草莓 250 克洗净,与白糖 50 克搅拌成泥,加牛奶 250 毫升调匀冷藏,代饮料服。

夏季腹泻 草莓 50 克洗净,水煎饮服。

小便不利 草莓 60 克洗净、捣烂,日服·1 剂,分 3 次服,冷开水冲服。

遗精遗尿 草莓干品 10~20 克、覆盆干品 10 克、韭菜子(炒)5 克、芡实 10 克同入锅加清水煎汤,加白糖,日服 1 剂,分 2~3 次饮服。

习惯性便秘 草莓 300 克洗净、榨汁,加凉开水 100 毫升搅汁过滤,与柠檬汁 15 毫升和蜂蜜 30 克混匀,日服 1 剂,分 2 次饮服。

鼻咽癌、肺癌、喉癌 草莓 50 克洗净、榨汁,加蜂蜜 30 克搅匀,冷开水冲至 500 毫升冷藏,日服 2 次,每次 250 毫升,代茶饮。

果之牡丹——荔枝

荔枝是亚热带水果,产于我国南方,品种甚多,又名丽枝、丹荔、妃子笑,因其离枝即可食用,越新鲜味越佳,民间也称离枝。性湿,味甘酸。《本草纲目》记载其功用是"生津、通神、益智、健气、益人颜色",鲜食生津止渴,干食补气养血。荔枝以增益皮肤健康、白皙、红润著名,尤以古代诗人写杨贵妃爱吃荔枝的诗流传至今。杨贵妃爱吃荔枝,主要是荔枝使她更加艳丽,还能保持她的性欲和养颜驻颜,有回春的良好效果,故人们一直称荔枝是"果之牡丹"和"果中皇后"。

荔枝的营养成分有维生素 C、维生素 B、果糖、蔗糖、蛋白质、果

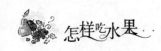

胶、叶酸、葡萄酸、柠檬酸、苹果酸及磷、铁等。每100克的鲜荔枝中，维生素C高达30多毫克，而维生素C正是养颜助容的重要物质。荔枝含较多的葡萄糖和蔗糖，能为大脑补充能量，有利于大脑发挥正常生理功能。另外，荔枝所含的天然葡萄酸对补血、健肺也有特殊功效，并可促进血液循环。适量食用荔枝还可在短时间内提供热能，使体力快速恢复，宜为体质虚弱、病后津液不足、贫血、脾虚腹泻、遗尿频尿者食用，对乙型肝炎病毒表面抗原也有抑制作用。吃荔枝时核不要丢弃，把它晒干保存起来可作药用，荔枝核加水煎汤能降血糖，适用于非胰岛素依赖型糖尿病伴高血压患者；还能治疗女性月经痛、胃痛和神经疼痛，也可治男性睾丸痛。此外，直接吃荔枝肉干还能清除口臭。

　　荔枝虽味美，但不宜多吃，每日食用不要超过300克，而且一定不要空腹食用。否则会出现头晕、口渴、恶心、出汗、肚子疼、心悸等现象，严重者会发生昏迷、抽搐、呼吸不规则，心律不齐等，这是突发性低血糖，俗称"荔枝病"。此时要赶紧口服糖水或糖块，一般能很快复原，若出现急性中毒则要及时送医院救治。荔枝多吃会上火，这时最好同时喝点绿茶。另外，驾车族开车时应少吃荔枝，因为开车时人体会消耗大量热量，人体中的热量主要来源于食物中的糖类，荔枝中所含的糖是一种单糖即果糖，它需要经过肝脏内一系列转化酶的催化变成葡萄糖后，才能被人体吸收。而开车时食用过多荔枝，过多的果糖进入血液，肝内的转化酶一时难以应付，不但不能及时补充糖分，反而有可能引起低血糖，驾车族得了"荔枝病"会觉得饥饿、看东西不清楚、心悸、手抖、头晕、注意力不集中等，增加发生交通意外的风险。小孩体内的转化酶较少，也不宜多吃荔枝。糖尿病患者和阴虚火旺者忌食。

　　下面介绍荔枝的食谱和便方：

荔枝食谱

荔枝猪肉　鲜荔枝 30 枚去壳和核；鸡蛋清 2 个打入碗中；猪五花肉 200 克洗净、切块；荸荠 40 克去皮，一起捣成荔枝肉泥，加精盐、味精、淀粉搅拌成馅料，挂上一层面粉、一层蛋液、一层面包粉。锅置火上，倒入植物油烧热，放入挂匀面粉的荔枝肉，炸至金黄色捞出。锅留底油，下入番茄酱、葱花、精盐、白糖、醋和适量开水，勾芡，投入炸好的荔枝肉略炒即成。此菜滋阴生津，适合治贫血、肺结核、颈淋巴结核、习惯性便秘等。

鲜荔枝 150 克去壳和核，切两半，略拌醋；猪腿肉 350 克洗净，切成 2 块，刀背拍松再切成 24 块小方块，用精盐、食品红 1 滴、鸡蛋清 50 克和适量淀粉拌匀腌渍。锅置火上，倒入花生油 1 000 毫升，烧至六成热，逐块放入肉块，炸至外酥内熟，呈金黄色时捞出。锅留底油，用料酒、白糖、醋、精盐、淀粉和适量开水调成料汁烧开，放入肉块和荔枝，略烩即成。此菜滋阴生津，适合产妇和病后调养食用。

鲜荔枝 10 枚去壳和核；猪肉排 250 克洗净，斩成四五厘米长段，腌料腌渍，扑少许干粉，入油锅炸至微金黄色，肉熟捞出。锅留底油，爆香葱花、蒜片，注入料酒、酱油、白糖、醋和胡椒粉煮匀，淀粉勾芡，放入排骨、荔枝和青红椒片，炒匀即成。此菜滋阴生津，适合治贫血和身体虚弱等。

鲜荔枝 10 枚去壳和核；苹果 200 克洗净、去核，切碎榨汁；猪瘦肉 100 克洗净、切薄片，加葱花、姜末、料酒、湿淀粉、红糖拌匀。锅置火上，倒入植物油烧至六成热，下入肉片煸炒片刻，放入蒸碗，加入苹果汁、荔枝和精盐、味精，隔水蒸熟即成。此菜补虚健脾、益血补血，适合治贫血、神经衰弱等。

荔枝羊肉　荔枝干 15 克去壳和核；葱 150 克洗净、切段，入油锅炸

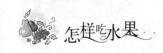

至金黄色捞出,开水中烫一下。羊肉 30 克洗净,切丝,入锅煸熟,加酱油、精盐、白糖、醋、葱段,翻炒几下盛出。取碗,炸葱垫底,放入荔枝、羊肉丝,上笼蒸 10 分钟取出。锅置火上,注入鲜汤、海米,煮沸后浇羊肉丝上即成。此菜健脾养胃,适合治慢性气管炎、慢性胃炎、胃肠神经官能症等。

荔枝鸭肉 荔枝干 30 枚去壳和核;净鸭 1 只入锅加精盐、清水,煮至将熟时取出,去骨,切薄片,注入黄酒、酱油略腌。锅置火上,放入鸭油烧热,鸭片铺在锅底,放入荔枝,上盖鲜荷叶 1 张,小火烧 30 分钟即成。此菜滋阴养血,适合治贫血、慢性胃炎、月经不调、更年期综合征、习惯性便秘等。

荔枝鹅肉 鲜荔枝 250 克去壳和核;鹅肉 400 克洗净、切片,刀背将两面拍松,黄酒、精盐腌渍,加入鸡蛋液 75 克拌匀,再拌入淀粉。锅置火上,倒入植物油烧热,下鹅肉煎至金黄色捞出。另锅注入黄酒,加柠檬汁 50 毫升和湿淀粉、麻油拌匀,淋入煎鹅肉上,荔枝放两旁,虾片 15 克用油炸至膨松伴边上即成。此菜补气养阴、健脾养血,适合治贫血、慢性支气管炎、肺结核、淋巴结核、月经不调、更年期综合征等。

荔枝鹌鹑 荔枝干 25 克去壳和核;鹌鹑 2 只去毛和内脏,洗净后与荔枝同入炖盅,加精盐、味精、白糖、鲜汤,隔水旺火炖烂即成。此菜滋阴益心、解毒养肝,适合治贫血、冠心病、慢性肝炎、月经不调等。

荔枝乳鸽 鲜荔枝 50 克去壳和核,搅汁。乳鸽 2 只闷死去毛,洗净内脏,黄酒和酱油擦匀鸽身,腌约 3 分钟。锅置火上,倒入植物油烧至五成热,投入乳鸽炸至暗红色捞出。番茄 250 克洗净,切成 0.5 厘米厚的圆片撒白糖,裹上搅汁的 15 克鸡蛋液,淀粉拌匀。锅留底油,下姜片、葱花爆香,放入乳鸽煸炒,烹入黄酒,加鲜汤、荔枝汁、味精、精盐,炖至鸽熟取出,锅中原汁浓缩至 100 毫升,加熟植物油和麻油调匀盛起。2 只乳鸽各从中部劈为两半,每半部再切成 6 块,共 24 块,在碟上摆成双鸽原形。锅置火上,加油烧至五成热,入番茄片炸至皮脆取出,摆在乳鸽四周,番茄片中放入香菜,原汁淋入鸽身上即成。此菜滋阴益心、养血填精,适合治慢性胃炎、关节炎、阳痿、早泄、性功能减退等。

荔枝鱼肉 鲜荔枝 12 枚去壳和核;青鱼 1 条洗净,切块,鸡蛋清 30 克和精盐拌匀,下热油锅,炸至六成热取出。锅留底油,放入姜末、黄酒,加入鲜汤、胡椒粉、味精、精盐、麻油、白糖、鱼肉、荔枝、葱花,加盖烧熟,湿淀粉勾芡,淋入麻油即成。此菜养阴补气,适合治贫血、慢性气管炎、慢性肾炎、肺结核、营养不良性水肿等。

荔枝干 50 克去壳和核;带鱼 500 克去内脏,洗净,切成三角块,黄酒腌渍,湿淀粉挂糊,滚上干淀粉,白糖、精盐、味精、醋、番茄酱、湿淀粉同入碗,加适量清水兑成汁。锅置火上,倒入植物油烧至六成热,逐一将鱼块三角折起,捏成圆球,投入油锅,边投边炸,直至鱼球呈金黄色、外层酥松捞出。锅留底油烧热,放入葱花、姜末煸香,倒入兑好的汁,下入荔枝、鱼球,炒拌至卤汁裹住鱼球,淋入麻油即成。此菜健脾和胃、益气养血,适合治贫血、慢性胃炎、慢性肝炎、脂肪肝等。

鲜荔枝 50 克去壳和核,切两半;鲳鱼 1 条开膛洗净,斩去头尾,鱼肉剞上花刀,湿淀粉拌匀,再扑上干淀粉。锅置火上,倒入植物油烧热,下入鱼肉炸酥捞出。锅留底油烧热,加入精盐、白糖、黄酒,拌匀煮沸,加醋,勾芡,浇入鱼肉,撒胡椒粉,放上荔枝即成。此菜滋阴益心、健脾利水,适合治贫血、营养不良性水肿等。

拔丝荔枝 鲜荔枝 500 克去壳和核,将 100 克枣泥馅填入每个荔枝中,100 克精面粉调糊封住荔枝。鸡蛋清 50 克和精面粉、淀粉调成蛋清糊。锅置火上,放入熟猪油 1 000 克,烧至六成热,荔枝逐个沾上蛋清糊,下入油锅,炸至金黄色捞出。锅留底油,放入白糖 150 克,小火熬至拔出丝时,放入炸好的荔枝,糖汁均匀地沾上荔枝即起锅装盘,撒上白糖,另配 1 碗凉开水即成。此食健脑补身、润心养肝,适合治身体虚弱、

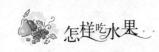

胃寒、淋巴结等。

 荔枝便方

感冒　鲜荔枝肉 30 克放入黄酒中隔水温煮,趁热顿服,日服2~3 次。

呃逆　荔枝 7 枚连壳焙干研细末,日服 1 次,温水送服。

头痛　荔枝干 15 克、钩藤 12 克、冰糖 9 克共入锅,加水煎汤,日服 1 剂,分 2 次饭后饮服。

心悸　荔枝干和莲子各 50 克加水煎汤,日服 1 剂,分 2~3 次饮服。

眩晕　荔枝干 15 克和当归 10 克加水煎汤,日服 1 剂,分 2 次饮服。

胃痛　荔枝 5 枚去壳,浸入 50 毫升白酒中,加水至 1 碗,煮沸 10 分钟,日服 1 剂,分 2~3 次饮服。

菌痢　荔枝和红枣各 4 枚、龙芽草(干品)15 克加水煎汤,日服 1 剂,分数次饮服。

贫血　荔枝干和粳米各适量入锅加水煮粥,早、晚各温服 1 次。

阳痿　鲜荔枝 800 克去壳浸泡于 1 000 毫升陈米酒中,7 天后饮用,日服 2 次,每次 15~20 毫升。

血崩　荔枝壳 30 克加水煎汤,加糖调匀,日服 1 剂,分 2~3 次饮服。

疝气　荔枝核、橘核、小茴香、延胡索各 9 克加水煎汤,日服 1 剂,连服数日。

糖尿病　荔枝核 30 克、麦冬 15 克、大蓟 20 克加水煎液 400 毫升,日服 1 剂,早、晚各温服 1 次。

荨麻疹　干荔枝 14 枚、大枣 50 克、红糖 250 克加水煎汤,日服 1 剂,分 2 次饮服。龈肿牙痛、鼻出血不宜食用。

胃溃疡　荔枝核 100 克和广木香 50 克干研细末调匀,早、晚各服 1 次,每次 3~6 克,温开水送服。

贫血眩晕　鲜荔枝汁和西瓜汁各 100 毫升,加蜂蜜 20 克拌匀,日服 1 剂,分 2 次饮服。

产后贫血 鲜荔枝 100 克与大枣 10 枚加水煎汤,加白糖温饮,日服 1 剂,10 日为 1 疗程。

神经衰弱 鲜荔枝和大枣各 250 克加水煮汤,七成热时加蜂蜜 250 克煮沸,日服 2 次,每次 15 克,温开水送服。

胃寒腹痛 荔枝核 30 克与姜 6 克加水煎汤,温饮,日服 1 剂,连服 3 日。

慢性腹泻 荔枝干、扁豆各 30 克加适量清水煎熟,随意饮用。

白带过多 荔枝干 20 枚和莲子 60 克加清水 250 毫升,上笼蒸熟,日服 1 剂。

月经不调 ① 荔枝干 100 克加水煮沸,调入白糖,藕粉勾芡,日服 1 剂,分 2 次服。② 鲜荔枝 1 000 克榨汁,与蜂蜜适量同熬煮后装瓶封口,日服 2 次,每次 45 克,温开水送服。③ 荔枝干 15 枚和当归 20 克加水煎汤,加红糖调服。

男子不育 荔枝核、橘皮、核桃仁各 10 克和粳米 50 克煮粥,作早餐服用。

前列腺炎 荔枝核、橘核、当归各 15 克和羊肉 50 克加水炖至羊肉熟烂,日服 1 剂,食肉饮汤。

支气管哮喘 ① 荔枝干 120 克加清水 200 毫升煮沸,调入适量蜂蜜,日服 1 剂,分 1~2 次饮服。② 荔枝干 25 克和红茶 1 克加开水 300 毫升泡 5 分钟,分 3 次饮服。

急性胃肠炎 荔枝干、大枣、黑枣各 15 克加水旺火煮沸,小火煎煮至熟烂,日服 1 剂,分 2 次服。

老人五更泻 荔枝干 5 枚和粳米 50 克加水煮粥,日服 3 次,酌加山药或莲子同煮更佳。

颈淋巴结核 荔枝干 5~7 枚和海藻、海带各 15 克加水煎汤,趁热

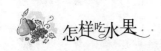

饮汤,食荔枝、海带,日服 1 剂,15 日为 1 疗程。

前列腺肥大 荔枝核、橘皮各 15 克和龙胆草 15~25 克加水煎汤,日服 1 剂,代茶饮。

更年期综合征 荔枝干 500 克浸泡于 500 毫升陈米酒中,加白糖 50 克搅匀,7 天后饮用,日服 2 次,每次 15 毫升。

甲状腺功能亢进 荔枝干、茶叶各 5 克,杏仁 10 克,冰糖适量,加适量清水同煎汤,日服 1 剂,连服 10~15 天,代茶饮。

中国珍珠——葡萄

葡萄原产于欧洲和西亚,2 000 多年前张骞出使西域引入我国,当时用波斯语音译蒲桃,即今葡萄,又名草龙珠。三国时魏文帝曹丕称它为中国珍珠,对葡萄大加赞赏说:"酒醉宿醒,掩露而食,甘而不黏,脆而不酸,冷而不寒。味长多汁,除烦解渴。"唐太宗李世民赞美葡萄酒是"千日醉不醒,十年味不败。"现今葡萄遍布全国各地,品种多达 500 多个,并培育出许多名种,如玫瑰葡萄、牛奶葡萄、无核白葡萄等。

世界上法国人对葡萄的爱好超过任何国家,他们最会吃葡萄,是直接完整食用,不吐皮,甚至连籽都嚼碎了一起吃。红葡萄的叶晒干磨成粉,还与三餐同食,可治腿部肿胀和静脉曲张。法国的菜肴中也常加入葡萄,如鹅肝与整颗葡萄一起煮做主菜。近年科学家发现,葡萄皮含有丰富的白藜芦醇,有防治癌症的功能,它所含的鞣酸也是强抗癌物质,常食葡萄者患癌的概率大大低于不常食葡萄者。同时它还可以减少动脉粥样硬化和冠心病的发生概率。只要坚持每天连皮吃 10 颗葡萄,所获得的白藜醇成分,发挥保护心血管的作用,大大降低罹患心脏病、卒中(中风)等疾病的发病风险。有调查显示,法国中年男子每 10 万人中,每年仅 95 人因心脏病死亡,而美国有 256 人之多,这和法国人吃完整的葡萄密不可分。

葡萄性平，味酸甘。中医认为，它补气血、生津液、健脾胃、益肝阴、利小便、强筋骨，能补诸虚不足。它可鲜食，也可榨汁、煎汤、晒制干品和酿酒。不仅连皮可食，而且籽中还含有一种抗氧化能力极强的物质——低聚原花青素。据法国科学院的实验报告，它是迄今为止所发现最强、最有效的自由基清除剂之一，它清除氧自由基的能力是维生素 C 的 6 倍、维生素 E 的 1.5 倍，能够相对有效地延缓衰老、延长生命。葡萄籽也因此成为法国女性和老人钟爱的健康食品。此外，吃葡萄还有助于睡眠，意大利科学家曾对 8 种葡萄汁进行检测，发现其中可能含有睡眠辅助激素——褪黑素，它是大脑中松果腺分泌的物质，可以帮助调节睡眠周期，并能治疗失眠。

葡萄中含有丰富的单糖，既能帮助消化，又有保肝作用，尤其葡萄干是肝炎患者补充铁质的重要来源，也适宜儿童、孕妇和贫血患者食用。葡萄富含钾盐，含钠量低，有利尿作用，适宜肾炎、高血压、水肿患者食用。葡萄还适宜神经衰弱、过度疲劳、未老先衰者和肺虚咳嗽、盗汗、风湿性关节炎、癌症患者食用。葡萄汁可帮助器官移植患者减少排异症状，促进早日康复。

葡萄的营养价值较高，含糖量为 15%~30%。西方人吃葡萄时都把葡萄整串提起，由垂下的那一端开始吃，因为熟了的葡萄，顶部的甜度较尾部甜 1~2 度，自下而上的吃，越吃越甜。葡萄中的糖分以葡萄糖为主，可为人体直接吸收，糖尿病患者应忌食。葡萄糖多性温，多食会引起内热、便秘或腹泻、烦闷不安等副作用，故应节食，1 日吃葡萄 100 克为宜。另外，食用葡萄后不要立即饮水，否则易引起腹泻；4 小时内也不要吃水产品，因为葡萄中的鞣酸与水产品中的钙质会形成难以吸收的物质，影响健康。

下面介绍葡萄的食谱和便方：

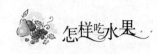

 葡萄食谱

葡萄猪肉 白葡萄根 60~90 克洗净、切碎；猪蹄 1 只去毛洗净，一起入锅加适量清水或酒、水各半，旺火煮沸，撇浮沫，加料酒、精盐、白糖，改用小火炖至猪蹄烂熟，收汁即成。此菜补肾阳、通经络、强筋骨，适合治气血两亏、骨质疏松、腰腿酸痛、筋骨无力等。

葡萄羊肉 无核白葡萄 200 克、羊腿 2 500 克洗净沥水。锅置火上，加入清水、羊腿、精盐、花椒、葱段、姜片，羊腿七成熟时，取出，腿的一面划十字花刀至腿骨处。烤盘用葱段铺垫，放上羊腿，送入烤箱，炉温升至 200℃左右，烤至羊腿表层金黄色取出。净锅置火上，加底油烧热，下葱末、姜汁、料酒、酱油、鸡汤、精盐、味精、无核白葡萄炒匀，淀粉勾芡，淋入明油，浇在烤羊腿上即成。此菜补肾益精，适合治倦怠乏力、腰背酸痛、头晕眼花、排尿频数等。

葡萄鸡肉 葡萄干 50 克用温水泡；鸡脯肉 200 克洗净，切 1.5 厘米见方丁，加精盐、湿淀粉拌匀。锅置火上，倒入植物油，烧至五成热，下鸡丁炒至断生，加葡萄干、姜末、蒜末、白糖、精盐翻炒，加味精即成。此菜补气益血、调经安神，适合治贫血、月经不调等。

葡萄鱼肉 无核白葡萄 200 克洗净；鲜活鲤鱼 1 尾（约 1 500 克）宰杀、刮鳞、去鳃和内脏，洗净，去骨留皮，以 45 度角将鱼肉划成葡萄花刀，入盆加精盐、料酒、葱段、姜片，腌渍 10 分钟，入味后拣去葱段、姜片，拍匀淀粉。锅置火上，倒入植物油，烧至七八成热，下拍好淀粉的鱼，炸至呈金黄色，捞出沥油。净锅置火上，底油烧热，加入番茄酱、白糖、无核白葡萄、酱油、味精、醋、鸡汤煮沸，湿淀粉调稀勾成二流芡，淋入明油，浇在炸鱼上，并用葡萄叶 2 片洗净摆在鱼头部位加以点缀即成。此菜益血润颜、强阳壮精，适合治头晕目眩、性欲低下、阳痿、遗精、消渴等。

拔丝葡萄 红葡萄 300 克洗净,沾上一层面粉;芝麻 50 克去杂洗净,沥水,入锅炒香;鸡蛋清 150 克打成蛋泡状,加淀粉,面粉搅匀。锅置火上,下入猪油,烧至三四成热,放入葡萄拖蛋泡糊炸香,捞出。净锅置火上,加清水、白糖,炒至稍变色,放入炸香的葡萄,糖浆搅匀,撒入青红丝 10 克和芝麻,出锅即成。此菜补肾阳、通经络、强筋骨,适合治肝肾阴虚、腰腿酸痛、筋骨无力、面肢浮肿、小便不利等。

酒酿葡萄 葡萄 200 克洗净去籽;白糖 200 克和芝麻、桂花适量加清水搅匀,倒在案板上拍实,切成小方丁,做成元宵馅,用糯米粉做元宵。锅置火上,倒入清水煮沸,加白糖搅匀,投入葡萄,湿淀粉勾稀芡,加入糯米酒稍煮。净锅置火上,倒入清水煮沸,下元宵煮熟,捞出,放入盛有流芡的锅内,待元宵、葡萄浮在水面上,出锅即成。此食补脾益肺、养血安胎,适合治慢性气管炎、贫血、月经不调、妊娠呕吐、先兆流产、习惯性流产等。

葡萄牛乳 葡萄 250 克洗净入锅,加适量清水煮沸,加入白糖,晾凉后装入容器,加入煮沸的牛乳 500 毫升,搅匀即成。此食通经络、强筋骨,适合治骨质疏松、风湿性关节炎、腰腿酸痛等。

葡萄火龙果 葡萄 5 颗洗净去籽,压碎成泥状;火龙果 1 个洗净去皮,磨成果泥,两泥混合拌匀即成。此食利尿降压。

葡萄便方

贫血 ① 葡萄干 30 克、枸杞子 15 克洗净晒干,开水冲泡,加盖焖 15 分钟,代茶频饮。② 红葡萄酒每日早、晚各饮 15 毫升。

暑热 葡萄 500 克洗净去籽;苹果 500 克洗净去核、切块;柠檬汁 50 毫升一起入果汁机榨汁,加蜂蜜 25 克拌匀,日服 2~3 次,每次 50~100 毫升。

呕吐 ① 葡萄汁 1 盅和姜汁少许混合调匀,日服 1~2 次。② 葡萄

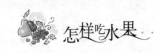

根、藤、叶水煎服。

呃逆 葡萄汁、枇杷汁各 300 毫升混合调匀,先含混合汁于口中,手指塞闭鼻耳,然后吞下,稍停呼吸,放开手指,若 1 次无效,可行2~3 次。

盗汗 葡萄干、龙眼肉各 30 克加适量清水煎汤,日服 1 剂,分2~3 次饮服。

肝炎 ① 鲜葡萄根 90 克加适量清水煎汤,日服 1 剂。② 葡萄叶 15 克和鲜橘皮 30 克加适量清水煎汤,日服 1 剂,分 2~3 次饮服。

水痘 葡萄干、金银花各 9 克洗净,沸水 250 毫升冲泡加盖半小时,日服 1 剂,代茶饮。

腹泻 茶叶 10 克加清水 200 毫升,小火煎 1 小时去渣取汁,加入葡萄汁 100 毫升、姜汁 50 毫升、蜂蜜 50 克调匀,日服 1 剂,分 1~2 次饮服。

血尿 ① 葡萄根、白糖各 6 克水煎服。② 葡萄汁、莲藕汁、生地黄汁各 200 毫升混匀煮沸,加入蜂蜜 20 克调匀,日服 3 次,每次饮服 100 毫升。

高血压 葡萄 250 克和芹菜 500 克洗净榨汁,日服 3 次,每次饮服 15 毫升,20 日为一疗程。

高血脂 葡萄叶、山楂、首乌各 10 克加适量清水煎汤,日服 1 剂,分 2 次饮服。

眩晕症 绿茶 5 克沸水冲泡,加入葡萄汁、生姜汁各 50 毫升和蜂蜜适量调匀,日服 1 剂,分 2 次饮服。

肺结核 葡萄 500 克洗净去籽和白糖 250 克熬煮,搅拌收干,日服 2 次,每次 15 克。

荨麻疹 葡萄藤、土茯苓各 30 克加适量清水煎汤,日服 1 剂,分 1~2 次饮服。

绦虫病 葡萄藤 60 克和槟榔 15 克加适量清水煎汤,日服 1 剂,分

2 次饮服。

关节痛 葡萄根 90 克洗净切碎,与猪蹄 1 只或水煮,或酒、水各半炖服。

腰腿痛 葡萄根、藤、叶,水煎汤淋洗。

声音嘶哑 葡萄汁、甘蔗汁各 200 毫升混合加温开水饮服,日服数次。

烦躁口干 葡萄汁、甘蔗汁各 100 毫升和鲜梨汁 50 毫升混合加热温服,日饮服 2 次。

慢性胃炎 ① 葡萄酒 20 毫升加生姜汁适量,调和饮服。② 红葡萄酒日饮 2~3 次,每次 15 毫升。

神经衰弱 葡萄干 50 克和枸杞子 30 克洗净,加清水 800 毫升旺火煮沸,小火煨煮 30 分钟,温后饮汤食葡萄干和枸杞子,日服 1 剂,早晨空腹和夜间临睡时各服 1 次。

尿路感染 葡萄 500 克洗净;生藕 500 克洗净、去皮、去节;生地黄 200 克洗净,分别绞汁,加蜂蜜混合后,小火煎熟,日服 1 剂,饭前分 2 次服。

习惯性流产 葡萄干 30 克和莲子肉 90 克加清水 500 毫升煮沸,加入冰糖适量,小火煮至莲肉酥烂,日服 1 剂,分 2~3 次服,连服 3~5 日。

血小板减少 葡萄干 50 克在米酒 500 毫升中浸泡 10 天,日服 2~3 次,每次 10~15 毫升。

风湿性关节炎 葡萄 250 克洗净,加清水煮沸,调入适量白糖,晾凉后加入煮沸的牛奶 500 毫升搅匀,日服 1 剂,早、晚各服 1 次。

营养不良性水肿 葡萄干 30 克和生姜皮 15 克洗净,加清水 300 毫升,煎煮 20 分钟,日服 1 剂,分 1~2 次服,连服 2~3 日。

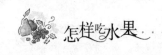

········ 天下仙果——桃子 ········

桃子原产于我国,有 3 000 多年栽培历史。我国最早的一部诗歌总集《诗经》中就有"桃之夭夭,灼灼其华"之句。汉武帝时张骞出使西域,我国的桃子由产地甘肃、新疆一带传到波斯(今伊朗)和印度,再传到欧洲,继而辗转落户世界各地,素有"仙果"和"天下第一果"之美称。民间将桃子作为福寿祥瑞的象征,认为桃子是仙家的果实,吃了可以长寿,故桃子又名寿桃、仙桃、佛桃。自古还有许多关于桃子的美丽传说,如王母娘娘的蟠桃会、《西游记》中齐天大圣孙悟空以蟠桃为食,民间还用桃树的枝叶来驱鬼避邪。

桃子性温、味甘酸,营养丰富,含有多种维生素和果酸以及钙、磷、镁、钾等矿物质,尤其含铁量是苹果和梨的 4~6 倍,位居各种水果的第二位,最宜防治缺铁性贫血。桃子能补益气血、养阴生津,可用于大病之后气血亏虚、面黄肌瘦、心悸气短者,也是水肿患者的理想食物。桃子中的钾元素可帮助体内排出多余的盐分,有降低血压的作用。古人云"桃为肺之果",可作肺病患者的辅助治疗。桃子含有多种纤维,有润肠作用,可防治便秘。

古书《神农本草经》记载桃有"令人好颜色"之功效,那是桃子含有大量的维生素 B 和维生素 C,能促进血液循环,使面部肤色健康、红润。另外,丰富的果酸可以清除毛孔中的污垢,防止色素沉着,预防皱纹。据传古代宫廷女性常用桃子榨汁加淘米水洗面,润泽肌肤。现代浴室也有在洗澡水中加入桃汁供人浸泡,或用桃片在洗净的脸上摩擦和按摩,然后再洗净,以保持皮肤的光滑和柔嫩。桃的树叶放在洗澡水中替小孩洗澡,对痱子和溃烂也能奏效。

桃核中的桃仁也是一宝,它有活血化瘀、润肠通便作用,可治闭经、跌打损伤等。桃仁提取物有抗凝血作用,并能抑制咳嗽中枢而止咳。难怪民间有"桃养人"之说。桃虽好吃,但多吃令人生热上火。凡内热偏盛、易生疮疖、胃肠功能不良和老人、孕妇、小孩不宜多食,糖尿病患者慎食。一般每次吃 1~2 个为宜。

下面介绍桃子的食谱和便方:

 ## 桃子食谱

桃子猪肉 鲜桃 2 个去皮和核,切片;猪肉 150 克洗净、切薄片,加入鸡蛋清 1 个和湿淀粉拌匀。锅置火上,倒入植物油烧热,下入肉片,炸至八成热捞出控油,再入锅翻炒,加精盐、味精、白糖拌匀,放入桃片,湿淀粉勾芡即成。此菜养胃生津、滋阴润燥,适合治慢性胃炎、月经不调、痛经、闭经、更年期综合征、习惯性便秘等。

鲜桃 200 克去皮和核,切丁;猪五花肉 250 克洗净、切丁,加鸡蛋清 1 个、淀粉 15 克、面粉 15 克和精盐拌匀;西兰花 50 克洗净、掰成小朵。锅置火上,倒入花生油 500 毫升(实耗约 50 毫升)烧至五成热,放入肉丁滑熟,加入西兰花、桃丁冲一下,捞出控油。原锅烧热,放入汤、精盐、白糖、料酒、白醋煮沸,湿淀粉勾芡,加入滑好的桃丁、肉丁、西兰花,炒匀即成。此菜生津润肠、活血消积,适合治阴虚火旺、大便燥结等。

桃子牛肉 鲜桃和生梨各 3 个去皮和核,切片;牛腿肉 750 克洗净、切方丁;番茄 150 克去皮、切丁;土豆 100 克去皮、切块;葱头 50 克去皮、切末。锅置火上,倒入植物油烧热,下葱头末炒至微黄,放入肉丁煎至变色,加入番茄丁稍炒,倒入适量牛肉清汤,旺火煮沸,转小火焖 1 小时,放入桃片、梨片、土豆焖熟,加精盐、胡椒粉、葡萄干 50 克调味即成。此菜养心活血、养胃生津,适合治慢性胃炎、贫血、闭经、肌肤不润等。

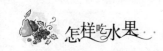

桃子鸡肉 鲜桃 200 克去皮和核,切丁;鸡肉 150 克洗净、切丁,加精盐、淀粉调匀。锅置火上,下猪油 30 克滑锅,放入鸡丁爆炒至断生,捞出。锅再放猪油 30 克烧热,放入桃丁煸炒 1 分钟,放鸡丁翻炒,加精盐、味精、胡椒粉、葱段,炒匀,淀粉勾芡即成。此菜健脾养胃、补益气血,适合治食欲不振、慢性胃炎、眩晕等。

鲜蜜桃 250 克去皮和核,切块;鸡脯肉 200 克洗净,切成 1 厘米见方的块,加黄酒、胡椒粉、鸡蛋清 1 个、精盐、白兰地酒、湿淀粉拌匀。锅置火上,倒入植物油烧热,烹入黄酒、姜汁,放入鸡块,加精盐、味精、白糖、鸡汤煮沸,放入桃块,稍翻炒即成。此菜健脾养胃、补益气血,适合治慢性胃炎、眩晕、冠状动脉供血不足等。

桃仁鱼肉 桃仁 10 克去皮和尖,水中浸泡;墨鱼 200 克去内脏,洗净,切块,和桃仁同入锅,加清水、料酒、精盐煎煮 30 分钟即成。此菜活血祛瘀、滋阴养血,适合治血滞经闭、贫血等。

桃子蛇肉 罐头桃子 1 听取出桃子切片;蛇肉 500 克去净骨刺,切块。锅置火上,加入清水、蛇块、陈皮 25 克、姜片、精盐,烧至蛇块熟透,捞出沥水。净锅置火上,加入高汤、葱头丁、胡萝卜丁、芹菜丁和精盐,煮沸,放入熟蛇块、白葡萄酒 200 毫升,再煮沸,捞出蛇块冷却,净锅置火上,将桃片及罐头汁加入玉米淀粉拌匀,倒入锅中煮沸,转小火翻炒,成浆后加精盐、黄油 5 克,烧至微沸,浇在蛇块上即成。此菜滋补强身。

桃仁芥兰笋 桃仁 10 克去皮和尖,煮熟,晾凉;芥兰笋 130 克削皮,开水焯一下,晾凉;胡萝卜 10 克去皮、切段。桃仁、芥兰笋、胡萝卜同入容器,加精盐、味精、花椒油拌匀即成。此菜润肠消积,适合治肠燥便秘、食欲不振等。

脆皮桃夹 鲜桃 2 个去皮和核,切成 1 厘米厚的夹刀片;核桃仁 30 克剁碎和豆沙馅 100 克拌匀,酿入桃夹内。面粉 100 克入碗,倒入少许沸水烫好,晾凉,加鸡蛋清 1 个、淀粉 50 克拌成面糊。锅置火上,倒入花生油 750 毫升(实耗约 75 毫升)烧至六成热,桃夹逐块挂匀面糊,放入油锅炸至酥脆并成金黄色,捞出沥油,撒白糖即成。此食当点心,生津润肠、活血消积,适合治阴虚火旺、口唇干燥等。

栗子桃羹 鲜桃 2 个去皮和核,切成 1 厘米大小的丁;栗子 150 克每个表面刻 1 小口,放入沸水锅煮 10 分钟,取出去外壳和子膜。栗子肉入碗加清水、白糖 150 克,盖上盖,上笼屉蒸 10 分钟,放入桃丁再煮 5 分钟,取出即成。此食当点心,生津润肠、活血消积,适合治阴虚火旺、口唇干燥、咯血、大便燥结等。

蜜桃奶酪 水蜜桃 2 个去皮和核,入果汁机榨泥,加入果糖、柠檬汁,入冰箱冷藏。鲜奶 1 400 毫升中火加热煮沸,加白糖 60 克、果冻粉 20 克、香草粉 2 克,使之充分溶解,冷却后倒入水蜜桃浆,放入冰箱即成。水蜜桃奶酪可搭配西瓜、哈密瓜、苹果、奇异果切成水果丁,此食生津润肠,适合治阴虚火旺等。

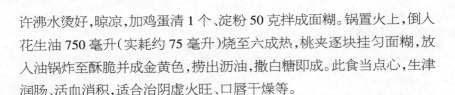

桃子便方

喘咳 鲜桃 3 个去皮和核,加冰糖和清水 50 毫升,隔水蒸熟,日服 1 剂,连服 7 日。

哮喘 桃仁、杏仁、白胡椒各 6 克和生糯米 10 粒共研细末,鸡蛋清调匀,外敷双手心和双脚心,每晚 1 次。

白发 桃仁放水中浸泡 3 天,取出去皮和尖。白糖加清水入锅加热化开,倒入桃仁混匀,日服 2 次,每次 10 粒,连服 3 月。

高血压 ① 每天早、晚各吃鲜桃 1~2 个。② 碧桃干(未成熟的桃子晒干)加水煎汤,代茶饮。③ 桃仁、决明子各 10~12 克水煎服。

冠心病 鲜桃 2 个去皮和核,黑芝麻 20 克、杏仁 2 个、大枣 5 枚洗净去核,一起加水煮沸,日服 1 剂,分 1~2 次服。

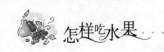

脑血栓 桃仁去皮和尖,入黄酒浸泡 1 周,晒干研末,蜂蜜调和作丸如梧桐子大,开水送服,日服 2 次,每次 15 丸。

糖尿病 桃树胶 15 克和玉米须 60 克加水煎汤,日服 1 剂,分 2 次服。

膀胱炎 桃仁 8 克和滑石 25 克共研细末,开水送服。

虚汗盗汗 桃干 15 克加水煎汤,白糖调味,每晚服 1 次。

脾胃虚弱 鲜桃 300 克去皮和核,切片,加白糖拌匀,腌渍 2 小时,日服 1 剂,分 1~2 次饭后服。

慢性胃炎 水蜜桃 750 克去皮和核,切块,清水、白醋稍焯;锅加水、白糖,旺火煮沸,放入桃块略煮捞出,樱桃点缀,当点心食。

肠燥便秘 ① 鲜桃 300 克去皮和核,切块,加白糖 100 克隔水蒸至酥烂。糖水倒入锅中加热,熬至糖汁起泡,加入糖桂花 2 克和蒸烂的桃块,稍炖,勾薄芡,日服 1 剂,分 2~3 次服。② 鲜桃 3 个去皮和核,加蜂蜜 30 克,隔水蒸熟,日服 1 剂,连服 3 日。③ 鲜桃 500 克去皮和核,切块,加白糖 100 克和清水 100 毫升,纱布包好,放薄荷叶适量,上笼蒸 20 分钟,去薄荷叶,凉后服用。

大便秘结 ① 桃仁 15 克捣烂,加蜂蜜 30 克水煎服。② 桃仁 9 克和郁李仁、火麻仁各 15 克加水煎汤,日服 1 剂。③ 鲜桃 1 个去皮和核,切丁;香蕉 2 根去皮,纵向刀划一道,夹入桃丁,上面洒少许黑芝麻和蜂蜜。

血滞经闭 鲜桃 2 个去皮和核;桃仁 15 克捣碎,加冰糖适量和清水 200 毫升,一起隔水蒸熟,日服 1 剂,分 1~2 次食桃肉喝汤。

产后恶露 桃仁 10 克和莲藕 250 克洗净、切小块,加清水煮汤,精盐调味,饮汤食藕。

遗精过频 ① 鲜桃 250 克生食。② 碧桃干 30 克炒至外表裂开变焦,加适量清水和大枣 30 克煎汁,每晚睡前服 1 剂。

睾丸肿痛 碧桃干 30 克和芒果 1 个水煎服，日服 1 剂，早、晚分食。

慢性气管炎 水蜜桃 2 个去皮和核，加冰糖 25 克，隔水稍炖，日服 1 剂，早、晚分食。

缺铁性贫血 鲜桃 20 个去皮和核，切块，加白糖混匀，晒干，日服 2~3 次。

九州名果——石榴

石榴原产于波斯，即现今伊朗，2 000 多年前汉代时传入我国，史书记载"汉张骞使西域，得安石国榴种以归"，故石榴又名安石榴。现有 70 多个品种，以云南会理、陕西临潼与新疆石榴最著名。成熟的石榴皮色鲜红或粉红，常裂开露出晶莹如宝石般的籽粒，性温、味甘酸，虽吃时要粒粒瓣开有些麻烦，但其酸甜多汁回味无穷。又因它色彩鲜艳，籽多饱满，常被人作为喜庆水果，我国将石榴、桃子和佛手定为传统的三大吉祥果，象征多子、多寿、多福。古代其他民族对石榴也有类似的赞颂，如希腊神话中主管婚姻和生育的女神、天帝宙斯之妻赫拉右手握权杖，左手执石榴。印度佛经中繁育子孙的保护神河梨帝母的形象是左手抱孩子，右手拿石榴。波斯宗教中，专司人类繁衍的女神雅娜希塔手上托的也是装着石榴的钵。石榴素有"九州名果"的美称。

石榴含多种营养成分，其中维生素 C 的含量比苹果、梨高 1 倍多，还含钙、磷、钾、镁等微量元素。石榴所含的石榴酸等多种有机酸，能帮助消化、增进食欲。它含鞣质、生物碱、熊果酸等成分有明显的收敛和抑菌作用，可止泻止血，并可辅助治疗女性经期过长。常吃石榴能减慢心率，对心慌、心悸的患者尤其适宜。石榴含有多种抗氧化剂，其化学成分多酚和其他天然化合物都有助于减少心血管壁脂肪堆积的形成，阻碍动脉粥样硬化，还可治疗心力衰竭。以色列工程科学院阿维拉教

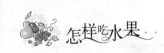
授在美国《临床营养学》杂志上著文认为,预防和治疗动脉硬化引起的心脏病,石榴汁比红葡萄酒更佳,如果每日饮用 2~3 盅石榴汁,连饮 2 周可将胆固醇的氧化过程减缓 40%,阻止其沉积导致的动脉硬化。即使停止使用,这种神奇功效仍可持续 1 个月。他断言石榴汁抵抗心血管疾病的临床效果非同寻常。中医认为,石榴功效生津止渴、清热解毒、涩肠止泻,可治滑泻、久痢、崩漏、带下、咽燥、烦渴、虫积等。石榴的中药名叫做石榴皮,包括枝干、根的皮及果皮,几乎都可以当作药物来使用。

石榴有甜石榴和酸石榴之分,每次吃 1 个即可,不宜多食,否则伤肺生痰,又易腐蚀牙齿。小儿多食易发热痰鸣,感冒、急性盆腔炎、尿道炎患者慎食,糖尿病患者、肺气肿和便秘患者忌食。

下面介绍石榴的食谱和便方:

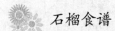 **石榴食谱**

石榴鸡块 石榴皮 10 克洗净,切块,放入纱布袋,扎紧袋口;母鸡肉 250 克洗净,切成 4 厘米长、3 厘米宽的长条块,沸水氽透捞出。淡菜 30 克温水泡软发透,沸水氽后捞出。火腿 30 克温水洗净,沸水氽透捞出,连皮切成大厚片用绳捆好。鸡块和石榴皮纱布袋同入沙锅,加葱、姜、料酒、精盐、清水,旺火煮沸,撇沫,移至小火上炖焖,至鸡肉熟烂,去纱布袋。蒸好的淡菜连汤倒入锅,加味精,捞出火腿解掉绳,盖在鸡块上,稍煮即成。此菜补虚劳、益精血、滋肝涩肠,适合治崩漏带下、肠炎下血、痢疾、腹痛等。

石榴玉米 石榴 30 克去皮、取籽;面粉 100 克、鸡蛋 1 个和黄色素少许和匀,擀成薄片,做成盏形,入烤炉烤熟,取出,浇入柠檬汁 20 毫升,放入炒香的玉米粒 100 克,撒上石榴籽即成。此菜健脾益气、滋补肝胃、清热解毒,适合治食欲减退、烦躁不安等。

石榴粥 石榴 30 克去皮、取籽、榨汁。粳米 100 克淘洗干净,入锅,加入石榴汁和适量清水,旺火煮沸,改用小火煮到粥稠即成。此粥健脾益气、滋补肝肾、清热解毒,适合治食欲减退、烦躁不安等。

石榴便方

腹泻 ① 鲜石榴皮 120 克和鲜玉米棒 500 克分别烘干,共研细末,日服 1 剂,早、中、晚饭前各服 1 次,用温醋 50 毫升送服。② 石榴皮、焦山楂、茶叶各适量入锅,加清水煎汤,日服 2~3 次,代茶饮。③ 干石榴皮、干柿子皮各 15 克和干姜 6 克共研末,日服 2~3 次,每次 2~5 克,用小米汤送服。

痢疾 ① 石榴皮 20 克水煎温服。② 石榴皮 30 克、山楂 30 克水煎服,日服 1~2 次。

便血 ① 石榴皮炒后研末,日服 3 次,每次 9 克,温水冲服。② 石榴 1 个烧炭存性,研末加红糖适量拌匀,日服 3 次,每次 9 克,温水送服。

脱肛 石榴皮 30 克和明矾 15 克同入锅,清水煎汤,洗患处。

绦虫 石榴皮 45 克加温水 500 毫升浸泡 12 小时,过滤后煎成 200 毫升汤,晨起空腹分 2 次服,隔 30 分钟服 1 次,服完后再用泻药 1 剂,将虫驱出。

蛲虫 石榴皮 3 克、大枣 50 克、槟榔 4~6 克同入锅,加适量清水煎汤,日服 1 剂,吃枣饮汤。气虚下降、脾胃虚弱、心腹痛者不宜服。

蛔虫 ① 石榴皮 15 克、槟榔 9 克同入锅,加适量清水煎服,每晚临睡前服,连服 3 日。② 石榴皮干皮研末,内服。

口腔炎 鲜石榴 2 个洗净,剥取肉籽捣碎入杯,加沸水浸没,晾凉取汁含漱,日漱 3 次。

牛皮癣 石榴皮 1 份炒至炭研细末,加芝麻油 3 份调成稀糊状,涂患处,日涂 2 次。

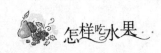

心烦口渴　酸石榴半个取汁顿服,日服 2 次,连服 7~10 日。

咳嗽吐血　鲜石榴 250 克取籽, 加清水 300 毫升, 煮沸加冰糖适量,小火煮至糖溶,日服 1 剂,分 2~3 次饮服。

醒酒除烦　石榴 3 个去皮取籽,加清水 100 毫升煮沸,加蜂蜜和白糖适量煮成浓汁,浇在石榴籽上,日服 1~2 次。

遗精过频　石榴皮 12 克和五加皮 10 克同入锅,加适量清水煎汤,日服 1~2 次。

小便失禁　酸石榴 1 个烧炭存性,日服 2~3 次,每次 6 克。

稻田皮炎　石榴皮和地榆各 125 克加清水 1 500 毫升煎煮至 500毫升时加明矾 250 克溶解,下田前用此剂搽手足。

神经性皮炎　鲜石榴皮 50 克洗净,蘸明矾末搽患处。

急性胃肠炎　石榴皮和车前子各 20 克研末,日服 2~3 次,每次 3~5 克,温开水冲服。

肺结核喘咳　酸石榴 3 个去皮、取籽、捣碎、取汁,临睡前服适量酸石榴汁。

风湿性关节炎　石榴皮 12 克、苹果叶 20 克和甘草 10 克同入锅,加适量清水煎汤,日服 2 次。

急、慢性中耳炎　鲜石榴皮 1 个洗净、切碎、捣烂,取汁滴患耳。

老年慢性支气管炎　每晚嚼食酸石榴 1 个,连服 10 日。

········ 九标水果——李子 ········

李子又名李实、嘉庆子、嘉应子,原产于我国,已有 3 000 多年栽培历史,《诗经》中就有"华如桃李"、"丘中有李"和"投我以木桃,报之以琼瑶,投我以木李,报之以琼玖"的诗句。古书中还将李子作为名果列出"九标"即香、雅、细、淡、洁、密、宜夜月、宜绿鬓、宜冷酒,称它玲珑剔透、形态美艳、口味甘甜,难怪后人常以"艳如桃李"形容美女,"桃李满天下"喻学生之多。

李子性平、味酸甘,主要有胭脂李和桃李两大品种。前者色红艳似胭脂,果大、皮厚、肉嫩、味香甜,又称"女儿红";后者由桃树和李树嫁接育种繁殖而成,故名"桃李",其果大似桃形,色青黄、肉厚核小、味甜中带酸。除鲜食外,李子还可制成李子干、蜜饯、罐头和酿酒。李子的药用历史悠久,中医认为,李子具清肝涤热、润肠通便、利尿消肿、散瘀之功效,可用于胃阴不足、口渴咽干、大便秘结、小便不利、跌打淤血作痛、咳嗽、水气肿满、虫蝎蜇毒等。李子对肝病有较好的保养作用,唐代名医孙思邈谈到李子时曾说:"肝病宜食之。"李子还具悦面养容之功,李时珍在《本草纲目》中介绍把李子核仁去皮研细,用鸡蛋清调合涂面,早晨洗去,后涂胡粉,可治妇女面皯。古医书上还讲,李子花与梨花、樱桃花、红白莲花、旋覆花等晒干,共研细粉,用于洗面,能淡化汗斑,去粉滓黑黯,百日光洁如玉。现代医学研究认为,李子富含维生素C和膳食纤维,味酸,能促进胃酸和胃消化酶的分泌,增加胃肠蠕动,促进消化,改善食欲,是胃酸缺乏、食后饱胀、大便秘结者的食疗佳品。李子核仁中含苦杏仁和大量脂肪油,有利尿降压、润滑肠道、促进排便和止咳祛痰的功效。

李子一般人都能食用,尤适宜于教师、演员润喉开音,对慢性肝炎、肝硬化者和因熬夜或体虚而有口干舌燥、牙龈肿痛者亦有较佳疗效。李子含高量果酸,每次吃4~8个为宜,过量食用会与胃中的盐酸盐相结合,易引起胃痛和虚热、脑胀,俗话说"桃养人,杏伤人,李子树下埋死人。"特别是未成熟和发涩的青李子含有毒的氢氰酸,人吃后会出现肚子痛、拉肚子、头痛、头晕、心悸、恶心、呕吐,重的甚至会呼吸困难、意识障碍、全身痉挛。

下面介绍李子的食谱和便方:

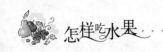

 李子食谱

李子鱼肉 李子 7 个洗净、去核、切片；鲤鱼 1 条去鳞、内脏和鳃，洗净，鱼身两侧斜切刀口，将料酒、精盐撒入刀口稍腌；青椒 2 个洗净、去籽、切块；清汤、酱油、料酒、醋、白糖、精盐、湿淀粉兑成芡汁。锅置火上，倒入植物油，烧至七成热，鱼刀口处撒上湿淀粉后入锅炸至外皮变硬，小火浸炸 3 分钟，再用旺火炸至金黄色，捞出。油烧热，葱、姜、蒜茸入锅煸香，倒入芡汁和炸鱼的沸油，加入李子片、青椒块略炒，浇入鱼上即成。此菜清肝热、生津液，适合治肝硬化等。

李子布丁 李子 4 个去皮和核，切成小粒；果冻粉适量加白糖和冷开水拌匀，放入冰箱冷冻至凝固，在表面缀上李子粒即成。此食清肝益胃、止渴利尿，适合治心烦内热等。

李子蜂蜜 李子 10 个洗净、去核、切片，入锅加清水煮沸至深红色，加蜂蜜 25 克，烧开片刻，李子水去渣放入冰箱冷冻即成。此食清肝益胃、生津润燥，适合治咽干唇燥、阴虚内热、糖尿病、便秘等。

李子牛奶 李子 6 个洗净、去核，与牛奶 1 瓶同入搅拌机，加入蜂蜜少许，搅匀即成。此食清肝益胃，适合治虚劳损伤等。

李子酸奶 李子 3 个洗净、去核，放入搅拌机，倒入酸奶 200 毫升，搅匀即成。此食促进胃肠蠕动，适合治便秘等。

李子果汁 李子 2 个洗净、去核；苹果 1 个洗净、去核；菠萝 200 克去皮、切块，一起入榨汁机，加入冷开水 100 毫升和白糖适量榨汁。此汁保肝、消除疲劳。

李子 4 个洗净、去核，与葡萄 1 串洗净同入榨汁机榨汁，加蜂蜜拌匀即成。此汁防氧化、抗衰老。

李子 3 个洗净、去核和橘子 1 个剥皮、去核同入榨汁机，加冷开水

100 毫升榨汁即成。此汁美体瘦身。

 李子便方

肝病 每日适量食用鲜李子。

口臭 李子 30 克和枇杷叶、佩兰各 10 克洗净,水煎,饮汤和含漱,日服 1~2 次。

牙痛 干李根 10~15 克洗净、切碎,水煎含漱或磨汁涂抹。

黑斑 李核仁 2 个去皮研细,加鸡蛋清 1 个调匀,睡前敷于脸上,次晨清水洗去,连用 1 周(此期间忌见风)。

祛暑 李子 5 个洗净、去核和白糖适量开水溶化,同入搅拌机,拌匀加入冰块即可饮。

麻疹 李树胶 15 克加水煎汤,日服 1 剂,分 2 次温服。

湿疹 酸李子 500 克洗净、捣烂、加水煎汤,洗患处,每日数次。

便秘 李核仁 10~15 克加水煎汤,代茶饮。

冠心病 李子和蜂蜜各 20 克,加水煎汤,吃李喝汤,长期服用。

糖尿病 ① 鲜李子适量洗净、去核、捣烂取汁,日服 3 次,每次 25 毫升。② 李子树根白皮 10 克,水煎服。

肝腹水 李树根皮、奇异果根各 30 克,佛手、川楝子各 6 克,青皮 9 克共入锅,加适量清水煎汤服。

肝硬化 李子 100~150 克洗净、去核,加清水 300 毫升煮沸 3 分钟,加绿茶少许、蜂蜜适量,日服 1 剂,代茶饮。

口渴咽干 李子生食,或作果脯含咽。

牙龈出血 李子 1~2 个洗净,早、晚各服 1 次。

扁桃体炎 酸李子 2 个洗净、去核、捣烂,加精盐和开水 1 杯,拌匀晾凉,取汁液,每日含漱多次。

心烦内热 李树根皮 30 克加水煎服。

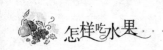

小儿壮热　李树叶 50 克洗净，加水适量煎汤洗浴或捣汁涂抹,日涂 2 次。

阴虚内热　李子 1 000 克入沸水余一下,捞出晒至皮皱,加水煮至半熟,去核入原锅,加冰糖 400 克,续熬至糖汁吸收,冷却后裹上一层绵白糖,日服 3~4 次,当点心食,每次吃 3~4 个。

清热解毒　李子汁、甜瓜汁、葡萄汁各 10 毫升调匀,冲服。

肺经燥热　李子洗净生食,或加蜂蜜煎膏服,日服 2 次。

消化不良　李子 1~2 个洗净生食,早、晚各 1 次。

食欲不振　李子 1~2 个洗净和葡萄干 6 克饭前服。

精神不振　李子干适量嚼食。

虚劳损伤　李子 5 个洗净、去核和蜂蜜 25 克、牛奶 100 毫升,同入锅煮沸,温热服。

肌肤干枯　李子 250 克洗净、去核、榨汁,与米酒 250 毫升调匀,日服 1~2 次,每次 100~200 毫升。

虫蝎蛰痛　李核仁适量捣烂,涂患处。

肝硬化腹水　①李子 250 克洗净,日服 2~3 次,每次 5~6 个。②李子 6 个和米仁 30 克洗净,入锅加适量清水共煮,日服 1 剂,分 2 次服。

肺结核潮热　李子 500 克洗净、去核、榨汁,日服 2~3 次,每次冷服 50 毫升。

·········· 长寿仙桃——奇异果 ··········

奇异果原产于我国,本名猕猴桃,又名藤梨、猴子梨、洋桃、狐狸桃,多为野生。明代李时珍在《本草纲目》中说:"其形如梨,其色如桃,而猕猴喜食,故有诸名。"不过早在唐代医书《本草拾遗》中就有"猕猴桃味咸温无毒,可供药用,主治骨节风、瘫缓不随、长年白发、痔病等等"的记载。但是长期以来,我国把猕猴桃仅作为一味中药材,并未作为水果加以培育发展。直到 20 世纪 70 年代末才发现猕猴桃在世界各国流行,原来 20 世纪初,新西兰就从我国引种猕猴桃,由于当地土壤、气候等种植环境适合猕猴桃生长,经栽培改良,果肉有金黄色的金果和深绿色的绿果两种,香甜多汁,混合了哈密瓜、水蜜桃和柑橘的果味。它除含丰富的维生素 C、维生素 A、维生素 E 和钾、镁、纤维素外,更含其他水果少见的营养成分叶酸、胡萝卜素、黄体素、氨基酸,尤其是天然肌醇和钙具有稳定情绪和抑制交感神经的作用,有效改善睡眠障碍。现代医学研究表明,猕猴桃含有较多的抗癌物质,可起到直接和间接的抗癌作用。普通人每日食用 2 个奇异果即可补充成人每日所需 1/3 的营养;1 个人每天所需的维生素 C,只要吃 1 个猕猴桃便可满足需要。因此,新西兰人把它视为一宝,特别是猕猴桃茶褐色又毛茸茸,与其国宝兼国鸟 Kiwi 鸟的特征相近,就干脆叫它 Kiwi Fruit,译成中文就成为奇异果,并很快占领了国际市场。我国也从新西兰引进优良品种,让猕猴桃重返祖地,如今已非猕猴善食之野果,成为人们青睐的大众水果,也称之奇异果了。

奇异果性寒,味甘酸。中医认为它具有润中理气、生津润燥、解热止渴、利尿通淋的作用,适用于消化不良、食欲不振、呕吐等。现代医学研究显示,它能降低胆固醇及三酰甘油(甘油三酯),亦可抑制致癌物质,对高血压、高血脂、冠心病、肝炎、关节炎、尿道结石、便秘和癌症有一定疗效。美国食品药品监督管理局认为,奇异果是膳食纤维的良好来源,有利于促进肠胃蠕动、增加消化能力。日本曾针对有腹泻或便秘问题的过敏性肠炎患者做了一项实验,当患者连续食用 1 周的奇异果后,不但减少了腹痛、腹泻的次数,有位连续腹泻 20 年的患者,在食用奇异果的 1 周间完全没有再腹泻。奇异果还是知名的护肤圣品,它富含的维生素 C 和镁,可减少黑色素的形成,保持皮肤白皙;它含有多种

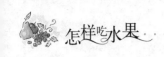

氨基酸、泛酸、叶酸、酪氨酸以及铜、铁等物质,有乌发亮发的功效。它还适宜航空、航海、高原、矿井等特种工作人员和老弱患者食用,对老化和白内障都有辅助治疗作用。因奇异果性寒,平素脾胃虚寒、腹泻便溏者忌食,先兆流产和月经过多者忌食,另外糖尿病患者也忌食。虚寒者和孕妇慎食。

人们购买奇异果通常选稍硬点的,但太硬吃起来酸,可把果实埋进米袋,两日后奇异果皮会变软肉变甜。也可把奇异果放入纸袋,同时放入 2~3 个苹果、梨或香蕉,把袋系上,由于苹果、梨或香蕉会释放具有催熟作用的乙烯,因此,二三日奇异果就会变得软润可口。

下面介绍奇异果的食谱和便方:

奇异果食谱

奇异果猪肉 奇异果 2 个去皮切片;猪里脊肉 500 克洗净切片,加入料酒、精盐、胡椒粉拌匀,磕入鸡蛋 1 个,加湿淀粉拌匀,腌浆。锅置火上,倒入植物油 500 毫升,烧至六成热,逐片下入腌浆的肉片,炸至外焦里酥,捞出沥油。净锅置火上,加入清水和白糖 50 克,奇异果片煮沸至糖全溶,湿淀粉勾芡,淋入明油,出锅浇在肉片上即成。此菜健胃、生津、利尿、催乳,适合治食欲不振、烦热口渴、小便不通、产妇乳少等。

奇异果 2 个去皮切丝;猪里脊肉 150 克洗净切丝,加酱油腌渍片刻,加白糖、淀粉拌匀。锅置火上,倒入植物油烧热,下入肉丝,炒至变色熟,加酱油略炒,加入奇异果丝速炒即成。此菜健胃、生津、利尿、催乳,适合治食欲不振、烦热口渴、小便不通、产妇乳少等。

奇异果根 30 克洗净,切成小段;大枣 10 枚洗净、去核。猪肠 1 段(30~40 厘米)用盐擦洗净,塞入奇异果根,锅置火上,放入猪肠,加入大枣、葱、姜、精盐、料酒和适量清水,旺火煮沸,转小火炖 3 小时,至猪肠熟透,调入味精即成。吃猪肠、枣肉,喝汤,此菜清热消肿、活血利尿,适合治脱肛、带下、淋浊、水肿、疮疖等。

奇异果鸡肉　奇异果 2 个,一个去皮切丝,一个去皮挤汁;鸡脯肉 400 克洗净、切片,加精盐、胡椒粉、味精、料酒拌匀,腌渍片刻;鸡蛋清 2 个和淀粉调匀成糊。锅置火上,倒入植物油 500 毫升烧至六成热,鸡片挂匀蛋糊逐片下入油锅,炸至外酥里嫩,捞出沥油。净锅置火上,倒入植物油 50 毫升烧热,放入白糖 100 克煮沸至糖全溶,倒入奇异果汁和奇异果丝速炒,淀粉勾芡即成。此菜防癌抗癌。

奇异果 200 克去皮切丝;鸡脯肉 250 克洗净切丝,放入油锅炒至熟;草莓 25 克洗净去蒂,切成丁。锅置火上,倒入鲜汤 100 毫升,加入精盐、白糖、白醋煮沸,放入鸡肉丝,加入奇异果丝、草莓丁炒匀,湿淀粉勾薄芡,淋入麻油即成。此菜生津止渴、开胃消食、防癌抗癌。

奇异果鱼肉　奇异果 500 克去皮切片;鱼肉 250 克洗净切片,加鸡蛋清 1 个、精盐、黄酒拌匀;鲜笋、火腿各 25 克洗净切丁。锅置火上,倒入植物油烧热,放入鱼片划散,加入奇异果片,捞出沥油。锅留底油置火上,放入笋丁、火腿丁,略炒,加入鲜汤、白糖、奇异果片、鱼肉稍炒,湿淀粉勾芡,淋入麻油即成。此菜养阴补虚、生津止渴,适合治慢性气管炎、慢性胃炎、贫血、肺癌、鼻咽癌等。

奇异果虾肉　奇异果 2 个去皮切丁;鲜虾 200 克去壳,洗净,加精盐、鸡蛋清、淀粉拌匀;荸荠 25 克去皮切丁;清汤 50 毫升和料酒、味精、精盐、湿淀粉调匀成芡汁。锅置火上,放入熟猪油 500 克(实耗约 75 克)烧至五成热,放入鲜虾滑至熟,捞出控油。锅留底油烧热,葱末爆香,放入奇异果、荸荠、虾仁煸炒片刻,烹入芡汁,炒匀即成。此菜生津止渴、开胃消食,适合治食欲不振、胃肠炎等。

奇异果菠菜　奇异果 500 克去皮,每个挖 1 深孔,逐个填入捣成泥的蜜枣 200 克,入油锅略炸。锅留底油,倒入适量清水,煮沸,调

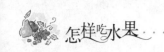

入蜂蜜 200 克、白糖 25 克和菠菜汁 25 毫升,湿淀粉勾芡,倒入奇异果,撒入糖桂花即成。此食生津止渴、消食开胃,适合治食欲不振、胃肠炎等。

奇异果芹菜 奇异果 2 个去皮与洗净的团生菜、芹菜各 30 克和香菜 20 克一起加冷开水绞汁,加柠檬汁 25 毫升、蜂蜜 8 克调匀即成。此汁辛凉解毒、降脂消炎。

奇异果豆腐 奇异果 50 克去皮和豆腐 120 克加水炖熟,此菜祛风止痛,适合治慢性头痛。

奇异果柳橙 奇异果 2 个和柳橙 1 个去皮同入果汁机榨汁,加入苏打水 200 毫升和冰块即成。此汁有淡斑、除皱、抗衰老等作用。

奇异果木瓜 奇异果 200 克去皮捣烂;木瓜 200 克去皮和籽,捣烂,两者混合,加适量蜂蜜搅匀即成。此食补虚损、健脾胃。

奇异果柠檬 奇异果 2 个和柳橙 1 个去皮同入果汁机榨汁,加入白开水 300 毫升、果糖适量和柠檬汁 25 毫升,搅匀即成。此汁适合治咽喉不适,预防感冒。

拔丝奇异果 奇异果 12 个去皮,每个剖两半,裹上鸡蛋清和湿淀粉调成的厚糊。锅置火上,下熟猪油 700 克(实耗约 100 克),旺火烧至 200℃热时,挂糊的奇异果入锅炸至黄亮酥脆,捞出沥油。锅留底油置中火上,加入白糖 150 克不断搅动,糖熬至完全融化起丝时,放入奇异果,糖浆裹匀即成。此食清热、生津、抗癌。

奇异果刨冰 奇异果 2 个去皮切丁,甜橙肉 50 克切丝。冰糖 25 克打碎,与冰块拌匀,加入奇异果丁、甜橙肉丝,放入薄荷叶少许即成。此食清热解毒,适合治烦热口渴、咽喉不适等。

奇异果便方

贫血 奇异果 150 克去皮榨汁,加适量清水和白糖 25 克煮沸,湿淀粉勾芡,晾凉,日服 1 剂,分 2 次饮服。

呕吐 奇异果 5 个去皮和生姜、果糖少许同入果汁机,加适量清水榨汁,日服 1 剂。

痔疮 奇异果 500 克去皮与白糖 25 克煮沸 15 分钟,至奇异果透明,再加入白糖 25 克熬成白糖液,续煮 20 分钟,奇异果捣成泥状,晾凉装瓶。日服 3 次,每次 20 克,温开水冲服。

高血压 奇异果 60 克去皮、切块、榨汁,加凉开水 200 毫升搅匀,日服 1 剂。

肺结核 吃奇异果或饮汁,并用奇异果根 30 克和红枣 5 枚水煎服。

口干舌燥 奇异果 200 克去皮、切小块;白梨 100 克洗净、去核、切小块;水发银耳 50 克去杂、洗净、撕片,加白糖少许和适量清水,一起上笼蒸 15 分钟,晾凉随时服食。

消化不良 奇异果 5 个去皮、切块、榨汁,日服 1 剂,分 2 次饮服。

慢性胃炎 奇异果 100 克去皮与大枣 25 克一起加清水 500 毫升,旺火煮沸,小火煨煮 30 分钟,加红茶 3 克,日服 1 剂,早、晚饮服。

肺热咳嗽 奇异果 100 克去皮、切片;水发银耳 50 克去杂、洗净、撕片,入锅加清水煮熟,加入奇异果片和白糖适量,煮沸,温服。

慢性肝炎 奇异果 250 克去皮与白糖 100 克、蜂蜜 50 克、柠檬汁少许和适量清水同入锅,煮至深黄色,晾凉,温服。

脾脏肿大 奇异果 5 个去皮、切块、榨汁,日服 1 剂,连服 15 日,温水冲服。

前列腺炎 奇异果 50 克去皮、捣烂,加适量温开水冲服,日服 1 剂,分 2 次饮服,连服 2 周。

尿路结石 奇异果 2~3 日,生食。

睾丸偏坠 奇异果 30 克、金柑根 9 克,水煎去渣,与烧酒 60 毫升分 2 次饮服。

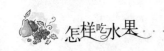

　　须发早白　奇异果去皮,蘸炒熟捣碎的黑芝麻末和白糖,日服1~2次。

　　风湿性关节炎　奇异果和木防己各15克、荭草9克、胡枝子30克水煎服。

······· 长寿食品——山楂 ·······

　　山楂又名红果、山里红、胭脂果。我国栽培山楂历史悠久,最早可追溯到3 000多年前的《尔雅》一书中已有山楂的记述:"树如梅,其子大如指头,赤色似小柰,可食,此即山楂也。"明代李时珍在《本草纲目》中也载有"将山楂去皮、核,捣和糖、蜜,作为楂糕",尤适合老年人食用,能增强食欲、改善睡眠、保持骨和血中钙的恒定、预防粥样动脉硬化,使人延年益寿,故山楂常被视为"长寿食品"。

　　山楂有很高的营养和药用价值。山楂含钙量居水果之冠,它所含维生素C比苹果、桃子和梨都多。难能可贵的是山楂即便煮熟,仍能被其本身的酸性所保护,营养成分不因受热而遭到破坏。山楂含酒石酸、柠檬酸、山楂酸、苹果酸等多种有机酸,并含解脂酶,入胃后山楂及其制品有消食作用。古医书中有"煮老鸡硬肉,入山楂数颗即易烂,则其消肉积之功,盖可推矣"之句。烹调牛肉不易煮烂,放山楂同样易熟烂,且可消食消腻。山楂还可利胆汁,促进胃液分泌。节日摄入较多量的含脂肪和糖分的食品,常会出现嘴干舌苦等症状,吃些山楂片或山楂水利于开胃消食、化滞消积。

　　山楂性微温,味甘酸,中医认为有消食化积、活血祛瘀、生津止渴、解毒杀虫和解酒之功效。现代医学研究还证明,山楂对心血管系统疾病有治疗作用,山楂所含山楂黄酮和三萜酸成分能扩张外周血管,有缓慢而持久的降压作用,能明显降低血脂,还能减慢心律,使心脏收缩增强,消除心脏疲劳,增加冠状流量,减轻或消除冠状动脉脂质的沉积。山楂还能抑菌抗炎、防癌抗癌,并适宜妇女月经过期不来,或产后瘀血腹痛、恶露不尽者食用。

山楂可生食,也可制成山楂片、山楂糕和山楂果汁、果酱、果酒等食品,虽常食有益身体,但也不可多食贪食,否则会伤人中气。山楂不适合孕妇吃,怕诱发流产;也不适合脾胃虚弱者吃,因为山楂帮助消化、促进消化液分泌,并非通过健脾胃的功能来消化食物;儿童正处于牙齿更替时期,长时间食用山楂或山楂制品,对牙齿生长不利。此外,糖尿病患者和血脂过低的人也不宜多吃;服用人参或西洋参期间忌食。要注意的是山楂味酸,加热后会变得更酸,食用后当立即漱口刷牙。山楂不可用铁锅熬煮,因果酸溶解铁锅中的铁垢,能生成低铁化合物,吃后会引起中毒。

下面介绍山楂的食谱和便方:

🌼 山楂食谱

山楂猪肉 山楂 100 克洗净,去核,切成圆片;猪瘦肉 300 克洗净。山楂片和砂仁 2 克入锅,加清水旺火煮沸,下猪肉煮至六成熟捞出,切成 2.5 厘米长的粗条,酱油腌入味。锅置中火,倒入植物油烧热,下肉条炸干水分,肉色微黄时捞出。锅留底油,下姜片、葱段,放入山楂片,炸肉条,加入黄酒、花椒,加味精、白糖炒匀,淋麻油即成。此菜开胃消食、活血散瘀,适合治食欲不振、暑热、慢性胃炎、慢性结肠炎等。

山楂 150 克洗净,去核,切片;猪瘦肉 200 克洗净,切片,加鸡蛋清 1 个、料酒 10 毫升和淀粉 25 克拌匀上浆;荸荠 50 克去皮,切片。锅置火上,倒入花生油 500 毫升(实耗约 75 毫升)烧至五成热,放入肉片滑散,倒入荸荠片冲一下,一起捞出控油。净锅置火上烧热,放入山楂片、肉片、荸荠片煸炒片刻,加入清汤 50 毫升、白糖 50 克和精盐少许,煮

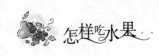

沸,湿淀粉勾薄芡即成。此菜健脾消食、活血散瘀,适合治慢性胃炎、更年期综合征等。

山楂150克洗净,一半入锅加清水旺火煮沸,投入洗净的猪瘦肉400克,小火熬至六成熟捞出,肉切条,加酱油、黄酒、葱花、姜片、花椒与肉条拌匀,腌渍1小时,沥去水分,肉色微黄取出。另一半山楂下油锅略炒,投入肉条翻炒,小火烘干,加麻油、味精、白糖炒匀即成。此菜滋阴润燥、健脾开胃,适合治慢性胃炎、慢性肠炎等。

山楂20克洗净,切片;猪瘦肉250克洗净,切片;黑木耳20克发好,撕瓣;芹菜50克洗净,切段。锅置火上,倒入植物油烧热,下姜片、葱段煸香,放入山楂片、肉片,炒至肉变色,加入木耳、芹菜炒熟,加精盐、味精即成。此菜开胃消食、活血散瘀,适合治食欲不振、暑热、慢性胃炎、慢性结肠炎等。

山楂15个洗净,一切四丁,去核,入碗开水加盖泡15分钟;猪里脊肉200克洗净,切成1.5厘米见方的丁,清水泡10分钟;青椒25克洗净,切小丁。锅置火上,倒入植物油烧至五成热,肉丁沥去水分,加少许精盐、鸡蛋清1个和淀粉25克搅匀,放入油锅中滑出。锅留底油,下葱花煸香,烹入黄酒,下山楂丁及泡水1分钟后放入肉丁,加精盐、味精、白糖、青椒丁搅匀,旺火收汁,淋麻油即成。此菜滋阴润燥、健脾消食,适合治孕产期消化不良、小儿厌食、胃肠神经官能症、更年期综合征等。

山楂30个洗净,切成两半,去核,捣成泥;猪肥膘肉1块(长约6厘米、宽5厘米、厚1厘米)洗净,切成0.1厘米厚的肉片40片;鸡蛋1个和淀粉搅匀成淀粉蛋糊。锅置火上,倒入适量清水,下白糖,熬至糖液有黏性时,下山楂泥搅匀,成山楂糖馅。取1片肉平铺菜板上,放上山渣馅,抹平,卷起成生坯,依次做完40片。净锅上火,倒入植物油烧至六成热,生坯挂一层淀粉蛋糊,逐个放入浸炸成深黄色,熟透捞出控油即成。

此菜健脾养胃、消食化积，适合治营养不良性消瘦症、慢性胃炎、慢性肝炎等。

山楂鸡肉 山楂250克洗净，去核；嫩仔鸡750克去毛、除内脏、剔鸡骨，洗净，剁成5厘米见方的块，料酒、精盐腌渍，鸡蛋清1个和湿淀粉拌匀。锅置火上，下猪油1 000克（实耗约250克）烧至六成热，放入鸡块滑熟，捞出沥油。净锅上火，放入底油少许，下姜片、葱段煸香，加入山楂，烹入料酒、酱油，放入精盐、白糖、湿淀粉勾芡，倒入鸡块，淋麻油即成。此菜滋阴健脾、活血化瘀，适合治月经延期、产后瘀滞、慢性胃炎等。

山楂250克洗净，入锅加清水煮沸，至山楂裂皮取出，去皮和核，再加清水、白糖煮沸焖烂。烤鸡1只，切成脯肉，浇上焖烂的山楂及汁即成。此菜益气补脾、调经止痛，适合治月经不调、痛经、更年期综合征等。

山楂鹌鹑 鹌鹑2只闷死，去毛骨，除内脏，洗净，入煲加鲜汤、生姜片、胡椒粉、干山楂片25克和精盐，炖至肉炝烂，放味精即成。此菜补脾益气、降脂利水，适合治高血脂、高血压、腰腿酸痛等。

山楂鱼肉 山楂150克洗净，加清水上笼蒸软；鳜鱼1尾（约1.5千克）去鳞和内脏，洗净，剁去头尾，一劈两，剔去大骨及腹肉，先用坡刀再用立刀法交叉剞出均匀的刀口（不要将鱼皮剞透），加工成4厘米宽的菱形块，精盐、料酒、胡椒粉、葱、姜腌渍；冬菇100克与青椒和菠萝各50克分别洗净，切成小丁；鱼头尾修整；番茄酱、精盐、白糖水、醋精、大蒜调汁。鱼块和头尾加淀粉和玉米粉裹匀，下油锅炸透捞出。净锅上火注入油，下入调好的汁和山楂，下冬菇、青椒、菠萝丁，煮沸，淀粉勾芡，冲入沸油，推匀浇在鱼上即成。此菜补虚益脾、消食开胃，适合治食欲不振、慢性胃炎、肾炎水肿等。

净草鱼肉250克切成厚片，码上精盐和水豆粉。锅内放入清水、

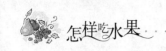

姜片、干山楂片 20 克、泡酸萝卜片 20 克,煮 10 分钟,放入料酒、精盐、鱼片,烧至鱼肉熟透,起锅放鸡精、葱花、香油即成。此菜温中健胃、消食化积、降脂降压,适合治食欲不振、慢性胃炎、高血脂、高血压等。

山楂 150 克洗净,去核,切片;水发鱿鱼 250 克洗净,去外皮膜,形成距 0.2 厘米交叉花刀纹,再隔 0.2 厘米切成条,下锅沸水烫至卷形。锅置火上,倒入植物油烧至四成热,放入葱花、姜末煸香,加入鱿鱼卷、山楂片和洁净青菜心 20 克翻炒,烹入黄酒,加味精、精盐、鲜汤拌匀,湿淀粉勾芡即成。此菜开胃消食、降脂降压,适合治慢性胃炎、高血脂、高血压、心绞痛、冠心病等。

山楂虾肉　山楂 150 克洗净,去核,温油滑下;基围虾 250 克剪去须、腿,洗净,加葱姜汁、料酒、精盐腌渍片刻,拍上淀粉。锅置火上,入色拉油烧至六成热,下基围虾炸至金黄色,捞出沥油。原锅上火,入高汤、鸡辣酱、味椒盐、白糖、白醋、红油、青红椒粒,煮沸调味,下基围虾、山楂,淀粉勾芡,淋麻油即成。此菜健胃益气、活血调经,适合治月经不调、精神不振、性功能减退等。

山楂豆芽　山楂 150 克洗净,去核,切丝;绿豆芽 200 克去根须,洗净。锅置火上,倒入植物油烧至四成热,下花椒 3 粒炸出香味捞出,入葱花、姜丝煸香,放入绿豆芽翻炒,加黄酒、精盐、山楂略炒,加味精即成。此菜开胃消食,适合治食欲不振、单纯性肥胖等。

山楂豆腐　山楂糕 150 克、豆腐 3 块分别切成小块。锅置火上,倒入植物油烧热,下山楂糕块、豆腐块,炸至黄色,捞出沥油。净锅上火,留底油烧热,投入葱花、姜末、蒜蓉稍炒,倒入炸山楂糕块、豆腐块,加精盐、味精、白糖、醋、酱油、清水,湿淀粉勾芡,调匀即成。此菜开胃消食、健脾止痢,适合治胃肠炎、腹痛、腹泻、痢疾等。

拔丝山楂　山楂 450 克洗净,切成两半,去核;鸡蛋清 1 个和淀粉

15 克、面粉 70 克加清水调成糊。锅置火上,倒入色拉油 1 500 毫升(实耗约 150 毫升)烧至五成热,山楂拍上淀粉、拖匀蛋糊,入锅炸至金黄色捞出,锅留底油,加入白糖 150 克,不断搅动,熬至糖起花呈浅黄色能拔出丝,倒入炸好的山楂,撒上熟芝麻翻裹均匀,装入抹油盘中即成。此食滋阴补虚、消食开胃、活血化瘀,适合治食欲不振、单纯性肥胖、高血脂、动脉硬化、冠心病等。

山楂香蕉 山楂 18 个洗净,切成两半,去核;香蕉 3 根去皮与山楂同压成泥,加白糖 30 克拌匀,挤成 18 个大小相等的丸子;鸡蛋清2 个与淀粉调成蛋泡糊,山楂香蕉丸子挂匀。锅置火上,倒入植物油烧至四成热,下入挂蛋糊的山楂香蕉丸子,炸至浅黄色,捞出控油即成。此食养胃消食、润肠通便,适合治高血压、脂肪肝、习惯性便秘等。

山楂元宵 山楂 250 克洗净,去核,煮烂,晾凉成山楂泥,与白糖 100 克、面粉 50 克混合,加入研碎的核桃仁、芝麻、红丝各 50 克和桂花卤 10 克,倒入植物油和麻油适量,搅拌均匀,装入木模框,压平压实,脱模后切成 2 厘米见方的块作馅。取平底容器,倒入糯米粉 500 克,铺好后用漏勺盛馅蘸上水,连续多次取出后蘸水再滚动,即成元宵,按常规煮熟即成。此食开胃消食、活血化瘀、降脂减肥,适合治食欲不振、高血压、高血脂、脂肪肝、动脉硬化等。

🌼 山楂便方

减肥 ① 山楂 15 克、草决明 15 克、菊花 30 克、荷叶 7 克研成粉末,沸水冲泡,日服 1 小勺。② 山楂 500 克洗净切片,加清水 800 毫升煮沸,小火煮至果熟汁浓缩将干时,加入蜂蜜 200 克煮至浓稠,日服 2~3 次,每次 10~15 克。

脱发 山楂 30 克、菟丝子 30 克、益智仁 15 克、青黛 20 克同研末,黄酒送服,日服 2 次,每次 3~4 克。

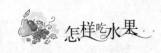

怎样吃水果

呃逆 山楂 50 克加水煎浓汁,成人日服 3 次,每次 15 毫升。

骨鲠 山楂 1 片和乌梅 1 个口含咽汁。

酒醉 大山楂丸 2 丸。

肝炎 山楂研粉,温水冲服,日服 3 次,每次 3 克,10 日为 1 疗程。

腹泻 ①焦山楂研末,加白糖温水冲服,日服 3 次,每次 9 克。②山楂、石榴皮各 20 克,加水 400 毫升煎至 200 毫升,去渣取汁,日服 1 剂,分 2 次饮服。

痢疾 ①山楂 30 克加水煎汤,冲入茶叶 5 克和红、白蔗糖各 15 克,加盖浸泡后饮用。②山楂 60 克、茶叶 10 克、生姜 3 片,水煎冲糖服用,日服 1 剂,分 2~3 次饮服。③山楂 125 克炒成黑色,加红、白糖各 60 克水煎,日服 1 剂,分 2 次饮服,连服 3 日。④山楂 10 克、野麻草 15 克加水煎服,日服 1 剂,分 3 次饮服。⑤山楂 60 克小火炒至略焦,加白酒 30 毫升搅拌,加清水 200 毫升煮 15 分钟,去渣加红糖 60 克,趁热 1 次饮服,日服 1 剂。⑥生、熟山楂各 15 克煎水代茶热饮。⑦山楂 30 克、红茶 10 克加水煎 2 次(每次用水 300 毫升煎半小时)取汁,加红糖,代茶饮。⑧山楂 30 克、苦参 15 克加水煎 2 次(每次用水 300 毫升煎半小时),2 次煎液混合,去渣取汁,日服 1 剂,分 2 次饮服。

胸痛 山楂、石榴皮、陈皮各 15 克同入锅加适量清水煎煮,日服 1 剂,分 2 次饮服。

痛风 山楂 30 克、红花 15 克、白酒 250 毫升共入瓶浸泡 1 周,日服 3 次,每次 15~30 毫升。

痛经 ①山楂 20 克、桂枝 5 克加清水 300 毫升,煎至 150 毫升去渣取汁,加红糖适量,再煮 2~3 沸,热服。②山楂(去核)30~50 克,向日葵籽(不去壳)15~25 克焙干研粉,日服 1 剂,分 2 次服,经前 1 日连服 2 剂为 1 疗程。③山楂 30 克,吴茱萸和玄胡各 15 克,水煎 2 次(每次加清水 400 毫升煎半小时),2 次煎液混合,加红糖适量,于经期前 3 日开始饮服,日服 1 剂,分 2 次饮服,连服 3~5 日。

闭经 ① 山楂、鸡内金各 9 克研细末,早、晚各服 9 克,连服数日。② 山楂 60 克,鸡内金和红花各 9 克,红糖 30 克水煎服,日服 1 剂,分 2 次饮服。③ 山楂、丹参、红花各 10 克共研末,加红糖少许,纳入面粉 200 克调匀,做成药饼 5 个,每晚食 1 个。④ 山楂(去核)30 克加清水煎浓汁,加红糖 30 克略沸溶水化,早、晚空腹饮服,连服 2 剂,每逢经期超过的第一二日开始服用,服后 3~5 日内即可通经(此方对贫血或气虚的闭经不适宜)。

便血 干山楂片 120 克炒焦,加红糖适量,水煎,冲黄酒服。

便秘 山楂 10 个、萝卜 1 个、醋少许加适量清水煎汤,饮汤吃山楂,日服 1 剂,分 3 次饮服。

高血压 ① 山楂 30 克、荷叶 12 克加清水 600 毫升煎至 300 毫升,去渣饮汁。② 山楂 30 克、桑叶 10 克、菊花 5 克、金银花 15 克加清水浓煎 2 次,每次煎 20 分钟,2 次煎汁混合,日服 1 剂,分 2 次饮服。③ 山楂 30 克、当归 15 克、大青叶 30 克加清水煎汤,日服 1 剂,分 2 次饮服。

高血脂 ① 山楂 50 克洗净切薄片、荷叶 15 克洗净切小片和鲜槐花 20 克、决明子 10 克加清水煎 2 次,每次用水 500 毫升煎半小时,2 次煎液混合,加白糖 20 克,日服 1 剂,分 3 次饮服。② 山楂 20 克、陈皮 10 克加适量清水煎煮 30 分钟,取汁冲泡乌龙茶 5 克,加盖闷 10 分钟,代茶频饮。③ 山楂 100 克、荷叶 1 片、生甘草 5 克加清水煎汁,日服 1 剂,分 2 次饮服。④ 山楂、菊花各 10 克和决明子 15 克加清水煎汤,日服 1 剂,代茶饮。⑤ 山楂洗净研成细末,日服 3 次,每次 15 克,1 个月为 1 疗程。⑥ 山楂、何首乌各 15 克加适量清水浸渍 2 小时,再煎煮 1 小时,去渣取汁,日服 1 剂,分 2 次温服。⑦ 山楂 10 克和玉米须 50 克加

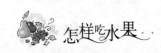

水煎汤,日服数次,不拘时。

心绞痛 ① 山楂 500 克打碎和桃仁 50 克加水煎煮 2 次（每次 50 分钟）,取 2 次汁液,加蜂蜜 250 克,隔水蒸 1 小时,日服 2 次,每次 15 毫升,温开水冲饮。② 生山楂片 20 克、菊花 3 克、草决明 15 克共放入保温杯,沸水冲泡,盖严泡 30 分钟,日服 1 剂,连服数日。

冠心病 ① 山楂片 60 克、大枣 15 枚加水煎 2 次（每次 30 分钟）,取汁调入红糖 20 克,日服 1 剂,早、晚饮服。② 山楂 30 克、益母草 10 克与绿茶 5 克共置于杯,沸水冲泡,代茶饮。③ 山楂 30 克、藕节 15 克、葱须 6 克、当归 10 克加水煎服,日服 1 剂,分 1~2 次饮服。④ 山楂 15 克洗净切碎,荷叶半张洗净切小片,入锅加清水浓煎 2 次（每次 20 分钟）,合并 2 次煎液,代茶频饮。

咽喉炎 山楂 20 克、茶叶 6 克、冰糖 30 克加水煎服,日服 1 剂,分 3 次饮服。

肝硬化 山楂 30 克、玉米须 30 克、龟板 30 克加水煎服,日服 1 剂,分 2 次饮服。

脂肪肝 山楂、决明子、麦芽各 30 克加水煎 30 分钟,加茶叶 5 克、荷叶 6 克煮 10 分钟,取汁连煎 2 次,汁液混合,代茶频饮。

肺脓肿 山楂 20 克、山豆根 30 克、荸荠 60 克加水煎服。

胆石症 山楂 30 克、川楝子 15 克、郁金 12 克加水煎服,日服 1 剂,分 2~3 次饮服。

乳糜尿 山楂末 25 克加清水煮成膏,加入蜂蜜 25 克,饭后半小时 1 次服完,服 2 次,20 天为 1 疗程。

风热感冒 ① 山楂 10 克、银花 30 克加水旺火煮沸,3 分钟后再煎 1 次,2 次汁混合,加入蜂蜜搅匀,日服 1 剂,日服 3 次。② 山楂 20 克和桑叶、菊花、决明子各 10 克加水煎 2 次（每次用水 400 毫升煎半小时）,2 次汁混合,日服 1 剂,分 2 次饮服。

风寒感冒 炒山楂 30 克加清水 400 毫升煮沸,加姜 6 片,小火煎 15 分钟,去渣取汁,加红糖适量,分 1~2 次热服。

声带息肉 焦山楂 24~30 克加清水煎 2 次,得煎液 1 500 毫升,1 日内慢饮。

消化不良 ① 炒山楂、麦芽各 9 克加水煎服。② 山楂 20 克、橘皮 9 克、生姜 3 片加水煎服,日服 1 剂,分早、晚 2 次饮服。

食欲不振 ① 山楂 500 克切碎,加水煎煮,每 20 分钟取煎液 1 次,共取 3 次,煎液混合,小火煎熬浓缩至较稠黏时,加白砂糖 500 克调匀,糖溶化成透明状时停火,趁热倒在撒有一层白砂糖的大瓷盘中,冷却后在上面再撒一层白砂糖,并将其分割成条,再分割成 150 块,日服 2~3 次,每次 5~8 块。② 莲子 200 克洗净加水煮至莲子熟,加入山楂 150 克、白糖适量,煮至山楂熟烂,日服 1 剂,日服 2~3 次。

慢性胃炎 山楂糕 250 克切碎块,入锅加水煮 10 分钟,放入白糖 50 克和去皮、核的橘子 250 克,煮沸,玉米粉适量勾芡,日服 1 剂,分 2 次服。

扁桃体炎 ① 山楂 30 克、马齿苋 30 克、荆芥 3 克加水煎服,日服 1 剂,分 2~3 次饮服。② 山楂 10 克、苦参 20 克加水煎服,日服 1 剂,分 2 次饮服。

神经衰弱 山楂 30 克切片和枸杞子 15 克沸水冲泡 30 分钟,日服 1 剂,分 2 次饮服。

暑热烦渴 山楂、麦芽各 20 克加水 500 毫升煎煮至 250 毫升,日服 1 剂,分 2 次饮服。

乳腺增生 山楂 10 克、青皮 6 克、白糖适量加水煎汤,日服 1 剂。

大便干结 山楂 50 克、核桃仁 150 克、白糖 20 克加水煎服。

月经不调 山楂、黑豆各 30 克和生姜 6 克加水煎汤,日服 1 剂,分 2 次饮服。

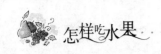

月经淋漓 山楂 30 克和栀子 20 克加水煎汁，调入红糖 15 克，凉服。

月经先期 山楂 30 克和青皮 20 克每次加水 300 毫升煎半小时，连煎 2 次，合并 2 次煎汁，调入白糖，于月经前第 4 日开始服，日服 1 剂，分 2 次饮服。

气滞血瘀 山楂 30 克和当归片 15 克每次加水 300 毫升煎半小时，连煎 2 次，合并 2 次煎汁，调入红糖 20 克，日服 1 剂，分 2 次饮服，连服 7 日。

血瘀闭经 山楂 45 克洗净去核，加水煎取浓汁，调入红糖，空腹饮服。

产后腹痛 山楂、香附、芍药、川芎、艾叶各 9 克和炙甘草 3 克加水煎汤，日服 1 剂，分 2 次饮服。

产后瘀滞 山楂 30 克、干荷叶 60 克、薏苡仁 10 克、陈皮 5 克共研细末，沸水冲泡，加盖闷 20 分钟，代茶饮。

产后瘀血痛 山楂 15 克、红糖适量加水和米酒各半，煎汤服。

泌尿系结石 山楂、鸡内金各 30 克和胆星 10 克共研细末，开水冲服，日服 2 次，每次 3 克。

小儿佝偻病 山楂 12 克、莲子 6 克、鸡蛋壳 10 个加水煎汤，日服 1 剂，分 2 次饮服。

小儿痘疹不出 山楂适量研细末，温开水冲服，日服 2 次，每次 6 克。

小儿脾虚久泻 山楂洗净去皮、核，和等份淮山药、白糖适量捣匀蒸熟，压制成山楂饼，随意服食。

产后恶露不尽 ①山楂 30 克和香附 15 克加水、浓煎，顿服。②焦山楂 30 克和益母草 20 克加水连煎取汁 2 次，加红糖，分 2~3 次热服。③山楂 30 克和红糖 20 克加水煎汤，黄酒适量冲服。

老人腰腿酸痛 ① 山楂片、龙眼肉各 250 克和大枣、红糖各 30 克,同入米酒 1 000 毫升浸泡 10 日(每天摇动 1 次),每晚临睡前饮服 30~60 毫升。② 山楂、杜仲、鹿茸各等份共研细末,加入蜂蜜少许,炼成如黄豆大的丸,日服 2 次,每次 15 克。

淤阻水道型前列腺肥大 山楂 50 克、荔枝核 10 克、冰糖 20 克加水煎汤,日服 1 剂,代茶饮。

抗癌之果——杏子

杏子原产于我国,有 4 000 多年栽培历史,又名杏实、甜梅、叭达杏。果肉黄软,香气扑鼻,酸甜多汁,性温,味酸甘。鲜果生食,还可加工成杏脯、杏干、杏子酱等,杏仁除作休闲小吃,还可制粉食用、榨油和药用。

杏子营养价值极高,富含蛋白质、碳水化合物、粗纤维、脂肪、胡萝卜素、糖类、钙、磷、铁等微量元素以及多种维生素等。尤其是杏仁中含有的维生素 B_{17} 最为丰富,它是极有效的抗癌物质,只对癌细胞有杀灭作用,对正常健康的细胞无任何毒害。斐济成为世上唯一的"无癌之国",就是当地人常吃杏,被誉为"抗癌之果"。美国也将苦杏仁苷作为抗癌尤其是女性治疗乳腺癌的药用食物。杏仁中含有的硒,有明显的延缓细胞和机体衰老的功能,世上的长寿之乡——巴基斯坦罕萨地区的百岁老人也是最爱吃杏,他们还充分利用杏制成多样化的食品。

日本医科大学东洋医学中心研究发现,杏仁中所含的膳食纤维是糙米的 3.5 倍,能够将多余的脂肪及胆固醇和大便一起排出体外,如果 1 日能摄取37 克杏仁,最少能减少 3%的多余的低密度脂蛋白胆固醇即坏胆固醇。日本人非常重视杏仁的降脂、抗氧化和通便的作用,因此,常饮用自制的杏仁奶来达到保健效果。他们将杏仁打碎后与牛奶混合在

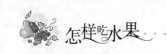

一起饮用,单纯饮用牛奶,钙的作用很难发挥出来,但如果和富含镁的杏仁一起摄入,就能很好地得到发挥。另外,杏仁中的维生素 E 是脂溶性维生素,通过和牛奶中的脂肪成分结合,能够提高身体对其的吸收率。杏仁含有 50% 的脂肪、蛋白质及各种游离氨基酸,有润肤、通利血络等较好的养容功效,还能增白洁齿、防龋、止痛。杏仁还含有大量精氨酸,具血管扩张效果,有助于心血管疾病的防治,每周摄入 5 次以上的杏仁,每次一把约 28 克,即可降低 50% 的心脏病死亡率。

中医认为,杏子生津润燥、润肺祛痰、平喘止咳、润肠通便,可治疗肺燥喘咳、心烦口渴。古医书中有"杏,俟熟后食之,润肺生津,以大而甜者胜。"李时珍也说:"杏仁能散能降,故可解肌散风,降气润燥。"杏子宜成熟后食用,未成熟的杏子不可生吃。杏虽好吃,但不宜多吃,每次以 3~5 个约 50 克为宜,由于杏的酸液能腐蚀牙齿的珐琅质,吃完后最好立即漱口或刷牙。杏仁有甜杏仁和苦杏仁之分,前者即南杏仁,多作食用,有明显的降血脂、防止动脉粥样硬化的作用,有助于预防心脏病。后者即北杏仁,虽具止咳平喘、润肠通便、消肿之功,但苦杏仁苷可被酶水解产生氢氰酸和苯甲酸,有剧毒,其作用于呼吸中枢及血管运动中枢,使之麻痹,引起头晕、头疼、无力、恶心、呕吐、腹痛、腹泻、神志不清等,严重的会危及生命。通常成人吃苦杏仁 40 粒、儿童吃 10 粒就有中毒危险。因此,服用苦杏仁要在医生指导下进行。加工成的杏脯、杏干,有害的物质已经挥发或溶解掉,可放心食用。

杏子适宜于急、慢性气管炎和肺癌、鼻咽癌、乳腺癌患者,及放疗、化疗者食用。产妇、幼儿,患者特别是糖尿病患者,不宜吃杏或杏制品。

下面介绍杏子的食谱和便方:

杏子食谱

杏子猪肉 杏干 50 克用温水泡开,切片;猪里脊肉 200 克切片上浆,用温油滑好;梨100克去皮切片。锅置火上,倒入植物油烧热,下姜丝、葱花煸炒,放入高汤、精盐、白糖、味精、料酒,加入里脊肉片、梨片、杏干,淀粉勾芡,浇明油即成。此菜健脾开胃、降脂润肺、抗毒抗癌,适合治高血压、心脏病等。

甜杏仁20克开水稍泡,去杏衣,纱布包好;带皮五花猪肉500克洗净,切成2厘米见方肉块。锅置火上,下猪油,加冰糖15克,炒成深红色,加入肉块翻炒,肉块呈红色时下葱花、酱油、料酒,注入,清水没过肉块,放入杏仁,待汤煮沸,倒入沙锅,小火炖,勤翻动,勿煳底。肉块炖到六七成熟,再放入冰糖15克,炖至九成熟,取出杏仁,去纱布,平铺碗底,将炖好的肉块皮朝下摆在杏仁上,倒入原汤,上笼蒸到肉烂取出,扣入盘中。剩下的原汤烧开,湿淀粉勾芡,浇在肉上即成。此菜补肺润喉、止咳定喘,适合治肺结核、慢性支气管炎、便秘等。

甜杏仁10克开水稍泡,去杏衣,掰成两半;黑枣150克洗净去核;猪肘1 000克刮尽残毛,洗净,入锅煮开,除血腥味后取出。杏仁、黑枣同猪肘一起放入沙锅,加清水,旺火煮沸,撇去浮沫,改中火清炖30分钟,放入冰糖150克,肉烂脱骨即成。此菜温中祛寒、润肺止咳,适合治慢性支气管炎等。

甜杏仁30克开水稍泡,去杏衣,纱布包好。猪肚1具洗净,切片,与杏仁同入锅,加醋炖煮。醋干后盛出猪肚,取出杏仁,瓦上焙干研末即成。每次食猪肚,温开水送服杏仁末3克。此菜纳气平喘、止咳化痰,适合治咳嗽、咯白色泡沫样痰等。

甜杏仁20克开水稍泡,去杏衣;桑白皮15克洗净;猪肺250克反复搓洗干净,焯后切块,与杏仁、桑白皮同入沙锅,加清水煮沸,猪肺煮烂盛入大碗,加芝麻油、精盐调味即成。此菜清肺平喘,适合治肺热喘咳、痰多胸闷等。

杏仁鸡肉　甜杏仁75克开水稍泡,去杏衣;母鸡1只(约1 250

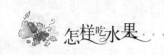

克)去内脏,洗净,放入沸水锅煮透捞出。杏仁、鸡、葱、姜同入锅,注入清汤 1 500 毫升,加料酒、精盐、白糖、胡椒粉,上笼旺火蒸约 1~2 小时,蒸焖后取出,去葱、姜和浮油,加味精即成。此菜温中益气、润肠通便,适宜治食少、乳少、水肿、泻痢、病后虚弱、肺结核等。

甜杏仁 100 克,开水稍泡,去杏衣,精盐稍腌;鸡脯肉 400 克洗净,切成 1.5 厘米见方小丁,和鸡蛋清 25 克、精盐、料酒、淀粉拌匀,淋入麻油;蘑菇 50 克洗净,切丁;豆苗 250 克洗净。鸡汤、味精、胡椒粉、淀粉、麻油和葱花调成芡汁。锅置火上,放入猪油烧热,加入杏仁炸酥捞出。另锅倒入猪油,烧至五成热,放入鸡丁,滑散变白,捞出,沥净油,再将鸡丁倒入锅中,烹入芡汁,放入杏仁稍炒即成。此菜清肺平喘、润肠通便,适合治慢性支气管炎、肺结核、便秘等。

杏仁蟹黄 甜杏仁 250 克开水稍泡,去杏衣,切细粒;藕丝100 克焯水晾凉;虾仁 150 克、鱼肉 100 克、肥膘肉 50 克分别洗净,剁成细泥,混合搅匀,加精盐、味精、料酒、葱、姜、藕丝拌匀,与面粉一起制作表皮。锅置火上,放少许猪油烧热,下姜末煸香,烹入料酒,放入熟蟹黄 75 克,加入适量皮冻汤,淀粉勾芡,凉透拌入杏仁粒 50 克,制馅心。藕丝表皮包入蟹黄杏仁馅成圆子,拖上鸡蛋液,沾上杏仁粒,下入四五成热的油锅中炸至金黄色,捞出即成。此菜补肾壮阳、润肠通便,适合治贫血、便秘等。

杏仁燕窝 甜杏仁 50 克开水稍泡,去杏衣,入碗加清水 50 毫升;干燕窝 20 克清水浸泡,涨发后洗净,入碗加清水 250 毫升,加白糖 50 克。盛杏仁和燕窝的碗一起入笼屉蒸 15 分钟取出,滗去原汁,燕窝放入汤碗。白糖 200 克加清水 100 毫升煮成糖水,倒入燕窝碗,将蒸过的杏仁围在燕窝四周,再上笼蒸 5 分钟即成。吃燕窝、杏仁,喝燕窝甜汤,此食润五脏、补虚劳,适合治酒糟鼻、痤疮等。

杏仁豆腐 甜杏仁 5 克开水稍泡,去杏衣,加清水 200 毫升,磨成杏仁浆,煮沸 10 分钟后放入豆腐 50 克,再煮沸后加适量冰糖即成。此菜利肺化痰、止咳平喘,适合治咳嗽、哮喘等。

杏仁莴笋 甜杏仁 75 克开水稍泡,去杏衣,掰成两半;莴笋 500 克去皮,切斜片,开水烫熟,再放入凉水中浸凉,沥干。用平底锅放菜油 50 毫升烧至五成热,放入杏仁和大蒜片 15 克,煎成淡黄色,煎出香味,去掉蒜片,倒入莴笋炒熟,精盐调味即成。此菜清热利水,适合治感冒、祛痰等。

杏仁青豆 甜杏仁 75 克开水稍泡,去杏衣,切丁;四季豆 500 克去头尾,放在开水中煮一下,直到有点软时捞出。黄油 2 汤匙放入锅中,中火将其融化,加入杏仁炒到发黄,四季豆和杏仁混合即成。此菜润肺止咳、健脾益胃,适合治慢性支气管炎、慢性胃炎、肺结核等。

杏仁莲藕 甜杏仁 200 克开水稍泡,去杏衣。莲藕 500 克去皮洗净,切成 0.2 厘米厚的圆片,清水浸泡片刻,入开水锅略烫捞出,面粉拍匀,鸡蛋液拖匀,沾牢杏仁,放入四五成热的油锅中,炸至金黄酥脆捞出。锅内放植物油 100 毫升烧热,投入藕片,加蜂蜜 100 克和适量醋、精盐、葱、姜末翻匀即成。此食清热解暑、补肾健脾,适合治慢性气管炎、燥热咳嗽等。

杏仁银耳 甜杏仁 20 克开水稍泡,去杏衣,放入炖盅;桂圆肉 20 克清水浸泡后倒入杏仁盅,上笼蒸 2 小时取出。干银耳 20 克清水浸泡涨发后洗净,入另一炖盅,加清水至淹没银耳,上笼炖 1 小时,取出倒入杏仁盅。冰糖适量煮沸溶化,倒入杏仁盅上笼,再蒸 15 分钟取出即成。此食开胃益脾、养血安神。

杏仁雪梨 甜杏仁 15 克开水稍泡,去杏衣,切成细粒。雪梨 1 只去皮切片,与杏仁同入碗,加冰糖 20 克和适量清水,置锅内加盖隔水炖煮约 1 小时即成。此食每日早、晚服 1 次,连服 2~5 日。此食清痰润肺、生津止渴。

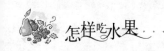

杏仁橘皮　甜杏仁 10 枚开水稍泡,去杏衣,与橘皮 10 克洗净同入锅,加适量清水合煮,淀粉调匀成羹,食前加冰糖少许。此食润肺止咳、化痰平喘。

杏仁米饭　甜杏仁 75 克开水稍泡,去杏衣;粳米 500 克淘洗干净;葱头 4 个去皮切碎。锅置火上,倒入植物油烧热,放入肉桂 1 块和葱头、杏仁,杏仁炒成金黄色,加入粳米和葡萄干 100 克,炒 3 分钟,倒入适量清水,焖煮 50 分钟,饭熟后加少量精盐拌匀即成。此饭清热利水。

杏仁粥　甜杏仁 10 克开水稍泡,去杏衣;猪肺洗净,切块,放入锅内出水,再用清水漂净。粳米 60 克淘洗干净,与杏仁、猪肺同入锅,加清水,小火煮成稀粥,加调味即成。此粥适合治咳嗽、痰多、呼吸不顺、气喘、胸闷等。

甜杏仁 10 克开水稍泡,去杏衣。海藻、海带各 10 克洗净,与杏仁同入锅,加适量清水煎煮成汁,去渣后与洗净的 30 克薏苡仁一起熬煮成粥。每日食用,连续食用 3 周,此粥宣肺、化痰、利水,适合治痤疮,并能增强免疫功能,具有抗脂质过氧化作用,能抗放射、抗肿瘤、降血脂、抗白细胞减少,还能排除重金属,尤其是排铅。治疗甲状腺肿大也有较好疗效。

杏子便方

肺癌　杏子 500 克去皮和核,切片,加适量清水煮至七成热,加蜂蜜 150 克煮至熟透收汁。

菌痢　青杏(将成熟者)去皮和核,捣烂取汁,过滤去渣,小火浓缩至膏状装瓶,日服 2 次,成人每次服 9 克,小儿酌减。

疟疾　杏仁 10 克和青蒿 20 克同入锅,加适量清水,小火煎煮,日服 2 次。

痤疮　杏仁 15 克磨成细粉,用 1 个鸡蛋清搅匀如糊,夜间涂敷患处,清晨用温酒洗净。

偏头痛 杏仁 12 克、荷叶 20 克、大青叶 15 克同入锅,加适量清水煎煮,饮汤,日服 1~2 次。

肺结核 ① 杏仁、白芨各 6 克共研细末,开水冲服,日服 2 次,每次 6 克。② 南杏仁 30 克、羊肺 250 克,先将羊肺切片洗净除泡沫,再与南杏仁一起放入沙锅,炖熟调味。日服 1 次。

冠心病 杏子 50 克去皮和核,煮软制成杏泥;苹果 500 克洗净,连皮去核,切丁。杏泥、苹果丁同入锅,加清水、白糖适量,搅匀煮沸,倒入调好的马铃薯粉 30 克和适量柠檬汁,晾凉。日服 1~2 次。

高血压 杏子 4 个去皮和核;苹果 1 个洗净,连皮去核;芹菜 50 克洗净,一起榨汁。日服 1 剂,分 2 次饮服。

感冒咳嗽 ① 杏仁 9 克、白萝卜 100 克、生姜 3 片同入沙锅水煎,分 2 次服用。② 甜杏仁炒熟,早、晚各嚼食 10 粒,或加白糖共研细末,温开水冲服,日服 2 次。主治老年咳嗽、干咳无痰。

肺寒咳嗽 杏子、大枣各 5 枚,生姜 3 片,同入锅加清水 200 毫升,旺火煮沸,再以小火煎 20 分钟,趁温服食。

肺炎哮喘 杏仁、麻黄各 15 克,甘草 6 克和豆腐 250 克同入锅加适量清水煮 1 小时,去药渣。吃豆腐喝汤,日服 2 次。

肺虚咳嗽 杏子 1 000 克去皮和核,加适量清水,小火煮至酥烂,加白糖 1 000 克,搅动至糖稠汁干,冷却后贮瓶。日服 3 次,每次服 10~15 克。

肺喘咳嗽 杏仁、核桃仁各 20 克微炒,捣烂如泥,加生蜜研为膏状,共做 10 丸。每晚入睡前服 1 丸,生姜汤送服。

燥热咳嗽 杏子 2 个去皮和核,捣烂,纳入 1 个雪梨(挖大孔)中,隔水蒸 20 分钟。

风热咳嗽 杏仁、桑叶、菊花、桔梗、牛蒡子各 9 克同入锅,加适量

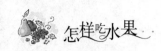

清水,小火煎汤。饮汤,连服数日。

痰唾咳嗽　杏仁去衣和桂皮研泥,含服。

干咳无痰　南杏仁 15~20 克、桑白皮 15 克和猪肺 250 克切片同入沙锅煮食,日服 2 次。

虚咳久喘　南杏仁 250 克洗净,入锅加适量清水,旺火煮沸后小火煎熬 1 小时;核桃仁 250 克切碎,倒入熬杏仁锅,上火至稠黏,加蜂蜜搅匀,再煮沸成蜜饯双仁。日服 2 次,每次 3 克。

慢性胃炎　杏干 100 克热水浸泡 2 小时,旺火煮沸,小火煮 20 分钟,取出去核、碾碎,取汁加白糖适量搅匀煮沸,调入适量马铃薯粉,分 2 次食。

跌打损伤　① 杏仁 6 克、大黄 3 克共用水煎服,日服 1~2 次。② 杏仁、桃仁、红花各 6 克,和甘草 3 克、大黄 2 克同入锅加水煎煮,日服 1~2 次。

手足皲裂　杏仁 30 克捣成膏状,取膏汁涂患处,日涂 1 次。

大便燥结　杏仁、桃仁、当归各 9 克共捣碎,调以蜂蜜少许制成 10 粒药丸。早、晚各服 1 粒。

妊娠便秘　炒杏仁、火麻仁各 30 克共研细末,日服 1 次,每次 2~3 克。

外阴瘙痒　杏仁 90 克炒枯研末,麻油调成状。桑叶煎水洗患处后,涂上杏仁麻油糊,10 天为 1 疗程。

妇女阴痒　杏仁适量烧存性,研粉,绵裹纳入阴道。

慢性咽喉炎　杏子 20 个开水洗净,日食 3 次,每次 2~3 个。

慢性气管炎　杏子 80 克去皮和核,一半入锅煮软制成杏泥,另一半切成丁放入杏泥中,加白糖 30 克、桂皮适量煮熟,玉米粉 100 克调糊微沸,冷却后放入冰箱,当点心食。

神经性皮炎　杏仁 15 克切碎,加食醋 250 毫升煮沸,液汁涂于患处。每日 1 次,2~3 日为 1 疗程,每个疗程间隔 1~2 日。治疗期间及治疗后半月内忌饮酒。

慢性支气管炎 ① 南杏仁炒熟,早、晚各嚼服 10 粒。② 南杏 30 克清水泡软去皮,粳米 50 克清水泡软,一起捣烂,加适量清水,冰糖煮成稠糊服食。

果中极品——芒果

芒果原产于印度,佛教徒用它敬佛神,也是女性的美容圣品。相传我国唐代玄奘法师去西天取经时引进,在南方各省已有 1 300 多年栽培历史。又名杧果、檬果、莽果、蜜望,主要品种有吕宋芒、象牙芒、龙芒、珠芒等。

芒果性凉,味甘酸,富含糖分、蛋白质、粗纤维和维生素 A、维生素B$_1$、维生素 B$_2$、维生素 C 以及矿物质钙、磷、铁、钠等营养成分。维生素 A 的含量居水果之冠,它富含胡萝卜素,有益于保护视力,润泽皮肤;维生素 C 的含量也都超过杏、橘等水果,常吃有防治心血管疾病的功效。芒果止呕防晕的作用与酸梅相同,古代的漂洋过海者都随身携带一些芒果,以解晕船之症。今日尤适宜老年人搭机坐车胸闷作呕时,直接吃芒果止晕,并可消食、益胃气。对长期抽烟或饮酒过多引起的肺脏燥涸、干咳、吐痰和喉头紧束等症状,吃芒果有助润喉、生津止渴。芒果所含芒果苷物质能延缓细胞衰老,加强脑功能,可明显提高红细胞过氧化氢酶活性并降低红细胞血红蛋白,还能祛痰止咳。芒果肉中所含芒果酮酸等化合物有防癌抗癌的药理作用。此外,芒果所含的粗纤维可增强肠蠕动,加速结肠内粪便的排除,抑制结肠癌的产生。美国科学家研究还发现,芒果中的多酚提取物对结肠癌、乳腺癌、肺癌、白血病和前列腺癌有预防作用。一般人吃芒果都会丢弃芒果核,如留下加入老姜和淡豆豉一起加清水熬煮,能治疗感冒。总之,芒

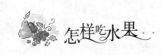

果对眩晕、美尼尔氏综合征、高血压、头晕、恶心欲吐、尿少尿涩、咳嗽气喘以及男性性功能减退、女性月经过少、闭经者和癌症患者都有一定疗效。难怪明代药圣李时珍称芒果是"果中极品"。

芒果富含蛋白质，多吃易饱，一般1日1个已够食，食用过多对肾脏会造成损害。有过敏体质的人应慎食，因为芒果树属于漆树科，其中有许多成分可能会引起过敏体质人的不适，特别是没有熟透的芒果，容易引起过敏的成分比例更高。糖尿病患者忌食。芒果不宜与大蒜、胡椒、辣椒等辛辣食物同食，以免引起黄疸。芒果不能代替主食，由于芒果中含有大量胡萝卜素，摄入过多肝脏不能完全分解，会沉积于皮肤，引起皮肤发黄，尤其在手掌和鼻腔边缘的皮肤更加明显，称"橘黄病"。得了此病不必惊慌，应多饮水，暂时不吃胡萝卜素含量丰富的食物，一段时间后，皮肤会自动恢复正常。此外，芒果性带湿毒，若本身患有异位性皮肤炎、皮肤病或肿瘤，应避免进食，虚寒咳嗽者也忌食。

下面介绍芒果的食谱和便方：

芒果食谱

芒果猪肉 芒果3个洗净、切开、晒干；陈皮少许；瘦猪肉150克洗净、切片一起入锅，加适量清水，煲3小时，加调味即成。此菜清肺解毒，适合治肺脓疡等。

芒果牛肉 芒果2个去皮和核，切成小粒；牛肉500克洗净、切薄片，腌制10分钟。锅置火上，倒入植物油烧热，加入牛肉片和葱花炒熟，投入芒果粒翻炒半分钟，勾芡拌匀即成。此菜健脾益胃，适合病后康复。

芒果鸡肉 芒果1个去皮和核，切条；鸡脯肉250克洗净、切片，用2个鸡蛋清和淀粉拌匀；鲜蘑菇、笋片、胡萝卜片各20克洗净，开水焯透、沥干。锅置火上，倒入植物油烧热，下鸡片炸至八成熟，捞出沥油。锅留底油,放葱花、姜片、鲜蘑菇片、胡萝卜片、笋片炒几下,放入鸡片、芒果条,淋麻油淀粉勾芡即成。此菜滋阴生津、益胃止晕,适合治慢性胃炎、咽喉炎、扁桃体炎、月经不调、贫血等。

芒果4个去皮和核,切条;鸡肉600克洗净、切条纳盆,加精盐、白糖、料酒、湿淀粉拌匀略渍;水发云耳25克择洗净、切条;白糖、精盐、湿淀粉加清水调芡汁。锅置火上,放入色拉油烧至五成热,加入鸡条炸熟,捞出沥油。锅留底油,入姜片煸香,加料酒、芡汁,投入鸡条、云耳条炒匀,加芒果条、葱段,淋香油即成。此菜益胃、解渴、利尿,适合治慢性胃炎、慢性气管炎等。

芒果250克去皮和核、切片;鸡肉500克洗净、切块,淀粉拌匀;洋葱和番茄各1个洗净、切成角块。锅置火上,倒入花生油烧热,加洋葱煸炒,下鸡块炒匀,放入白兰地酒、牛油、白糖、蚝油、精盐、芒果片、番茄和清水,搅匀即成。此菜补虚健脾、养胃生津,适合病后康复。

芒果乳鸽 芒果2个去皮和核、切条,稀盐水浸渍片刻;乳鸽2只闷死去毛和内脏,切条,精盐、淀粉和1个鸡蛋清腌1小时;芦笋250克切短块,上汤煨一下。锅置火上,倒入植物油烧热,下姜片、葱段爆香,加入芦笋、鸽肉、芒果炒匀,放入精盐,淀粉勾芡即成。此菜补肝肾、益气血,适合病后康复。

芒果鱼肉 芒果2个去皮和核,切丁;草鱼1条(约1千克)去鳞、内脏、鳃,洗净,鱼身两侧剞上花刀;水发香菇和清水笋各30克切丁。锅置火上,倒入植物油烧至五成热,鱼抹少许精盐裹上生粉,投入油锅炸至熟透捞出。锅留底油,下姜、葱、香菇丁、清水笋丁、黄酒、酱油、精盐、味精、糖和鲜汤煮沸,放入芒果丁,湿淀粉勾芡,浇入鱼身,淋麻油即成。此菜健脾益胃、解渴利尿,适合治慢性胃炎、糖尿病、营养不良性水肿等。

芒果2个去皮和核,切片;鱿鱼100克洗净切块;虾仁25克洗净。

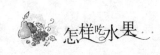

锅置火上,倒入植物油烧热,放入鱿鱼和虾仁炒至八成熟,捞出。原锅入葱、姜爆香,放入鱿鱼、虾仁和芒果片同炒,烹入黄酒、精盐、白糖和少许清水,加盖稍焖,用1个鸡蛋清和湿淀粉勾薄芡翻炒即成。此菜健脾益胃,适合治脾胃虚弱等。

芒果布丁 芒果2个去皮和核,1个切成粒,1个榨成汁,同入已煮沸入糖400克搅匀的锅中,加入布丁粉75克、鲜奶500毫升调匀,盛入模具中整成形即成。此食清热益胃、化痰止咳,适合治慢性气管炎、慢性胃炎等。

炸芒果 芒果4个去皮和核、切条,撒上淀粉;鸡蛋清2个、面粉100克和少许发酵粉加清水、精盐调成蛋液糊。锅置火上,倒入植物油烧至五成热,芒果逐条裹上蛋液糊,下锅炸至芒果条上的蛋液糊熟捞出。待油温升至七成热,芒果条再入油锅复炸,呈淡黄色捞出沥油,上碟,香菜点缀即成,食用时可蘸番茄酱。此食益胃止呕、解渴利尿、停眩止晕,适合治眩晕、贫血、月经不调、更年期综合征等。

🌻 芒果便方

疝气 ① 芒果1个洗净、去核、切碎,和碧桃干(桃子未成熟的幼果晒干)30克加清水500毫升煎至250毫升,去渣留汁,日服1剂,分1~2次饮服。② 芒果核50克,柴胡、枳实和川楝子各9克,白芍和荔枝核各30克,水煎服,日服2剂。

湿疹 芒果皮150克加清水煎汁,洗患处,每日3次。

闭经 芒果片20克,桃仁、红花、当归、赤芍各9克,熟地黄30克同加清水煎汁,日服1剂,代茶温饮。

牙龈出血 芒果2个洗净,果肉果皮同食,日服1次。

气逆呕吐 ① 芒果1个生食。② 芒果片30克、生姜5片加水煎汁,日服2~3次,代茶饮。

晕船呕吐 芒果 1~2 个生食,或加清水煎汁饮。

烦热口渴 ① 芒果 1~2 个生食。② 芒果、芦根、天花粉各 30 克和知母 15 克加水煎汁,日服 1 剂,分 2~3 次饮服。

声音嘶哑 芒果 2 个去皮和核、切片加清水煮沸 15 分钟,加白糖少许搅匀,代茶频饮。

咳嗽痰多 ① 芒果 10 个洗净,果肉果皮同食,日服 1 个,分 3 次食。② 芒果 50 克洗净、去核留皮,加水 400 毫升煮沸 3 分钟,加入绿茶 1 克、白糖 25 克,日服 1 剂,代茶饮。

消化不良 ① 芒果 3 个去皮和核榨汁,日服 2 次,每次 20 毫升。② 芒果 1 个分食 1~2 次,并用其核煎汤内服。③ 每天吃新鲜芒果 2 次,每次 1 个。

腹痛气胀 芒果叶 15 克,枳实、郁金各 10 克,川楝子 9 克同加水煎服,日服 2 剂。

多发性疣 芒果 1~2 个分 2 次生食,另取芒果皮搽皮肤患处。

皮肤水肿 芒果皮 15 克、核桃仁 30 克加水煎服,日服 1 剂。

睾丸肿大 芒果核 3 个加水煎服。

慢性咽喉炎 芒果 2 个去皮和核、切块,加清水煎汁,代茶频饮。

热带名果——菠萝

菠萝原产于巴西,是热带和亚热带地区的著名水果,由葡萄牙人传至东方,16 世纪传入我国,又名凤梨,是华南四大名果(菠萝、荔枝、香蕉、柑橘)之一。

菠萝性平、味甘微涩,含有 85% 水分、大量的维生素 C、碳水化合物,还含有无机盐和各种有机酸,汁多味甜,能有效补充人体的水分和营养物质,清热解渴,消食止泻。菠萝果肉含有纤维素、维生素 C、

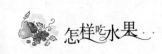

磷和菠萝元酶，能分解蛋白质，饭后尤其是进食过多的肉类和油腻食物后，吃点菠萝能提高人体对蛋白质的吸收能力，有助消化。菠萝中的蛋白酶能加速溶解纤维蛋白和蛋白凝块，降低血液黏度，防止血栓的形成，对心脑血管疾病有一定的辅助治疗效果。菠萝含糖分较高，有渗透性利尿作用，它所含的酶类物质还有解热、解暑、解酒、降血压、抗癌等功效。

菠萝除供生食，还可加工制成罐头、蜜饯、果酱、果汁、果酒、果醋和饮料等，也可烹制菜肴。用新鲜菠萝做炒菜的原料，既能提香味、润色泽，又可以菠萝天然的甜味减少或不放白糖。凡是做甜味的菜时都可以拿菠萝代替白糖。但菠萝不能和涩味的蔬菜搭配，比如菠菜，因为会影响蔬菜中营养的吸收并使涩味更重。菠萝还可提炼制成柠檬酸、乙醇、乳酸，余渣可作饲料，果与叶均可入药，菠萝叶是制宣纸的好材料。

菠萝适于炎热夏季食用，尤其是酷暑烦渴者，也宜为肾炎、高血压、支气管炎和消化不良者服食。有溃疡病、肾脏病和凝血功能障碍者不宜多食。菠萝含生物苷会刺激口腔黏膜，使口腔发痒。有些人吃菠萝可能会过敏，称"菠萝病"，出现腹痛、呕吐、腹泻、皮肤发痒、口舌发麻等症状，严重者还可出现呼吸困难、休克等情况。食前如用盐水浸泡，使菠萝蛋白酶的活性被破坏，可避免这种病的发生。另外，有胃寒、寒咳、虚咳者，不宜生食或生饮菠萝汁，可煎煮后食用。有皮肤湿疹、疮疖者忌食。

下面介绍菠萝的食谱和便方：

菠萝食谱

菠萝猪肉　菠萝罐头1听，菠萝切扇形12块，其余切指甲块；猪五花肉300克去皮、洗净，切指甲块，加精盐、黄酒、葱姜汁腌20分钟；面粉、淀粉、加清水搅拌成糊;青椒洗净,切块。肉块拌匀全蛋糊,入油锅炸至淡黄色捞起。锅置火上,加入白糖、青椒、菠萝块、清水,烧开后倒入炸肉块,勾粉芡,起锅后将扇形菠萝块摆在盘四周,其余菠萝装在中间即成。此菜滋阴润燥、清暑解毒、生津消食,适合治慢性胃炎、厌食、月经不调等。

菠萝 250 克削皮,盐水稍泡,切小块;猪排骨 300 克洗净、剁块,加精盐稍泡,淀粉拌匀;青、红椒各 1 个洗净,去籽,切片;大蒜拍碎;葱白切丝;生姜切片;白醋入另碗,加白糖、精盐拌匀。锅置火上,倒入植物油烧六成热,猪排骨挂蛋糊,入锅炸透,呈金黄色时捞出。原锅留底油烧热,投入青、红椒煸炒,放入菠萝块翻炒几下捞出。锅放油再烧热,下大蒜、生姜片爆香,加白醋煮沸,湿淀粉勾芡,加入炸猪排、菠萝块、青红椒片炒匀,撒葱丝即成。此菜滋补养血、养胃生津、健脾助食,适合治贫血、单纯性消瘦、慢性胃炎等。

菠萝肉 150 克盐水稍泡,切片;猪肝 500 克洗净、切片,酱油、淀粉拌匀;水发木耳 50 克洗净。锅置火上,倒入花生油 750 毫升烧至六成热,放入猪肝滑熟。原锅留少许底油,放入菠萝、木耳、葱段略炒,烹入糖醋汁煮沸,淀粉勾芡,加入猪肝炒匀,淋麻油即成。此菜滋补养血,适合治贫血等。

菠萝牛肉 菠萝 250 克削皮,盐水稍泡,切片;牛肉 200 克洗净、剁碎,与鸡蛋清、淀粉拌匀,做丸子。锅置火上,倒入植物油烧热,下入芹菜末 25 克,加入丁香、豆蔻末、精盐、柠檬汁、胡椒粉,放入牛肉丸子和适量清水,小火烧 20 分钟。菠萝片放入烤盘,牛肉丸子放在菠萝片上,入烤箱烤 10 分钟即成。此菜滋补强身、消除疲劳,适合治单纯性消瘦、慢性胃炎等。

菠萝肉 100 克盐水稍泡,切片;牛柳 150 克洗净、切片,加精盐,淀粉拌匀。锅置火上,倒入适量色拉油烧热,下葱段、姜片煸炒,放入菠萝

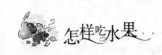

和牛柳片,加精盐、白糖、白醋、番茄酱炒熟,勾芡即成。此菜滋补强身、消除疲劳,适合治单纯性消瘦、慢性胃炎等。

菠萝肉 150 克盐水稍泡,切成小丁;牛肉 75 克洗净,切成黄豆大的粒,加嫩肉粉、精盐拌匀。锅置火上,倒入清汤 750 毫升煮微沸,放入牛肉拨散,撇浮沫,加入菠萝丁、精盐煮 5 分钟,倒入米醋,撒胡椒粉,淋麻油,煮沸即成。此菜补益脾胃,适合治慢性胃炎、肾炎等。

菠萝 1 个削皮,盐水稍泡,切成小丁;牛肉 250 克洗净、切片,加花生油、白糖、生姜粉、淀粉、胡椒粉、料酒拌匀腌 15 分钟。锅置火上,倒入花生油烧热,投入牛肉快速滑散,加蚝油略炒,放入菠萝丁速炒即成。此菜滋补强身、消除疲劳,适合治单纯性消瘦、慢性胃炎、肾炎等。

菠萝鸡肉 菠萝肉 250 克盐水稍泡,切片;鸡脯肉 100 克洗净,切片。锅置火上,倒入植物油烧热,加鸡片和精盐炒至半熟,放入菠萝片同炒,加适量清水焖至熟透调味即成。此菜生津醒脑、益气活血,适合治眩晕无力等。

菠萝 1 个削皮,盐水稍泡,切成小丁;鸡脯肉 100 克洗净、切丁,放精盐、料酒、鸡蛋 1 个和淀粉拌匀。锅置火上,倒入色拉油 50 毫升烧热,投入鸡丁煸炒,至八成熟加入菠萝炒匀,烹入由精盐、味精、料酒、淀粉和鸡汤 25 毫升调成的汁即成。此菜清热除烦、温中益气,适合治消化不良、脾肾气虚等。

菠萝肉 150 克盐水稍泡,切片;鸡脯肉 200 克洗净、切片,加精盐、料酒拌匀腌制。锅置火上,倒入植物油 500 毫升(实耗约 50 毫升)烧至五成热,放入鸡片滑至熟,取出沥油。炒锅置旺火上,倒入鸡汤 50 毫升和精盐、料酒、白糖各少许煮沸,加入菠萝片、鸡片,湿淀粉勾薄芡即成。此菜补益脾胃、润肠通便、利尿消肿,适合治肾炎、慢性胃炎等。

菠萝 1 个切开,取出净肉盐水稍泡,切片;菠萝壳洗净,里面垫铝箔纸;鸡脯肉 50 克洗净,沾淀粉,敲成薄片,入沸水锅氽熟,捞出晾凉,切成菱形片;苦瓜和红椒各 50 克去籽,切薄片;白糖、湿淀粉拌匀。锅置火上,注入少许清水,调入橙汁、白糖、精盐、白醋,放入菠萝片、鸡片、苦瓜片、红椒片和拌好的淀粉,炒匀,淋明油,装入菠萝壳中即成。此菜补脾胃、益气血,适合治贫血、神疲乏力等。

菠萝肉 150 克盐水稍泡,切片;鸡肉 100 克洗净、切片,加少许淀粉、料酒腌 10 分钟。锅置火上,倒入植物油烧至六成热,放入青瓜片 10 克、红椒片 45 克、菠萝片、白糖、番茄酱、白醋、精盐,炒至金红色,加入腌好的鸡片,淀粉勾芡,炒至肉熟即成。此菜健脾益气、滋补肝肾、补精添髓,适合治男性更年期阳痿、早泄、性功能减退等。

菠萝肉 150 克盐水稍泡,切片;净嫩鸡 1 只入锅加清水煮熟,取出沥干;麦芽糖加水稀释,抹遍鸡身,晾干。锅置火上,倒入麻油、黄酒烧热,热油浇鸡全身,直至呈金黄色、熟透。鸡斩块,配菠萝片,用樱桃 10 个点缀即成。此菜补气生津,适合治慢性气管炎、月经不调、更年期综合征等。

菠萝鸭肉 菠萝肉 250 克盐水稍泡,切片;净鸭 1 只与黄酒、精盐、味精、鲜汤、胡椒粉拌匀,腌渍 2 小时。锅置火上,放猪油 50 克烧热,下鸭煎至全身上色,滗去油,烹入菠萝汁 200 毫升,加黄油、洋葱丝、胡萝卜 50 克煨 10 分钟,放入鲜汤,煮沸后移小火,焖至鸭熟、汁浓,装盘用菠萝片、芹菜叶 50 克点缀,浇上原汁即成。此菜滋阴补气、润肺壮肾,适合治慢性胃炎、关节炎、慢性前列腺炎、性功能障碍等。

菠萝 150 克盐水稍泡,切片;烧鸭肉 400 克切片;青椒片 100 克沸水焯透捞出。锅置火上,倒入植物油烧热,投入蒜茸略炒,加入清水、糖醋、麻酱、精盐、味精、芥末酱调匀。煮沸后湿淀粉勾薄芡,推匀盛起,冷却后加葱白、菠萝片、烧鸭片、青椒片拌匀,放香菜即成。此菜滋阴补血、

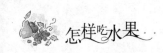

益胃生津,适合治贫血、慢性气管炎、肺结核、更年期综合征等。

菠萝肉200克盐水稍泡,切片;去骨鸭腿肉250克洗净、切片,加精盐、味精、白糖、胡椒粉、鸭蛋清1个、淀粉、黄酒拌匀稍腌;姜芽洗净;酱油、猪骨汤、黄酒、白糖、味精、淀粉调成卤汁。锅置火上,倒入植物油烧热,下入腌好的鸭肉片,划散炸匀,至八成熟捞出控油。原锅留底油,中火烧热,下入炸鸭肉片,略炒,加入姜芽、葱段、菠萝片,快炒1分钟,倒入卤汁,煮沸,勾芡即成。此菜滋阴补血、养胃生津,适合治贫血、单纯性消瘦症、慢性气管炎、月经不调等。

菠萝500克削皮,盐水稍泡,切片;鸭肝、鸭肫各2个洗净、切块。锅置火上,倒入植物油烧热,下鸭肫断生。原锅留底油,上火烧热,放入葱花、姜末煸香,投入鸭肝翻炒,放入精盐、味精、白糖、醋和断生鸭肫,湿淀粉勾芡,放入菠萝片稍炒即成。此菜养血生津,适合治贫血、结膜干燥、皮肤干燥、夜盲、月经不调、更年期综合征等。

菠萝鹅肉 菠萝500克削皮,盐水稍泡,切片;烤鹅1只剔骨、切片,与菠萝片一起拼盘。锅置火上,倒入植物油烧热,下蒜茸、辣椒粉、白糖、麻油、精盐、淀粉及适量清水调成芡汁,浇入菠萝鹅肉上即成。此菜补虚强体,适合治慢性胃炎、关节炎、前列腺炎、尿道炎、性功能障碍等。

菠萝鹌鹑 菠萝肉200克盐水稍泡,切片;鹌鹑4只去杂洗净,切块,精盐、味精、黄酒少许拌匀腌渍入味。锅置火上,倒入花生油烧热,加入菠萝、鹌鹑同炒,调入葱、姜、酱油、黄酒、白糖、醋和适量清水加盖焖熟,淀粉勾芡即成。此菜补血益气,适合治低血压、神经衰弱、前列腺炎、阳痿、早泄等。

菠萝鱼肉 菠萝肉200克盐水稍泡,切块;鳜鱼肉500克洗净、切方块;豌豆50克洗净、煮烂;青蒜去膜、打碎。鱼块加入精盐、黄酒拌匀,湿淀粉抓匀,蘸淀粉分开。锅置火上,倒入植物油烧热,下入葱、姜、蒜、菠萝块、青豌豆稍炒,放入番茄酱、白糖、黄酒、精盐、味精、醋精、清水煮沸,湿淀粉勾芡。油锅烧热,放入鱼块稍炸。在盛汁的锅内加入沸油勾汁,炸鱼块捞出,放入汁内,稍炒即成。此菜补气养血、健脾益胃,适合治贫血、慢性胃炎、月经不调、更年期综合征等。

菠萝虾肉 菠萝罐头 1 听取菠萝肉切片;虾肉 200 克洗净、切成丁,加精盐拌匀。锅置火上,倒入植物油烧热,下入虾丁炒至七成熟,放入番茄酱、菠萝片、辣椒油、精盐,炒透即成。此菜补益气血、健脾养血、补肾壮阳,适合治贫血、肺结核、前列腺炎、阳痿、早泄等。

菠萝肉 100 克盐水稍泡,切小块;虾仁 100 克洗净,精盐、淀粉拌匀。锅置火上,倒入鸡汤 500 毫升煮沸,放入虾仁滑散,撇浮沫,加入菠萝块、精盐、白糖烧烩 3 分钟,放入红绿樱桃少许,加白醋,湿淀粉勾芡即成。此菜补益脾胃、生津止渴、润肠通便,适合治肾炎、高血压等。

🌼 菠萝便方

中暑 ① 菠萝 1 个削皮,盐水稍泡,切片榨汁,凉开水冲服,每次 100 毫升。② 菠萝肉盐水稍泡,捣成浆状,随意饮服。

腹泻 菠萝叶 30 克水煎汤,日饮 2 次。

痢疾 ① 菠萝 1 个削皮,盐水稍泡,切成小块,日服 3 次。② 菠萝肉 60~80 克或菠萝罐头 250 克,榨汁或连汁液饮服,日服 2~3 次。

咽喉炎 菠萝肉 100 克和梨 2 个洗净去核,一起放入果汁机。加适量白糖、冰块榨汁,日服 1 剂,分上、下午 2 次饮服。

气管炎 菠萝肉 120 克和蜂蜜 30 克加水小火煎汁, 日服 1 剂,分 2 次吃菠萝肉,饮汁。

高血压 菠萝 1 个削皮,盐水稍泡,切块,榨汁,日服 2~3 次,每次 30 毫升,饭后加冷开水饮服。

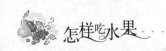

高血脂 菠萝 150 克削皮,盐水稍泡,切块,榨汁,加少量清水、柠檬汁和适量苏打水搅匀,日服 1 剂,分 2 次饮服。

冠心病 ① 每日吃菠萝肉 2~3 次,每次 100 克。② 每日饮菠萝汁 2~3 次,每次 30 毫升。

消化不良 ① 菠萝 1 个削皮,盐水稍泡,切块,榨汁,日服 3 次,每次 15~20 毫升。② 菠萝 1 个削皮,盐水稍泡,切块,榨汁,日服 2 次,每次取汁 100 毫升加冷开水 400 毫升,调精盐少许。③ 菠萝 1 个削皮,盐水稍泡,切块,榨汁。日服 2~3 次,每次取汁 50 毫升,加温开水稀释,饭后饮服。

支气管炎 菠萝肉 120 克、蜂蜜 30 克、枇杷 30 克去皮和核,加水煎汤饮服。

肾炎水肿 菠萝肉 100 克盐水稍泡,切片;白茅根 100 克切段;车前子 15 克纱布包好,一起入锅,加清水 800 毫升煎至 400 毫升,去渣取汁。日服 1 剂,分 2 次饮服。

慢性肾炎 菠萝肉 60 克盐水稍泡,切片;鲜茅根 30 克洗净,切段,一起入锅加适量清水,旺火煮沸,小火熬至菠萝肉烂熟,去渣取汁。日服 1 剂,分 2 次服,连服 15 日为 1 个疗程。

脾肾气虚 菠萝 3 个削皮,盐水稍泡,切片榨汁,入锅小火煮至果汁变稠,加蜂蜜 500 克,拌匀成膏。日服 2 次,每次 100 克开水冲服。

酒精中毒 菠萝肉适量入锅,加清水炖煮,饮汁吃果。

神经官能症 菠萝肉 100 克盐水稍泡,切片;银耳 50 克温水泡涨,洗净。锅置火上,加入清水,下冰糖 30 克,煮沸后投入银耳、菠萝片,再沸即成。日服 1 剂,分 2 次饮服。

急性支气管炎 菠萝肉 100 克盐水稍泡,切片和白茅根 50 克切段,一起入锅加清水 600 毫升煎至 300 毫升,去渣取汁,调蜂蜜,煮沸。日服 1 剂,分 2 次饮服。

最甜金果——柿子

柿子古称杮,又名米果、红柿、柿果、猴果,原产于我国,已有3 000多年栽种历史。因为柿树大、果实丰,又旱涝保收,古代将柿子称木本粮食和铁杆庄稼,也是增加甜味、制造糖果的原料。相传明太祖朱元璋当皇帝前曾乞讨维生,饿了就爬上柿树摘柿子充饥,后来当了皇帝把挂满凌霜的柿子封为"凌霜侯",明清都把柿子作为贡品。柿子红如玛瑙,挂在绿叶枝头,犹如一盏盏的小红灯笼,古诗赞它"色胜金衣美,甘逾玉液清"。人们还把这种价廉物美的大众化水果称为"最甜的金果",并由我国传至各地,如今日本、韩国、巴西、以色列等国都是柿子的主要产地。

柿子甜润可口,营养丰富,含有大量水分,所含维生素和糖比一般水果高1~2倍。一日吃1个柿子,所摄取的维生素C基本上能满足人一日需要量的一半;它含有大量蔗糖、葡萄糖和果糖,有降低血压、预防动脉硬化的功效;它富有的碘可辅助预防并治疗因缺碘引起的地方性甲状腺肿大。中医认为,柿子性寒,味甘、涩;入心、肺、大肠经,可润肺生津、清热止血、涩肠健脾、解酒降压,主治肺热咳嗽、脾虚泄泻、咯血便血、尿血、高血压、痔疮等。

柿子除生食外,可加工成柿饼、柿糕、酿酒、制醋,柿肉、柿蒂、柿叶、柿饼,甚至柿饼上那层白色的柿霜都各有疗效。古医书《经验方》举一例,有家三代死于胃病,至孙时用柿饼与饭同蒸,日日食之,其病遂愈。李时珍把柿霜称"柿中精液",北宋大诗人苏轼就用柿霜治疗自己的糖尿病。柿叶是平和的利尿剂,制成保健饮料,常饮可增进新陈代谢、软化血管、降压止血。日本人认为柿叶制成的茶有防病和延年益寿的功效。据传有个日本人患有肥胖症而招致冠心病和高血压,一天

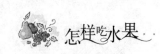

他发现一些蚂蚁争吃嫩柿叶，他好奇地也吃了几片，此后日日食柿叶，几个月后身轻神舒，疾病已愈。现代医学研究认为，柿叶中含有单宁物质、芦丁、胆碱、矿物质等成分，可降低胆固醇、净化血液及增强细胞活性。

柿子有软、硬两种，成分相同，但含量略有差异。硬柿的碳水化合物和脂肪含量较高，维生素 C 和胡萝卜素则较软柿为低，若制成柿饼，在成分及热量上都较软、硬柿高出许多。由于柿子性甘、涩、寒，凡脾胃虚寒、腹泻便溏、体弱多病、产后和月经期间忌食。柿子一般每次食 100 克为宜，过量易致口涩、舌麻、大便干燥。柿子所含单宁酸可与体内的铁质结合，阻碍对铁的吸收，缺铁性贫血患者禁食。柿子不宜空腹食用，因为柿子果实含鞣酸，成熟后含量不及 1%，而未成熟时可达 25%。柿子还含有树胶和果胶，当空腹进食大量柿子，特别是未成熟或未去皮的柿子时，鞣酸、果胶等与胃酸作用后会沉淀凝结成块，留在胃中形成"胃柿结石"，愈结愈牢，不易粉碎，会发生急性胃肠炎，甚至引起胃黏膜充血、水肿、糜烂、溃疡，严重者可引起胃穿孔。因为鞣酸主要存在于未成熟柿的果肉中，而柿子成熟后，鞣酸则集中于柿皮中，故柿子皮不宜吃。柿子也不宜与蛋白质丰富的螃蟹同食，因为两者皆属寒性食物，同食伤脾胃，柿子中含有的鞣酸与蟹肉中的蛋白质相遇会结合成鞣酸蛋白，出现结石，造成消化道梗阻，甚至引起食物中毒现象。另外，需要注意的是，柿子含糖量高且含果胶，吃后总有一部分留在口腔里，特别是在牙缝中，加上弱酸性的鞣酸，容易对牙齿造成侵蚀。最好在吃完柿子后用茶水漱漱口，或喝几口茶。

下面介绍柿子的食谱和便方：

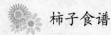

柿子食谱

柿子猪肉　柿饼 250 克洗净，去蒂、核，切细条；猪瘦肉 75 克洗净，切丝。锅置火上，倒入植物油烧热，下葱、姜煸香，加入肉丝煸炒，放入黄酒、精盐、味精，肉丝炒熟，放入柿饼条翻炒即成。此菜健脾开胃、润肺止咳，适合治气管炎、胃肠炎、月经不调、更年期综合征等。

青绿柿子 250 克放入石灰水中浸泡，去涩味，捞出洗净，去皮，切片；火腿 100 克切片。锅置火上，倒入植物油烧热，下柿片、火腿片煸炒，加白酱油、精盐、白糖，湿淀粉勾芡即成。此菜健脾补虚、生津润肺，适合治慢性胃炎、慢性气管炎等。

柿子鸡蛋　柿饼 250 克洗净，去蒂、核，切粗条；鸡蛋清 2 个加淀粉调鸡蛋糊。锅置火上，倒入植物油烧热，下入挂上蛋糊和粘上面包粉的柿饼条，小火炸至焦黄即成。此菜滋阴补虚、凉血止血，适合治高血压、痔疮出血等。

柿饼 8 个洗净，去蒂、核，切条；鸡蛋清 2 个加淀粉调鸡蛋糊。锅置火上，倒入花生油烧至六成热，下入挂上蛋糊的柿条，炸至淡黄色时捞出。原锅留底油烧至八成热，再放入柿条，炸至呈金黄色，外壳变脆，捞出控油，撒上绵白糖和青红丝即成。此菜健脾止泻，适合治食欲不振、久泻虚痢、慢性肠炎等。

柿饼 6 个洗净，切两半共 12 片，上笼蒸 5 分钟取出；鸡蛋清 2 个加淀粉调鸡蛋糊。平底锅、炒锅分别加色拉油烧热，先将挂上蛋糊的柿饼入平底锅煎至定形（煎时可在柿饼面上撒一层 100 克熟芝麻），再倒入炒锅炸至色呈金黄时捞出，控油即成。此菜润肺通便，适合治胃肠炎、便秘等。

柿子黑豆　鲜柿 1 个洗净，去蒂、核，切丁；黑豆 30 克洗净，同入瓦罐，加清水 300 毫升煎 20 分钟，放入精盐即成。此菜清热止血，适合治尿血、痔疮出血等。

柿子红枣　青柿子 500 克洗净，切碎捣烂；红枣 50 枚浸泡、去核，同放入果汁机，搅打糊状，取出放沙锅，加清水适量，旺火煮沸，转小

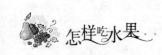

火缩至黏稠状,加入蜂蜜1 000克拌匀,小火煮沸,待膏冷却,装罐随时食用。此膏补益肝肾、滋阴润燥,适合治高血压、高血脂等。

柿饼30克洗净,去蒂、核,切块。红枣30克洗净、去核,与山萸肉10克、柿饼块同入盆捣碎,拌匀,入锅烘干,研成细粉,再放入盆,加面粉100克和适量清水,调匀制小饼。锅置火上,倒入植物油少许滑锅,小饼入锅烙熟即成。此饼健脾止泻、和胃护肝,适合治胃肠炎、慢性肝炎等。

柿子银耳 柿饼50克洗净,去蒂、核,切丁;水发银耳25克洗净,去杂,撕小片,一起入锅加清水,旺火煮沸,转小火炖至银耳熟烂,加白糖、湿淀粉勾芡即成。此食润肺止血、和胃涩肠,适合治慢性气管炎、肺结核等。

柿子黑木耳 柿饼30克洗净,去蒂、核,切丁;黑木耳15克泡发洗净与柿饼一起入锅加清水,旺火煮沸,转小火炖30分钟,柿饼熟烂,加精盐即成。此菜滋阴凉血、润肠通便,适合治高血压、动脉硬化、冠状动脉供血不足、习惯性便秘、痔疮出血等。

柿子罗汉果 柿饼2个洗净,去蒂、核,切块;罗汉果1个洗净。锅置火上,放入柿饼块、罗汉果、冰糖、清水,旺火煮沸,转小火炖30分钟即成。此食清热止咳,适合治慢性气管炎、扁桃体炎、喉头水肿、声音嘶哑等。

柿子菠萝 柿饼300克洗净,入笼蒸15分钟,回软时取出切条;鸡蛋2个磕入碗中和淀粉调成全蛋糊;盐水菠萝100克切小块。锅置火上,注入色拉油烧至四五成热,柿饼条逐一挂匀全蛋糊,下锅炸至色呈金黄时,捞出。锅留底油,下番茄酱炒散,掺少许清水,调入精盐、白糖、白醋,煮沸,淀粉勾芡,放入柿饼条和菠萝块拌匀即成。此菜开胃健脾、润肺通便,适合治慢性胃炎、便秘等。

柿子米饭 柿饼100克洗净,去蒂、核,切碎;粳米250克淘洗干净,同入锅,拌匀,加清水,上笼蒸干饭即成。此食养胃止呕、健脾降压、适合治慢性胃炎、高血压、动脉硬化等。

柿饼 50 克洗净,去蒂、核,切成小方丁;糯米 250 克淘洗干净,同置入饭盒拌匀,加清水,上笼蒸约 40 分钟,取出加糖 30 克即成。此食健脾益胃、降逆止呕,适合治慢性胃炎、胃下垂、高血压等。

 柿子便方

咳嗽 柿饼 6 个、茶叶 3 克、冰糖 15 克共放入瓦罐炖烂拌匀,日服 1 剂,分 2~3 次服。

干咳 ① 柿饼 2 个和川贝末 9 克放在饭上蒸熟,1 次服完,日服 2 次。② 柿子 3 个,水煎服,入蜂蜜服用。

哮喘 柿叶 30 克和蚕砂、炙甘草各 10 克同入锅,加适量清水煎汤,日服 1 剂,分 2 次饮服。

呃逆 ① 柿蒂 9 克水煎服。② 柿蒂 7 个烧存性,研末,烧酒调服。③ 柿蒂 9 克和生姜 3 克水煎服。④ 柿蒂、丁香各 3 克共研细末,1 次开水冲服。⑤ 柿蒂 3 个和茶叶 10 克共用开水浸泡,温饮顿服,日饮服 2~3 次。⑥ 柿霜每服 6 克开水调服。

呕吐 ① 柿饼 200 克烧存性,研末,每次服 6 克,黄酒送下。② 柿饼 2 个切碎蒸熟,日服 1 剂,连服 3 日。

腹泻 柿蒂煅成灰,研细末,日服 3 次,每次 2 克。

痢疾 柿子切片晒干,炒黄研末,日服 3 次,每次 5 克,温开水送服。

痔疮 柿饼 2 个加水煮烂,日服 1 剂,分 2 次服。

肛裂 柿饼 3 个、地榆 9 克同入锅,加适量清水煎汤,日服 1 剂,分 3 次饮服。

脱肛 柿叶 10 克、藕节 30 克、茶叶 6 克、山楂 15 克同入锅,加适量清水煎汤,日服 1 剂,分 1~2 次饮服。

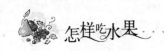

尿血 柿子干 3 个烧存性,研末,每日晨起米汤冲服,连服 5 日。

便血 ① 柿叶、丝瓜叶各 50 克和薄荷 10 克共研末,日服 3 次,每次 3 克,温开水冲服。② 柿饼 8 个用灶心土 30 克炒熟,早、晚各食 1 个。③ 柿根 9 克、瓦松 3 克、无花果 6 克水煎服。④ 柿根、地榆炭各 12 克水煎服,日服 1 剂,分 2~3 次饮服。

湿疹 熟柿子 1 个和茶叶细末 3 克共捣成膏状,涂患处,日涂 1~2 次。

遗精 柿蒂 12 克、枣仁 24 克和百合 20 克同入锅,加适量清水煎汤,日服 1 剂,分 2 次饮服。

口角炎 柿叶、生石膏各 10 克共研末,精油少许调匀,涂患处,日涂 1 次。

咽喉炎 柿霜 9 克捣碎后水煎,每天含服多次。

青光眼 柿叶 15 克、生地 30 克、黄芩 10 克同入锅,加清水煎汤,日服 1 剂,分 1~2 饮次服。

高血压 ① 柿饼 10 个加清水煎汤,日服 1 剂,分 2 次饮服,食饼饮汤。② 青柿子捣汁,日服 2~3 次,每次 1 酒盅。③ 柿叶 10 克加适量清水煎汤,代茶饮。④ 柿叶、白茅根各 30 克同入锅,加适量清水煎汤,日服 1 剂,分 2 次饮服。⑤ 高血压有卒中(中风)倾向时,全柿榨汁,每次 150 毫升,牛奶或米汤调服。

冠心病 柿霜、西瓜霜各 30 克混合调匀,日服 2~3 次,每次 3~5 克。

肝硬化 柿子 3 个加适量清水煮沸,加入白梅花 3 克、白糖适量煮沸,日服 1 剂。

结肠炎 柿蒂 6 克、陈皮 15 克和红糖 20~30 克同入锅,加适量清水煎汤,日服 1 剂,分 2~3 次饮服。

血友病 柿饼 30 克和藕节 30 克切碎,与芥菜花 15 克同入锅,加适量清水煮沸,凉后去渣,加蜂蜜 15 克调匀。日服 1 剂,1 次服完,15 日为 1 疗程。

膀胱炎　干柿子 5 个和黑芝麻 4 克加清水适量煎至 200 毫升,日服 1 剂,分 3 次饮服。

尿道炎　柿饼 2 个和灯芯草 6 克同入锅,加适量清水煎汤,柿饼熟时加白糖调匀,日服 1 剂,食饼饮汤。

口腔溃疡　柿霜 3 克和冰糖 6 克共研末,1 次服下,日服 1~2 次。

口舌生疮　柿霜适量涂患处,日涂 3 次。

声音嘶哑　① 柿霜、栀子各 3 克共研末,1 次服下, 日服 1~2次。② 柿叶 15 克、豆腐 200 克、车前草 15 克同入锅,加清水煎汤,日服 1 剂,分 2~3 次饮服。

内耳眩晕　柿枝、桑枝、柏树叶各 15 克同入锅,加清水煎汤,日服 1 剂,分 1~2 次饮服。

咳嗽痰多　① 柿饼烧存性,加蜂蜜做丸,开水送服。② 柿饼与鸡血同煎食。

肺热咳嗽　① 柿饼 15 克(或柿霜 5~10 克)嚼服或冲服。② 柿饼 15 克、黄芩 6 克和南沙参、苦杏仁各 9 克同入锅,加清水煎服,日服 1 剂,分 3 次饮服。

久咳不愈　① 柿饼 1 个切两半夹入去皮切碎的生姜 3~5 克,小火焙热,去姜吃柿饼。② 柿饼 15 克、罗汉果 1 个同入锅,加清水煎服,日服 1 剂,分 2~3 次饮服。

慢性咽炎　柿子 2 个去皮和蒂、核,榨汁,加入柠檬汁 20 毫升和白糖 20 克搅匀,日服 1 剂,分 2 次饮服。

肾盂肾炎　柿蒂 15 克和大黄 12 克同入锅,加清水煎汤, 日服 1 剂,分 2 次饮服。

动脉硬化　柿子 2 个去核,连皮和蒂切碎捣烂,搅糊状,纱布滤汁,倒入已煮沸晾凉的新鲜牛奶 200 毫升,日服 1 剂,分早、晚饮服。

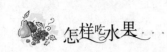

小儿腹泻　柿子干和米糠各 50 克炒黄,研细末,日服 2~3 次,每次 2~3 克,温开水冲服。

寒温腹泻　柿子皮 9 克、升麻 6 克、冬瓜皮 30 克、干姜 6 克同入锅,加清水煎汤,日服 1 剂,分 2 次饮服。

寒湿腹泻　柿蒂适量煅成炭,研细末,温开水冲服,日服 3 次,成人每次 1.5 克,患儿减半。

淋巴结核　青柿子 1 个捣烂,敷患处,日敷 1 次。

带状疱疹　柿子 1 个榨汁,涂患处,日涂 3~4 次。

虫咬丹毒　柿子 1 个捣烂,敷患处,日敷 1~2 次。

燥热型支气管炎　柿饼 3 个切碎,加冰糖和清水,上笼蒸烂,日服 1 剂。

······· 水果"三友"之一——枇杷 ·······

枇杷古称无忧扇,又名琵琶果、芦橘、金丸、腊兄等,原产于我国江南地区,迄今已有 2 000 多年的栽培历史。果形状似弹奏乐器琵琶而得名,自古即是高级果品,西汉司马相如在《上林赋》中已有"枇杷燃柿"之句,可见枇杷最晚在汉初已供奉皇帝食用,它与樱桃、梅子并称水果的"三友"。

枇杷性凉,味甘。按果肉颜色分白沙和红沙两类,以白沙为上乘,它成熟较迟,为初夏水果中的珍品。果面淡黄,皮薄易剥,肉白或微黄,汁多,核小,清香甜美。枇杷富含多种维生素、糖和钙、镁等元素,其胡萝卜素和磷的含量比荔枝、菠萝、香蕉、柑橘都高。中医认为,枇杷入肺、胃经,有清肺止咳、和胃降逆功能,凡风热燥火等所引起的咳嗽、呕呃都可应用,自古就作药用。李时珍说:"枇杷叶气薄味厚,阳中之阴,治肺胃之病,为下气之良品。肺热咳嗽甚效,故虚劳咳嗽多用之,大多取其下气之功耳。"枇杷所含维生素 A 可保护视力,改善雀斑和皱纹。因其纤维成分高、热量低,可帮助减肥,还有清肠、清热与排毒等多种功效。它所含的有机酸能刺激消化腺分泌,增进食欲。枇杷果实中的苦杏仁苷含量在水果中仅次于杏仁,不仅能润肺止咳,常吃可预防四时感冒。它含胡萝卜素及单宁类等抗氧化物质,还有防治癌症的特效。枇杷核味苦性平,具化痰止咳、疏肝理气之效。

枇杷除鲜食外,还可加工成果酱、果膏、果酒,尤以古法精制的"川贝枇杷膏"流传至今最为著名。制法是取枇杷叶去毛,入锅煮沸,过滤后取出浓汁,加入川贝粉、麦芽糖,用小火再煮沸成黏稠状,凝结即成,对镇咳、化痰颇具疗效。

枇杷一般人均可食用,但多食易助湿生痰,继发痰热。脾胃虚寒和糖尿病患者慎用。另外,未成熟的枇杷和枇杷仁忌食,枇杷仁含氢氰酸,有毒。

下面介绍枇杷的食谱和便方:

枇杷食谱

枇杷猪肉　枇杷 100 克去皮和核,切两半;瘦猪肉 150 克洗净、切丝。油锅烧热,放入肉丝,加入精盐、酱油调味炒匀,起锅前 1 分钟加入枇杷,稍炒即成。此菜润肺止咳、养阴清热,适合治慢性气管炎、慢性咽炎、食欲不振等。

枇杷鸡肉　锅加鲜汤、黄酒、葱、生姜、精盐、味精上火熬成卤汁;嫩鸡肉 150 克洗净、切块,上笼蒸 5 分钟取出,再放入卤汁浸 30 分钟。枇杷 250 克去皮和核,切两半,同熟鸡肉一起装盘,番茄酱和精盐、白糖调匀浇在鸡肉上即成。此菜补气清肺、养阴益血,适合治贫血、慢性气管炎等。

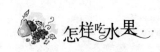

鲜枇杷根 200~300 克洗净、切碎,与净童雌鸡 1 只同入锅,加适量清水煮 1~2 小时,汤浓缩成 1 碗,除去表面油腻即成。此菜喝汤吃肉,适合治急性肝炎,空腹服用,日服 2 次,隔 1~2 日再服。

枇杷蟹肉 枇杷 400 克去皮和核,切两半,入油锅炸熟,捞出沥油。锅置火上,倒入植物油烧热,烹入黄酒,倒入鲜汤,加入精盐、味精、麻油、胡椒粉,再放入大蟹黄 50 克和大蟹肉 100 克煮沸,湿淀粉勾芡,淋鸡油,浇在炸枇杷上,撒上火腿末和焯透的菜花 200 克,加精盐、味精、麻油拌匀即成。此菜润肺活血、消肿散核,适合治肺结核、关节麻木等。

枇杷百合 枇杷 10 只去皮和核,切两半;鲜百合 50 克洗净、切碎;鲜藕 30 克去皮、切片,一起入锅,加适量清水,煮沸 5~7 分钟,调入湿淀粉成羹,加白糖稍煮即成。此食养阴清热、润肺止咳,适合治阴虚痰热咳嗽等。

枇杷银耳 枇杷 250 克去皮和核,切两半;水发银耳 30 克洗净,加清水,入笼蒸至熟烂取出。锅置火上,放入清水、白糖 30 克煮沸,投入银耳、枇杷稍煮,湿淀粉勾薄芡即成。此食滋阴润肺、养胃生津,适合治贫血、慢性气管炎、慢性胃炎、肺结核等。

枇杷冰糖 枇杷 750 克去皮和核,开水汆一下,捞出沥干。锅置火上,倒入清水,放入冰糖 250 克,煮沸至冰糖溶化,加入红樱桃 50 克、青豆 35 克、桂圆肉 25 克和玫瑰酱 10 克,最后放入枇杷煮沸即成。此食清肺止咳、生津利咽,适合治肺结核、咳嗽、慢性咽炎、慢性气管炎等。

枇杷便方

咳嗽 ① 枇杷 60 克去皮和核,切两半,加水煎汤服。② 枇杷叶 15 克去毛、洗净,和川贝母 5 克及巴旦杏仁、广陈皮各 6 克共研为末,日服 3 次,每次 3~5 克,开水送服。③ 枇杷核 12~15 克和甘草、橘皮各 6 克加水煎汤,日服1剂,分2次饮服。

痰多 日服枇杷2~3次,每次3~4个。

咯血 枇杷150克去皮和核,加冰糖适量和清水200毫升,清水蒸熟,日服1剂,分1~2次食果喝汤。

流感 枇杷叶15克加水煎煮,连服3日。

盗汗 新鲜枇杷叶若干去毛洗净,将淘洗干净的糯米250克清水浸泡1夜包成粽子,蒸熟食用,日服1次,连服3~4日。

呕逆 鲜枇杷叶、鲜竹叶、鲜芦根各20克洗净,加水煎煮,代茶饮。

胃热 枇杷15个去皮和核,加适量清水,小火煎煮,日服2次,早、晚分服。

中暑 枇杷500克去皮和核;琼脂10克用水泡软,入锅加适量清水和白糖30克熬汁,倒入枇杷碗中,入冰箱冷却,当点心食。

中风 枇杷花、辛夷、玉兰花各等分,共研细末,黄酒送下,日服2次,每次10克。

疝气 枇杷核10~20克杵碎,入锅加清水,小火煎汤,日服2次。

鼻出血 枇杷叶焙干,研末,日服2次,每次3~5克,茶水调服。

气管炎 ① 嫩枇杷叶30克洗净和款冬花9克、生甘草6克同入锅加适量清水煎汤,早、晚各服1次。② 枇杷核9克、橘皮和甘草各6克同入锅加适量清水,小火煎汤,早、晚各服1次。

肺结核 枇杷150克去皮和核,切片;银耳10克温水泡发洗净,加水蒸熟。锅加适量清水煮沸,下银耳、枇杷片和白糖30克,日服1剂,分2次饮服。

清暑热 ① 枇杷捣烂挤汁,加白糖,温开水冲服。② 鲜枇杷叶和鲜竹叶各15克加适量清水煎汤,代茶饮。

尿赤短 枇杷250克去皮和核,早、晚各服1次。

肺热咳嗽 ① 枇杷100克去皮留核,鲜芦根50克洗净切段,加清

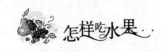

水 500 毫升煎至 250 毫升,去渣取汁,日服 1 剂,分 2 次食枇杷肉喝汤。
② 枇杷 500 克去皮和核,冬瓜糖片 200 克切小片,川贝母 15 克研细末,每个枇杷肉夹 1 片冬瓜糖和 5 克川贝母末,入碗隔水蒸 20 分钟,日服 1 剂,分 3~4 次食果肉喝汤。

肺虚久咳　枇杷 200 克去皮和核,甜杏仁 20 克去皮,一起加清水 500 毫升煎至 300 毫升,调入蜂蜜适量,日服 1 剂,分 2 次连渣服。

阴虚久咳　枇杷 250 克去皮和核。银耳 10 克温水泡后洗净,加清水 300 毫升煮沸,再用小火炖 30 分钟,加入枇杷和冰糖适量,同炖至酥烂,日服 1 剂,分 1~2 次服。

痰多咳嗽　枇杷核 30 克杵碎,入锅加适量清水煎煮 10~15 分钟,去渣加冰糖,日服 2 次。

慢性咽炎　枇杷 250 克和桃子 150 克均去皮和核,捣烂混合,加柠檬汁和白糖 30 克,早、晚分食。

声音嘶哑　鲜枇杷叶 50 克去毛洗净和淡竹叶 25 克同入锅加适量清水煎煮,连服数日。

淋巴结核　枇杷研末调酒,外敷。

呃逆呕吐　鲜枇杷叶 30 克去毛、洗净,和竹茹 15 克、陈皮 6 克加清水煎煮,蜂蜜调服。

肺结核咳嗽　枇杷 1 000 克去皮和核,枇杷叶 200 克去毛、洗净、切丝,枇杷核 150 克杵碎,加清水 1 200 毫升,煎煮 30 分钟,共煎 2 次,调入蜂蜜,慢熬浓缩成膏,日服 3 次,每次 10~20 克,温开水调服。

风湿性关节炎　鲜枇杷根 120~200 克和猪蹄 1 个、黄酒 250 毫升,同入锅加适量清水小火炖熟,吃肉饮汤。

小儿惊风发热　枇杷去皮和核,加果汁和适量清水煮沸,温时少量频频喂服。

回乳时乳房胀痛　枇杷叶 5 片去毛、洗净和土牛膝 9 克同入锅加适量清水煎汤,代茶饮。

小儿麻疹后热咳不止 枇杷叶 15 克去毛、洗净,和桑白皮、生石膏各 15 克同入锅加适量清水煎煮,去渣加适量冰糖,日服 1 剂,分 2~3 次饮服。

········ 水果"钻石"——樱桃 ········

樱桃是一种国际水果,许多国家和地区都有栽培,也有不少习俗和传说。古代斯拉夫民族把樱桃奉为神,樱桃开花季节,人们在树上装点蜡烛,跪拜祈祷,求"樱桃神"保护平安和丰收。日耳曼民族欢度新年时,像圣诞节装饰圣诞树那样,给樱桃树披上五颜六色的彩带,人们围着树欢歌曼舞。相传古代普鲁士国王极喜樱桃,怕麻雀啄了果子,竟下令把麻雀捉光。红润欲滴的樱桃,外形人人喜爱,西方人把樱桃称为水果中的"钻石"。现今美国逢 2 月 22 日开国元勋华盛顿诞辰日,许多家庭餐桌上都少不了樱桃及其制成的食品,表达对这位首任总统的缅怀。

樱桃又名莺桃,因黄莺特别喜好樱桃而得名,我国是樱桃的原产地之一,已有 3 000 多年栽培历史。据《史记》记载,孝惠帝出游离宫,叔孙曰:"古者有春果,方今樱桃熟可献,愿陛下出。因取樱桃献宗庙,上乃许之。"从此,樱桃成了祭品,也有"春果第一枝"的美称。如今春末人们选送水果,首选是樱桃,因为这时苹果、梨等大多是去年采摘上市的,桃、杏、草莓、葡萄、西瓜等都还未成熟,唯有樱桃,此时是水果中最新鲜、营养成分达到最高的水果。

樱桃性热,味甘,具有止渴生津、调中益颜、养脾开胃的功效。樱桃的含铁量居水果之最,每百克铁的含量是同等重量草莓的 6 倍、枣的10 倍、山楂的 13 倍、苹果的 20 倍,食之可促进血红蛋白再生,防治缺

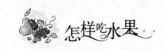

铁性贫血,增强体质,健脑益智。樱桃还富含维生素 C,1 杯樱桃汁约含 1 600 毫克的维生素 C,美国密西根大学研究人员提出每天食用 20 个樱桃,比吃阿司匹林药还有效。因此,美国医生常建议人们平日多吃樱桃,预防感冒。美国心脏协会也鼓励人们多吃樱桃,有益心脏健康。樱桃中富含的花色素苷能增加人体内部胰岛素的含量,从而有效地降低糖尿病患者的血糖。它所含的维生素 E 有助糖尿病患者防治肾脏和心血管系统的并发症。樱桃中含有的鞣酸能减弱肿瘤的细胞活化,预防癌症。同时,它对脾虚腹泻、肾虚腰腿疼痛、风湿疼痛、收敛止痛、遗精等都有辅助治疗功效。

樱桃是女性保养的最佳食物,经常食用可美容美颜和预防妇科疾病。但樱桃性湿热,每次食用以 30 克为限,食用过多会引起铁中毒或氢氧化物中毒,这时可饮用甘蔗汁来清热解毒。热性病和虚热咳嗽者忌食,发热、哮喘、咳嗽等患者不宜多食。

目前市场上的樱桃大一点的是从国外引进的品种,小樱桃由国内种植,从营养上区分不大,只要颜色越深,红得发紫,营养越高,也更甜。由于樱桃经雨淋,内生小虫,肉眼难以发现,需用清水浸泡一段时间,小虫就能出来。

下面介绍樱桃的食谱和便方:

 樱桃食谱

樱桃猪肉 樱桃 200 克洗净、去核;猪里脊肉 250 克洗净、切丁。锅置火上,倒入植物油烧热,下肉丁煸炒,加酱油、白糖、精盐,炒匀,放入樱桃稍炒即成。此菜滋补养血,适合治慢性胃炎、胃肠功能减弱等。

樱桃 50 克洗净、去核;猪肋排骨 400 克洗净、剁块,加酱油、料酒、淀粉拌匀;酱油、白糖、白醋、味精、湿淀粉、葱段调成味汁。锅置火上,倒入植物油烧热,下蒜末煸香,加味汁烧成黏汁,放入排骨块翻炒出盘,放上樱桃即成。此菜滋补养血,适合治慢性胃炎、消化不良等。

樱桃鸡肉 樱桃150克洗净、去核;鸡脯肉100克洗净、切丁,加鸡蛋清1个、湿淀粉、黄酒、精盐、白糖、味精拌匀。锅置火上,倒入植物油烧热,下鸡丁划散,捞出。锅留底油,放入鸡丁,加酱油和鲜汤适量,放入樱桃,稍闷,炒匀即成。此菜滋补肝肾、养脾养胃,适合治贫血、月经不调、风湿性关节炎等。

樱桃100克洗净、去核;鸡脯肉300克洗净、切块。锅置火上,倒入植物油烧热,放入鸡块烧10分钟,捞出。鸡汤、香醋、玉米淀粉、白糖调匀,和樱桃、葡萄干一起入锅煮沸,加入鸡丁煮熟即成。此菜补气益血,适合治贫血、月经不调、痛经等。

樱桃鸭肉 樱桃100克洗净、去核;嫩鸭1只去内脏、洗净,撒上精盐、胡椒粉,樱桃酒里外抹匀,腌渍,再给鸭皮抹辣酱油。锅置火上,倒入植物油烧热,放入鸭,炸至金黄色捞出。另锅倒入黄酒,放入洋葱丝50克、胡萝卜丝25克、蘑菇30克,炒至变色,加入面粉炒出香味,放入番茄酱、鲜汤、樱桃酒和炸好的鸭,炖至五成熟,加入樱桃,炖至鸭熟即成。此菜补气益血,适合治贫血、月经不调、痛经、更年期综合征等。

樱桃虾仁 樱桃20克洗净、去核;虾仁250克洗净、沥干,放入鸡蛋清1个、精盐、味精、湿淀粉调成的糊中,裹匀;鲜汤、湿淀粉、精盐、白糖、味精、白醋调汁。锅置火上,倒入植物油烧热,下入挂糊的虾仁,炸至虾仁色变白,捞出,沥干。锅留底油,放入葱、姜、蒜煸香,放入虾仁、樱桃,烹入黄酒,倒入调好的汁,炒匀,淋入麻油即成。此菜补养脾胃,适合治贫血、性功能障碍、前列腺炎、更年期综合征等。

樱桃香菇 樱桃50个洗净、去核;水发香菇80克和豌头苗50克

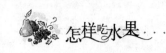

洗净。锅置火上,倒入植物油烧热,放入香菇煸炒,加入姜汁、料酒、酱油、白糖、精盐和适量清水,煮沸,小火煨烧,投入豌豆苗,加味精、淀粉勾芡,放入樱桃,淋入麻油即成。此菜滋补养血、补中益气,适合治贫血、高血压、高血脂、冠心病、癌症等。

樱桃蚕豆　樱桃 100 克洗净、去核;蚕豆 150 克洗净,入锅煮熟,捞出,沥干。锅置火上,放入清水,加冰糖 50 克溶化至黏时,放入糖桂花,投入樱桃和熟蚕豆即成。此菜健脾美容、和胃补血,适合治贫血、慢性胃炎、消化不良、皮肤干燥等。

樱桃桂圆　樱桃、桂圆各 50 克洗净、去核,枸杞子 30 克洗净,一起入锅加入清水煮沸,小火炖 20 分钟,放入樱桃、白糖即成。此食当点心,滋补养血,适合治贫血、月经不调、慢性气管炎等。

樱桃银耳　樱桃 10 个洗净、去核;银耳 50 克温水浸泡回软后,入热水略烫捞出。锅置火上,放入清水、银耳、冰糖 30 克,旺火煮沸,小火炖 1 小时,加入樱桃即成。此食当点心,滋阴补肺,适合治慢性气管炎、肺结核、皮肤干燥、月经不调、更年期综合征等。

樱桃酒酿　樱桃 250 克洗净、去核;酒酿 100 克夹开;豌豆 20 克洗净,沸水煮熟,捞出,凉水冷却,沥干。锅置火上,加适量清水煮沸,放入酒酿,搅匀,下白糖 30 克、糖桂花 0.5 克、樱桃、熟豌豆煮沸,撇去浮沫,离火,倒入汤碗,酒酿、樱桃浮在汤面即成。此食当点心,补气养血、滋补脾胃、透疹发痘,适合治贫血、月经不调、更年期综合征、小儿痘疹不出、麻疹透发不畅等。

樱桃米饭　樱桃 5 个洗净、去核,粳米 100 克淘洗干净入锅加清水、葡萄干 20 克和樱桃,煮熟加红糖适量即成。此食滋阴补益,适合治慢性胃炎、尿道炎、骨盆发炎等。

樱桃鲜奶　樱桃 100 克洗净、去核。鲜牛奶 250 毫升入锅煮沸,琼脂 10 克洗净、温水泡软,入锅,小火煮至琼脂溶化,加入白糖,黏稠时放入樱桃,入盘置冰箱冷冻即成。此食当点心,食时切片或块,生津润肠,适合治慢性胃炎、慢性气管炎、习惯性便秘等。

 樱桃便方

贫血 ① 樱桃 10 个、鸡蛋 1 个和米酒、红糖适量,炖服,日服 1 次。② 樱桃 2 000 克加清水煎煮 20 分钟,放入白糖 1 000 克,熬沸晾凉,日服 30~40 克,冲服。③ 樱桃 1 000 克加清水 300 毫升煮烂去渣,加白糖适量,慢熬浓缩成膏,早、晚各服 1 次,每次 15~30 克。④ 龙眼肉、枸杞子加水煎煮,加入樱桃煮沸,加白糖,早、晚各服 1 次。

咽炎 早、晚各食樱桃 1 次。

厌食 薏苡仁 100 克清水浸泡 30 分钟,锅加水煮沸,加入樱桃 50 克、薏苡仁和白糖 30 克同煮成粥,调入玫瑰汁 5 毫升,日服 1 剂,分 2 次服食。

麻疹 樱桃 1 000 克洗净、绞汁,纱布过滤,调入适量白糖,加热煮溶,日服 1 剂,分 3 次饮服,连用 2 日。

腰痛 龙眼肉和枸杞子各 10 克,加清水 500 毫升煮沸,加樱桃 30 克和冰糖适量,日服 1 剂,分 1~2 次连渣服。

痛风 日服樱桃 20 个。

利尿 樱桃根部熬汁,代茶饮。

烧伤 樱桃洗净、挤汁,涂于患处,日涂多次。

冻伤 樱桃洗净,浸入高粱酒中,取液涂于患处。

黄褐斑 樱桃 5 个和大枣 10 个洗净,加清水 500 毫升煎煮 30 分钟,临睡前洗脸,15 日为 1 疗程。

疝气痛 樱桃核 60 克醋炒研末,日服 3 次,每次 15 克,开水送服。

月经不调 龙眼肉 50 克、枸杞子 30 克洗净,入锅加适量清水煮沸,小火炖 20 分钟,加樱桃 50 克、白糖 20 克,日服 1 剂。

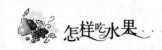

阴道滴虫　樱桃叶 500 克煎汤，温时坐浴。

尿道结石　日服樱桃核 5 粒，通过排尿排出或使其溶解。

虫蛇咬伤　樱桃叶捣烂取汁，每次服 15 毫升，并以其渣敷于患处。

皮肤暗疮　樱桃 80 克洗净、去核，加冷开水用果汁机榨成樱桃汁，加适量白糖，日服 3 次。

········ 万能之药——梅子 ········

　　梅子又名青梅、乌梅、酸梅，原产于我国，栽培历史悠久，三国时曹操激刘备对斟，演出了"青梅煮酒论英雄"的故事。《三国演义》中还有"望梅止渴"的典故，说曹操率大军行军途中，天气炎热，将士没有水喝，人人口干舌燥，曹操说前边不远就有梅林，大家想起了梅子的酸味，顿时涌出了口水。梅子不同于多数水果以甜取胜，而是以酸诱人，未成熟的梅子加工熏制的乌梅最为女性青睐，加糖煮制的酸梅汤更是民众爱喝的夏令消暑清凉饮料。

　　梅子性平、味酸，是含有果酸、糖、维生素 C、磷、钙、铁等酸味最多的碱性水果，为柠檬的 3 倍，钙和铁也比香蕉多好几倍。它所含的果酸包括柠檬酸、枸橼酸、苹果酸、琥珀酸都有益于人体，如枸橼酸能有效抑制乳酸，并驱除使血管老化的有害物质。李时珍在《本草纲目》中说，梅子是"味最酸，有下气，安心，止渴止漱，止痛，止伤寒烦热、冷热泻痢，消肿解毒之功效，可治 32 余种疾病。"古人称梅子是"万能之药"，尤适宜于心血管疾病、动脉硬化、老年痴呆、糖尿病、慢性腹泻、痢疾、崩溃等患者食用。由于它有助于让体内血液酸碱值平衡，因此，肝火有毛病的人宜多吃梅子，不但能降低肝火，更能帮助脾胃消化，并滋养肝脏。梅子还有很强的杀菌力，目前人的饮食中常含防腐剂、农药、抗生素，加上水和空气等的污染，造成肝脏解毒和肾脏排泄毒素的负担增加，而梅子正是餐桌的守护神。它既可促进唾液腺与胃液腺的分泌，生津止渴，促进食欲，又能预防食物中毒，难怪日本便当的白饭中间总会摆上一粒梅子供人食用。对情绪易暴躁的人，每天吃几颗梅子，可保持心情愉快，凡事不易烦心。如果你赶任务开夜车或熬夜觉得精神疲惫，喝杯酸梅汁就能迅速将疲劳元素排出体外。梅子还能预防晕车，帮助醒酒。总之，它能最大限度地产生能量，促进筋骨、肌肉与血管组织等恢复活动。

梅子除生食外，主要加工成乌梅，它保留了鲜梅的大部分营养，并可入药。近年医学家发现乌梅具有防癌功效。日本的研究认为，乌梅的水煎剂对多种肿瘤细胞都有极强的抑制活性。同时乌梅刺激产生的一种内分泌激素腮腺素，有助于肿瘤患者的康复。日本民间以鲜乌梅果肉制成果酱，每天坚持少量食用，持之以恒，能防治各种癌症。女子餐前还几乎都有喝梅酒的习惯，不仅能加快肠子的蠕动，有利排毒，还有助于美颜美容。

梅子味极酸，胃酸过多者慎食。另外，多食易损齿，造成牙龈肿胀，吃了梅子及其制品最好及时漱口清洁口腔。一般每日吃 5 颗梅子或 50 毫升的梅酒、梅汁就够了，可将自己的身体重量除以 13 即是吃梅子的平衡酸碱值。成熟期的梅子含有毒的氢氰酸，制乌梅应选用未成熟的果实，妇女月经期间及产妇忌食。

下面介绍梅子的食谱和便方：

梅子食谱

梅子猪肉　梅子 10 颗洗净、去核，切片。猪排骨 500 克洗净、切小块，与梅子、精盐、味精、白糖、番茄酱、料酒、淀粉加清水拌匀，腌 30 分钟，入蒸盘，旺火蒸 50 分钟取出，葱段排于肉块上，淋入香油即成。此菜适合治消化不良、补钙等。

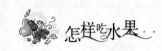

梅子虾肉 梅子 5 颗洗净、去核,切片;鲜虾 600 克去壳和黑线;鸡蛋 1 个和淀粉、面粉拌成蛋糊;料酒、白糖、酱油、精盐、味精调成味汁。锅置火上,倒入植物油,烧至七成热,将虾仁裹好蛋糊下油炸熟,捞出,控油。锅内留油,下葱花爆香,加入梅子、虾仁,浇调味汁翻炒,淀粉勾芡,放入香菜即成。此菜健胃益气、补肾壮阳,适合治男性更年期阳痿、早泄、性功能减退等。

酸梅陈皮汤 乌梅 500 克洗净、去核,和山楂 20 克、陈皮 10 克、桂皮 1 克、丁香 5 克洗净,一起装入纱布袋,扎紧袋口,入锅加清水 2 500 毫升,旺火煮沸,转小火熬约 30 分钟,除去纱布袋,锅离火静置沉淀约 15 分钟,滗出汤汁,加白糖 500 克调匀即成。此汤生津止渴、除烦宁心,适合治暑热烦闷、食欲不振、口燥舌干等,代茶饮,外感风寒者不宜饮。

梅子便方

中暑 乌梅 30 克和山楂 20 克洗净、捣碎;北沙参 15 克和西洋参 5 克取片;五味子 5 克捣碎,一起入锅加适量清水煎 2 次取汁,加白糖,日服 1 剂,分 2~3 次饮服。

盗汗 ① 乌梅和大枣各 10 颗加水煎汁,取汁加冰糖适量,日服 1 剂,分 2 次饮服。② 乌梅 10 颗、糯稻根 1 把和浮小麦 15 克加水煎汤,日服 1 剂,分 2 次饮服。

恶心 乌梅 12 克加清水和冰糖适量煎汤,代茶饮。

痢疾 ① 鲜乌梅 500 克加精盐和明矾各 10 克,清水拌匀,乌梅色转黄后捞出,给乌梅逐个刺 10~15 个孔眼,水泡 6 小时沥干,加砂糖拌匀至溶,随意食乌梅。② 乌梅 150 克洗净、去核、捣烂,晒干如胶,饭前服,每次 3 克。③ 乌梅 7 颗煮至烂熟,去核,过滤后水煎,加入黄连 10 克,煎成浓汤,空腹饮用。

疟疾 ① 乌梅和红花各 10 克,水煎汤,日服 1 剂,分 2 次饮服。② 乌梅和草果各 10 克、常山叶 20 克加水煎汤,于发作前 1.5~2 小时服。③ 乌梅 4 颗,和大枣、红糖各 30 克,常山 6 克,水煎服。

白发 乌梅 10 克和枸杞子、桑葚子各 15 克水煎服,日服 1 剂,分 1~2 次饮服。

鸡眼 ① 乌梅 3 颗去核和白矾 3 克、米醋 15 毫升同捣烂,外敷患处。② 乌梅 1 颗去核和樟脑 0.9 克同捣烂敷患处。③ 乌梅 10 颗研成细末,入瓶加香油浸泡 7~10 日,和匀成药膏,温盐水浸泡鸡眼,待粗皮软化去除,取适量药膏敷患处,纱布包扎,12 小时换 1 次药膏,3 日为 1 疗程。

脚癣(或生癣) 鲜乌梅 2 颗捣烂和石榴皮 30 克共水煎洗患处,日洗 3~4 次。

湿疹 鲜乌梅 3~5 颗捣烂和五倍子 30 克共水煎洗患处。

疥疮 乌梅和鸡蛋壳各 30 克研末,香油调匀敷患处,日敷 1~2 次。

疮疖 乌梅粉、黄连粉各 6 克和哈密瓜 100 克捣烂后调匀,敷患处,日敷 2 次。

糖尿病 乌梅 8 颗和党参 60 克、大枣 15 颗同加水煎煮沸 20 分钟后,加入冰糖适量再煎 10 分钟,至汤微黏稠。日服 1 剂,分 3 次服,可与饭同食。

胆石症 ① 乌梅 10 克和莲子(或虎杖)30 克同加水煎汤,日服 1 剂,分 1~2 次饮服。② 乌梅 6 克、川楝子 12 克、虎杖 20 克、金钱草 60 克、土大黄 30 克同加水煎汤。日服 1 剂,10 日为 1 疗程。

多汗症 乌梅、炒酸枣仁各 12 克和白芍 15 克同加水煎汤,日服 1 次。

蛔虫病 乌梅 10 克和五味子 3 克同加水煎汤,日服 1 次。

钩虫病 乌梅 30 克加水煎汤代茶饮。日服 1 剂,10 日为 1 疗程。

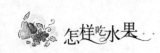

白癜风 乌梅50克和补骨脂60克用白酒浸泡2周,外搽患处,日搽3次。

花斑癣 乌梅适量研末,用蜜调涂。

牛皮癣 乌梅30克和土元15克研末,瓜蒌1个挤汁,调匀涂患处,日涂1~2次。

黄水疮 乌梅5克、石膏30克、冰片3克同研末,香油调涂患处,日涂1次。

慢性咽炎 乌梅10克、罗汉果15克和丝瓜叶6克加水煎汤,日服1剂,分2次饮服。

风寒感冒 乌梅4颗和红糖100克加水煎浓汤,日服1剂,分2次饮服。

消化不良 乌梅3克和大枣6个加水煎汤,日服1剂,分2次饮服。

暑热烦渴 ① 乌梅2颗去皮和核、切薄片,加精盐拌匀腌渍2小时,日服1剂,分2次用温开水冲服,每次吃1颗。② 乌梅100克去核、切碎,加白糖150克和清水200毫升,小火熬至汤汁浓稠时冷却,倒入去皮切薄片、用冷开水浸泡半小时沥干的鲜嫩藕500克,拌匀,随意食用。

乙型肝炎 乌梅20克、虎杖30克、炙甘草5克加水煎汤。日服1剂,分2~3次饮服,2周为1疗程。

硅沉着病(矽肺) 乌梅10克、海带50克、皂刺3克水煎服,日服1剂,分2次饮服。

痢疾腹痛 乌梅18克压碎和香附12克加水煎汤,日服1剂,早、晚分2次饮服。

久痢脱肛 乌梅、黄芪各200克加水煎2次,小火浓缩后,加红糖250克熬至浓稠收膏。日服2次,每次20克。

便血不止 乌梅 250 克焙干研末,过筛,用醋调成稠糊状,制小丸如梧桐子大,晒干。空腹米汤送服,日服 1~2 次,每次 70 丸。

月经过多 乌梅 15 克和红糖适量,加水煎汤,日服 1 剂。

夏天热伤风 乌梅 90 克开水泡半小时后加清水 1 000 毫升,小火煎半小时,滤出头汁 500 毫升;再加清水 1 000 毫升和金银花 45 克同煎半小时,滤出二汁 500 毫升。头、二汁用 8 层纱布滤入沙锅煮沸,加白糖,搅拌溶化,倒入容器。饮用时兑入凉开水,浓度适当掌握。

慢性气管炎 乌梅、黄精各 60 克,芙蓉叶 120 克和已浸于 250 毫升醋中 24 小时的制半夏 50 克同加水煎汁去渣,加白糖 250 克,浓缩收汁溶化成 500 毫升。每日含咽部 3~5 次,每次半匙,缓缓咽下。

慢性胆囊炎 乌梅 250 克和虎杖 500 克加清水浸泡 1 小时,小火慢煎 1 小时,水煎 2 次;取 2 次汁与蜂蜜 1 000 克小火煎沸 10 分钟,冷却倒入容器。日服 2 次,每次饮服 20 毫升,饮后温水冲服。

甲状腺肿大 乌梅 10 克、何首乌 20 克、昆布 15 克加水煎汤,日服 1 剂,分 1~2 次饮服。

神经性皮炎 乌梅 60 克和苦参 100 克加适量醋浸泡 7~10 日,外搽患处,日搽 2~3 次。

病毒性肝炎 乌梅 40~50 克加清水 500 毫升,煎至 250 毫升。顿服或分 2 次饮服。

细菌性痢疾 乌梅 30 克、生姜 10 克、绿茶 6 克切碎同入保温杯,沸水冲泡,盖严浸 30 分钟,加红糖适量,趁热顿服。

类风湿关节炎 乌梅 10 克、葱须 15 克、大枣 10 个、生姜 3 片加水煎服。

消化不良性腹泻 乌梅 50 克入碗,加黄酒 150 毫升,盖好隔水蒸半小时。日服 2 次,每次饮服 20~30 毫升。

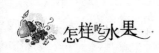

胆道蛔虫性腹痛 ① 乌梅 10 颗和花椒 50 粒捣碎，沸水冲泡，代茶饮。② 乌梅 7 颗、川椒 5 克、生姜 2 片、黄连 5 克加水煎汤。日服 1 剂，分 2 次饮服。

象征吉利的柑橘

柑橘与"甘吉"谐音，在我国民间柑橘素是大吉大利的象征，过年时人们常互赠柑橘以图吉祥。柑和橘自古并称柑橘，原产于我国，其历史可上溯到 4 千多年前，据古籍《尚书·禹贡》记载，上古夏禹时期已将柑橘作为贡品；古代诗人屈原的名作《橘颂》更是传颂至今。被誉为"橘中之王"的江西南丰所产的蜜橘是历代皇室的贡品，是皮薄汁多、酸甜适口的良种。

柑又名柑果，橘又名福橘，它们颜色鲜艳，外形相似，果肉又都酸甜可口，营养丰富，含葡萄糖、果糖、蔗糖、蛋白质、脂肪、碳水化合物、微量元素、胡萝卜素、维生素及橘皮苷、柠檬酸、苹果酸、枸橼酸等。与梨相比，其蛋白质含量高 8 倍，钙高 4 倍，磷高 4.5 倍，维生素 B_1 高 7 倍，维生素 C 高 9 倍。柑比橘大，底部微凹，果皮较厚，呈橙黄色，极易剥离，而且柑一般比橘要甜。

中医认为，柑性凉，味甘，入脾、胃、膀胱经；橘性凉，味甘酸，入肺、脾、胃经。柑橘均具润肺、止咳、化痰、健脾、顺气、止渴的药效。鲜果除生食外，都可制成果汁、果酱、果酒，橘子还可用蜜糖渍制成橘饼。它们又是医药、食品工业的重要原料。

柑橘可谓全身是宝，柑的核、叶、皮都是药。核可治腰痛、疝气痛、睾丸痛、乳房痛等；叶有疏肝作用，可治胁痛及乳腺炎初起等；橘皮晒干后即陈皮，是常用的中药材，《本草纲目》中说陈皮是"同补药则补；同泻药则泻；同升药则升；同降药则降"。刮去白色内层的橘皮表皮称橘红,具有理肺气、祛痰、止咳的作用;橘瓢上的筋膜称橘络,具有通经络、消痰积的作用。橘络中含有一种名为"芦丁"的维生素,能使人的血管保持正常弹性和密度,减少血管壁的脆性和渗透性,预防毛细血管渗血,预防高血压患者发生脑出血及糖尿病患者发生视网膜出血,还可治疗胸闷肋痛、肋间神经痛等。常吃柑橘,对治疗急慢性支气管炎、消化不良、伤酒烦渴、慢性胃病及老年咳嗽气喘、津液不足、血管硬化等都有一定功效。橘饼甘辛而温、宽中下气,适宜肺癌、喉癌患者食用。

美国哈佛大学医学院的专家曾对 75 000 名护士和 38 000 名男性专业卫生工作者进行调查后发现,多吃水果尤其是柑橘可减少患高血压的机会,而橘汁中富含的钾、维生素 B 和维生素 C,可在一定程度上预防心血管病。食品专家也指出,橘汁中含有抗氧化、抗癌、抗过敏成分,并能防止血凝。每人每日坚持吃 2 个柑橘,便可产生明显的防癌和抗衰老的效果。多吃柑橘,摄取柑橘中丰富的胡萝卜素还可预防酒精肝。日本男性饮酒非常普遍,而过度饮酒会造成酒精肝、脂肪肝和肝硬化等疾病。专家曾对每日摄入 25 克乙醇,即 640 毫升以上啤酒的男性进行调查,结果发现,每日吃 1 个以下柑橘的人,比每日吃 3~4 个柑橘的人,患酒精肝的可能要高出将近 1 倍。专家认为,这主要是因为病毒性肝炎、酒精性肝炎以及肝硬化等患者体内血清中的抗氧化能力降低,而柑橘中丰富的胡萝卜素和维生素可提高抗氧化能力,对保护肝脏有益。

橘子的吃法大有讲究,烤着吃的方法也很好。将橘子洗净后放在 40~50℃的开水中浸泡 1 分钟,然后用布擦干放在微波炉的烧烤网上,烧烤至微焦为止。这样橘皮中的成分可以渗透到橘子里,橘皮经烧烤后也可一起吃下去。每天早、午、晚各食用生烤橘子 1 个,对动脉硬化、高血压、咳嗽、哮喘、食欲不振、消化不良、胃炎、胃酸过多、便秘等病有一

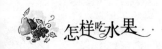

定疗效,并具有护肤美容的作用。

有些人喜欢把新鲜橘子皮洗净后用来泡水喝,认为有陈皮的药用功效。其实,这是一种误区,陈皮是橘子皮晒干一年以上,越久越好,才能体现出药用价值。而鲜橘子皮所含的挥发油较多,不但没有药用功效,鲜橘皮还有农药和保鲜剂的污染,泡水饮食不利于健康。

多吃柑橘也有个适度,一般成人日食不超过 3 个,儿童不宜超过 2个,因为小儿功能不健全,食用过多会阻止体内胡萝卜素转化成维生素A,造成皮肤泛黄。脾胃虚寒、便溏腹泻者忌食,肠胃功能欠佳和糖尿病患者慎食。有泌尿系结石的患者也慎吃橘子,因为橘子中大量维生素 C的代谢产物易与体内代谢的钙结合形成结石。吃橘子前后 1 小时不宜喝牛奶,因为牛奶中的蛋白质遇到橘子中的果酸即会凝固,从而影响消化和吸收。在服用西药维生素 K、磺胺类药物、螺内酯(安体舒通)、氨苯蝶啶和补钾药物时,均应忌食橘子。

下面介绍柑橘的食谱和便方:

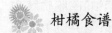 柑橘食谱

柑橘猪肉 咸五花猪肉 200 克洗净,切条,白糖、精盐、黄酒腌好,放入葱丝、生姜丝和干橘皮 20 克拌匀,腌半天,上笼蒸熟即成。此菜健胃行气,适合治慢性胃炎、慢性肝炎等。

柑橘牛肉 牛肉 500 克洗净,入锅加水,小火煮沸,加入鲜橘皮 30克和大料、生姜,炖至七成熟,捞出晾凉,切成手指头大小的块。锅置火上,倒入植物油烧热,下入牛肉块煸炒几下,放入生姜、葱、大料、辣椒粉、黄酒、鲜汤,焖 3 分钟,加入味精、精盐、酱油,湿淀粉勾芡,淋上熟油即成。此菜益气开胃、对抗疲劳,适合治疲劳综合征、脂肪肝、慢性胃炎、胃下垂等。

牛肉 500 克洗净,切片,入油锅略炸,捞出。锅置火上,倒入植物油

256

烧热,下入橘皮 100 克、干红辣椒、花椒,煸出香味,烹入黄酒、酱油,加入鲜汤,放入炸牛肉片、精盐、味精、白糖,煮沸转小火烧至牛肉酥烂即成。此菜益气补脾、对抗疲劳,适合治慢性胃炎、腰腿痛、脂肪肝、胃下垂等。

柑橘鸡肉 嫩鸡 1 只(约 1.5 千克)去内脏,洗净,斩去头和爪,剔去骨,剁成 2.5 厘米见方的块,与葱、姜'黄酒、精盐、酱油拌和,稍腌片刻。锅置火上,倒入植物油,烧至六成热,下鸡块,炸至金黄色捞出。锅内留少量余油,投入辣椒、干橘皮 15 克、花椒略煸,加入鸡块炒匀,倒入由白糖、香醋、酱油调成的糖醋汁,炒匀,浇上麻油即成。此菜理气和胃、补虚温中,适合治慢性气管炎、慢性胃炎等。

橘子 250 克剥皮掰瓣。锅置火上,倒入鸡汤,煮沸后淀粉 25 克勾芡,加精盐和橘肉,淋上橘子酒或酱。烤鸡 1 只用刀将脯肉切下,浇上橘子酱即成。此菜温中益气,适合治慢性气管炎、胃肠炎、月经不调、更年期综合征、前列腺炎等。

净鸡 1 只(约 1.25 千克)切成 5 块,撒上精盐、胡椒、红辣椒粉;锅底码放罐头荸荠 200 克、葱头 1 只切丁、胡萝卜 2 根切片、芹菜 2 根切段,上面放鸡块。红糖、姜末和浓缩橘汁 200 毫升拌匀,淋入鸡块,旺火煮沸,改小火焖烧约 1 小时,焖至鸡肉熟透,起锅配上土豆泥或炸土豆片即成。此菜适合治高血压、癌症等。

柑橘鸡蛋 无核蜜橘 300 克洗净,剥皮、掰瓣,逐个滚上一层面粉。鸡蛋清 2 个打成蛋泡糊,淀粉拌匀。锅置火上,倒入植物油烧至五成热,橘瓣挂上蛋泡糊下锅,炸至结壳,捞出控油。净锅上火,放入清水、白糖 50 克,熬成金黄色糖浆,出丝时加入橘瓣翻炒均匀,撒上青红丝即成。此菜开胃健脾、生津止渴,适合治胃肠神经官能症、慢性气管炎等。

橘子 2 个剥皮,去核、捣泥,锅置火上,倒入黄酒适量,打入鸡蛋

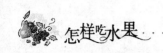

2 个搅匀,放橘子泥、白糖适量,边煮边搅变稠,晾凉置冰箱做成冰淇淋。此食当点心,润肺祛痰、益气健脾,适合治慢性气管炎、疲劳综合征等。

柑橘鸭肉 鸭肉 200 克洗净,切条,白糖、黄酒腌好,放入葱丝、姜丝、橘皮 20 克拌匀,腌半天,上笼蒸熟即成。此菜补中益气,适合治单纯性消瘦、慢性气管炎等。

净鸭 1 只(约 1.5 千克)劈成两片入盆,加入鸡汤 1 000 毫升、精盐、黄酒、白糖,上笼蒸约 90 分钟后取出。沙锅置火上,蒸鸭片和原汤入锅,放入罐头橘子汁 1 听,小火炖约 30 分钟后捞出鸭片,入盘,原汤内加入橘子、鸡油,湿淀粉勾芡,起锅浇在鸭片上,橘子围四周即成。此菜滋阴补血、开胃生津,适合治贫血、慢性胃炎、营养不良性水肿等。

净鸭 1 只(约 1.5 千克)放入沸水锅,略烫后捞出,沥干水分,酱油抹遍鸭身。锅置火上,倒入植物油烧至七成热,放入鸭,炸至金黄色时捞出控油。沙锅内放入竹垫,鸭腹朝下放入,加入橘皮 30 克、姜片、葱结、黄酒、白糖、酱油、精盐、清水(水应淹过鸭身),旺火煮沸,撇浮沫,加盖,改小火焖约 2 小时,至鸭肉酥烂时离火。将沙锅内的鸭翻身,拣去姜片、葱结,除去竹垫,再上火略焖,湿淀粉勾芡即成。此菜滋阴补血、开胃健脾,适合治慢性胃炎、营养不良性水肿、单纯性消瘦等。

净鸭 1 只(约 1.5 千克)切 1.5 厘米见方的丁,加葱、姜、黄酒、精盐拌匀,腌 30 分钟。锅置火上,倒入植物油烧至六成热,放入鸭丁炸几分钟,至浅黄色时捞出。锅内拣去葱、姜,留底油烧至五成热,放入干红辣椒、花椒、橘皮 20 克炸至棕色,再放入鸭丁炒匀,加入鲜汤、酱油、醪糟汁,改用中火收汁至油亮,加入味精、麻油拌匀即成。此菜补益脾胃、助食开胃,适合治暑热、厌食、更年期综合征等。

橘子 2 个剥皮,1 个掰瓣,1 个切成长条;番茄 1 个洗净,切成与橘子条一样的长条;生菜适量洗净,撕成瓣状;烤鸭(取胸肉部分)300 克切片，一起与精盐½小匙、柠檬汁1匙、胡椒少许混合拌匀即成。此菜疏肝理气、散积化滞，适合治脾胃气滞、脘腹胀满等。

柑橘鹌鹑 鹌鹑2只杀后去毛，除内脏，洗净，切块，加黄酒、精盐、酱油、麻油抓匀入味。锅置火上，倒入植物油烧至七成热，放入鹌鹑肉，炸成深红色，捞出沥油。原锅留少许底油，放糖熬化，倒入炸好的鹌鹑肉块翻炒，加入黄酒、米醋、酱油、味精煮沸。移小火，加盖，烧至汤汁剩½时转旺火，淋麻油，出锅装盘，蜜橘250克剥皮、掰瓣围四周即成。此菜补虚润肺，适合治慢性气管炎、慢性胃炎、月经不调、更年期综合征等。

柑橘鱼肉 鲜橘5个剥皮榨汁，加入浓缩鲜橙汁、精盐、料酒搅匀成橘味汁。鳜鱼1尾刮鳞、去鳃和内脏，剔骨，洗净，肉面上划小长形花刀，深至鱼皮，鱼肉面朝外放入容器，加料酒、精盐腌渍入味。锅置火上，倒入植物油烧至八成热，鱼体均匀拍上淀粉并抖散，下油锅炸至定型捞出。锅留底油烧热，鱼下入复炸，至外脆里嫩时捞出沥油。原油留锅烧热，倒入橘味汁煮沸，湿淀粉勾芡，出锅浇在鱼体上，鱼体旁用1个鲜橘做成花形点缀即成。此菜补中开胃、健脑益智，适合治慢性胃炎、神经衰弱等。

鱼肉500克洗净，切块，加入酱油、黄酒腌10分钟。锅置火上，倒入植物油烧热，下入腌好的鱼块，炸5分钟，添入冷油，降低油温，炸至鱼块呈深黄色时捞出控油。锅留底油，放入蒜、葱炝锅，加入酱油、黄酒、白糖各适量和橘子汁30毫升，放入炸好的鱼块，略翻炒，至汁快干时盛盘，淋上麻油，配上香菜、番茄片即成。此菜补中开胃、健脑益智，适合治慢性胃炎、胃酸缺乏、神经衰弱等。

草鱼1尾刮鳞、去鳃和内脏，剔骨，洗净，切片。虾肉150克和猪肥腰肉、荸荠适量洗净剁细，加精盐、味精、胡椒粉、葱花搅拌成馅，分别放在鱼片上卷成鱼卷，挂匀鸡蛋液，抹上面粉。锅置火上，倒入植物油烧至

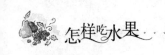

六成热,下鱼卷炸熟,呈金黄色取出。原锅上火,倒入橘子汁 75 毫升,湿淀粉勾芡,浇在鱼卷上即成。此菜健脾补肾、养血开胃,适合治慢性胃炎、贫血、营养不良性水肿等。

柑橘海带 干海带 150 克入笼蒸 20 分钟,取出,投入热水中浸泡、发好、洗净、沥干、切丝,加入酱油、白糖、麻油、味精拌匀。橘皮 25 克洗净、沥干、剁末,加醋拌匀,倒入海带丝拌匀,撒上香菜即成。此菜健脾开胃、理气化痰,适合治慢性气管炎、暑热、慢性胃炎等。

拔丝柑橘 鲜橘 4 个剥皮、掰瓣,滚匀淀粉;鸡蛋 1 个磕入碗中,放入淀粉、面粉与适量清水,调成稀稠适中的蛋粉糊。锅置火上,倒入植物油烧至四成热,下入逐块挂匀蛋粉糊的橘瓣,炸定形后捞出。油温烧至七成热时,再放入橘瓣,炸成金黄色,出锅控油。锅留底油,下入少许清水、白糖,在中小火上炒制,白糖溶化变稠,色略呈微黄时,立即离火,倒入炸好的橘瓣,快速搅匀,出锅,装在抹有底油的盘上即成。此菜开胃理气、止咳润肺,适合治慢性气管炎、慢性胃炎、暑热等。

柑橘豆腐 豆腐 500 克搅碎,加入肉末 200 克、精盐、胡椒粉、姜末、葱花、淀粉,磕入鸡蛋 3 个,搅拌成馅。锅置火上,加入色拉油 1 千克烧至六成热,豆腐馅挤成丸子下入油锅,炸至金黄色捞出,沥油。用小刀在 10 个红橘顶部⅓处刻锯齿状,上为橘盖,入笼,蒸 8~10 分钟,取出,揭开橘盖,淋入麻油,装入豆腐丸即成。此菜化痰止咳、理气健脾、清热解毒、补中生津,适合治高血压、血管硬化等。

柑橘锅巴 锅巴 200 克掰成小块,烤干;橘子 150 克剥皮,掰瓣。锅置火上,倒入橘子汁煮沸,速倒入橘瓣,加白糖,湿淀粉勾芡,捞出。炒锅上火,倒入植物油烧热,下入锅巴块炸至金黄色,立即捞起装盘,橘瓣和糖芡汁速浇在锅巴上,起噼啦声即成。此菜健脾开胃,适合治单纯性消瘦、吸收不良综合征、更年期综合征等。

柑橘银耳　水发银耳 100 克去蒂、洗净，小火煮透，改旺火炖烧，加白糖、清水。银耳柔软时加入罐头橘瓣 200 克，稍煮即成。此食当点心，清热润肺，适合治慢性胃炎、贫血、月经不调、慢性气管炎等。

　　柑橘莲子　去心莲子 150 克加清水上笼略蒸后取出，滗水，加冰糖，再上笼蒸约 20 分钟后取出。锅上火，放入清水、冰糖煎沸，加入橘瓣 150 克、樱桃适量，再煮沸，撇浮沫，起锅倒入装有熟莲子的大碗，撒上青梅丁即成。此食当点心，补气健脾，适合治慢性胃炎、慢性肝炎、单纯性消瘦等。

柑橘便方

　　感冒　鲜橘皮 30 克加清水 1 碗，煎成半碗，加白糖适量，趁热饮。

　　呕吐　① 橘皮 6 克和生姜 3 克水煎服。② 橘皮 9 克和粳米 50 克水煎，加姜汁少许，温水冲服。

　　胃热　柑子适量洗净、捣烂、绞汁，加入蜂蜜调匀，日服 1~2 次。

　　水肿　① 柑皮、冬瓜皮各适量洗净，同入锅，加适量清水煎汤，代茶饮。② 柑子 3 个加水煎汁，每次服 10~20 毫升。

　　痛经　① 柑核 30 克、金橘 2 个、紫皮蒜 2 个同入锅，加清水 800 毫升煮至 400 毫升，加入白糖 30 克，调味温服。② 柑核 30 克和木耳 15 克同入锅，加黄酒 250 毫升水煎，温服。

　　咽喉痛　① 柑皮 100 克加适量清水煎汁，代茶饮。② 橘子 1 个剥皮捣碎和大枣 6 枚去核、竹叶 5 克加清水 400 毫升，煮沸加冰糖 20 克，小火煮至糖溶，日服 1 剂，分 1~2 次饮服。

　　咳脓血　鲜绿橘叶适量洗净、切碎、绞汁，日服 2~3 次，待吐出脓血即可痊愈。

　　肺气肿　柑子 1 个洗净，连皮与大枣 5 枚洗净同入碗，加冰糖适量和清水 200 毫升，盖好隔水蒸熟。日服 2~3 次，食柑肉、大枣、喝汤。

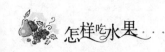

气管炎 ① 柑子 1 个洗净、连皮入碗,加冰糖 25 克、姜片、清水 150 毫升,盖好隔水蒸熟。日服 3 次,食柑肉喝汤。② 橘子 100 克洗净、连皮入锅加清水煎汤,加蜂蜜少许。日服 1 剂,分 2 次饮服,连服 10 日为 1 疗程,食橘肉饮汁。③ 橘饼 30 克、大蒜 15 克共切碎,水煎服。

冠心病 橘皮、佛手各 10 克洗净,沸水冲泡,代茶饮。

心脏病 橘子 80 克洗净、连皮切块,与枳实、生姜各 15 克,丹参 10 克同入锅,加水煎汤。日服 1 剂,分早、晚 2 次饭前服完。

乳腺炎 ① 橘核 30 克入锅炒燥,加清水 3 碗煎至 1 碗,黄酒少许调匀,2 次分服。② 橘核研末,白酒调和,敷患处,每日换药 3~5 次。③ 橘核捣烂,加食醋适量成糊状,涂纱布敷患处,早、晚各 1 次。

暑热症 橘汁 250 毫升与冰淇淋 75 克冷冻搅匀,日服 1 剂,上、下午分食。

咽痒咳嗽 柑子 1 个去皮捣碎和大枣 5 枚洗净、去核,淡竹叶 15 克,加清水 500 毫升,共煎半小时,去渣加冰糖 35 克,分 1~2 次饮服。

咳嗽痰多 ① 橘皮、生姜、苏叶各 6 克水煎加红糖饮服。② 陈皮 9 克、核桃 2 个、生姜 3 片水煎服,早、晚各服 1 次。③ 蜜橘 200 克洗净、剥皮、掰瓣、去核;橘皮切丝,加白糖和适量清水煮沸,去橘皮丝,糖汁浇入橘瓣。日服 1 剂,分 1~2 次饮服。④ 橘饼 2 个、生姜 3 片水煎服。

肺热咳嗽 橘子 1 000 克剥皮、绞汁、去渣,日服 2 次,每次 50 毫升。

急性喉炎 橘皮 20 克洗净、水煎,梨 2 个洗净、榨汁,与橘皮混合同饮,日服 2~3 次。

嘶哑失音 柑子 50 克洗净,用盐渍,含口慢嚼,日服 3 次。

脾虚耳炎 柑皮 15 克焙干为末,与灯芯草灰和冰片各 15 克混匀,适量吹入患耳,连用 5~6 日。

胸闷心烦 柑子去皮,与白木耳、冰糖各适量同入锅,加水煮汤。

肾冷腰痛 柑核(或橘核)、杜仲各 100 克炒后研末,以盐、酒少许调匀,日服 2 次,每次 3~6 克。

乳汁不畅 鲜橘叶、青橘皮、鹿角霜各 15 克同入锅,加适量清水煎后去渣,兑入黄酒温饮。早、晚各 1 剂,连服 1 周。

乳房结核 青橘叶、青橘皮、橘核各 15 克加黄酒和清水,适量煎汤。日服 1 剂,分 2 次温服。

乳痈乳癌 ①柑叶 9 克洗净入锅,加适量清水煎汤饮。②柑叶捣烂,炒热敷患处。

产后水肿 柑皮研末,黄酒送服,日服 1~2 次,每次 2 克。

消化不良 橘子剥皮,日服 2 个。

受寒胃疼 橘络 3 克洗净,生姜 6 克洗净、切片,同入锅,加适量清水煎汤,加红糖,趁热饮。

慢性胃炎 ①橘子 1 个剥皮和草莓 75 克洗净一起榨汁,加入蜂蜜、葡萄酒各适量搅匀,日服 1 剂,分早、晚服。②干橘皮 30 克研细末,加白糖,空腹用温开水冲服。

泄泻呕吐 ①橘子 1 个剥皮、去核,马铃薯 100 克去皮、切块,生姜 10 克洗净、切片,同入榨汁机加清水适量榨汁。日服 2 次,每次 20 毫升,饭前服。②橘饼 1 个切薄片入碗,以沸汤泼,盖住泡汁出,饮汤食饼,作数次服。

饮酒过度 ①柑子 2 个去皮绞汁,温开水冲服。②蜜橘 250 克剥皮和银耳 30 克温水泡软去根蒂同入碗,加少量清水上笼蒸 1 小时取出,加冰糖 150 克稍煮温服。

动脉硬化 橘子 200 克剥皮和莲子 30 克同入锅,加水煮沸,加大枣 10 枚、白糖适量再煮沸,湿淀粉勾芡,日服 1 剂,分 2 次服。

大便秘结 橘皮适量浸酒,捞出煮至软,焙干为末,温水调服。日服 1~2 次,每次 6 克。

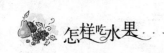

小便不利 食橘 1~2 个或取汁同茶水对服,日服 1~2 次。

小肠疝气 ① 柑核 10~15 克洗净,入锅煎煮,日服 2 次。② 橘核炒香研末和小茴香炒后研末,等分混合,临睡前以热黄酒送服,每次 3~9 克。

睾丸胀痛 ① 柑核 30 克、金橘 2 个、紫皮蒜 2 个加清水 800 毫升煎至 400 毫升,加白糖 30 克调味温服。② 柑核 30 克、柚核 15 克、金橘 2 个、白糖 30 克加清水煎服。③ 橘核 30 粒和米酒 100 毫升、清水 100 毫升同煎汁,日服 2 次。

肝炎后遗症 橘皮 25 克和大麦芽、茵陈各 50 克同入锅,加适量清水煎汤,日服 2~3 次。

缓解乳腺增生 用橘核泡水喝,每次放 15—20 粒,可以缓解乳腺增生,如果想多发挥作用,先把橘核放在平锅里,用小火炒,直到颜色变成焦黄,然后用擀面杖碾碎成粉。饭后吃,一次吃一小勺,早晚各一次,如果吃了一个月以后,乳房疼痛有所缓解,结块有所消散的话,可以停 10 天,然后再吃。

脑血管意外后遗症 鲜橘叶 180 克、鲜生姜 120 克、鲜大葱 80 克共捣烂如泥,入锅加水蒸熟,取适量敷于头顶处,日敷 1 次,连用 1~2 个月。

疗疾佳果——橙子

橙子又名甜橙、柳橙、黄果,原产于我国,栽培历史悠久。它虽性凉、味酸甘,但属平性水果,适合各种体质的人食用,不论偏寒还是偏热都可摄取,人称它是"疗疾佳果"。

橙子含有丰富的果胶、蛋白质、多种维生素、柠檬酸、苹果酸和钾、钙、磷、镁等矿物质,尤以维生素 C 和胡萝卜素含量最高。和橘子相比,它既可消火，也可补水，因为它维生素 C 含量超过橘子，有止呕、消火、醒酒、解毒的功效。它所含水分也比橘子更多，能起到补水的作用，更适合在干燥的地方食用。

中医认为，橙子有生津止渴、疏肝理气、通乳消肿、消食开胃等疗效，有很好的补益作用。美国心脏学会的一份研究报告指出，摄取充足的维生素 C 是防止心脏病的良方，有助于降低卒中（中风）概率，医学专家提出，每天饮用鲜榨橙汁 750 毫升，血脂水平可下降 30%，患心血管疾病的危险可降低一半。英国约克大学的研究人员还发现，忧郁症状的产生与人体内叶酸水平低有关。日本的研究也显示，多补充叶酸可减少产生忧郁症的概率，而橙子正是富含叶酸的水果，它发出的芬芳气味还有助于缓解女性精神紧张的压力。女性一直把富含维生素 C 的橙子视为美容圣品，常食这种天然美容水果，不但可以美白，还能淡化黑斑，对增加肌肤弹性、减少皱纹都有帮助。橙子具有疏肝理气、促进乳汁分泌的作用，又是女性作为乳汁不通、乳腺红肿胀痛之食疗佳品。近年科学研究还发现，橙子也是抗老化的优良水果，因为带皮的橙含有黄酮类的成分，具对抗自由基的功效，不但能抗衰老，还能防癌。橙皮内含有的橙皮素又有健胃、祛痰、镇咳、止逆和止胃痛等功效。

一般人都可食橙子，即使在服药期间吃一些橙子或饮橙汁，也可增加机体对药物的吸收。橙子味美，但食用不宜过多，每日以 1~3 个为宜，多食易伤肝气，过量甚至引起中毒，出现手足乃至全身皮肤变黄症状。橙子含较多鞣质，能与铁结合，妨碍铁的吸收和利用，贫血患者不宜多吃；体寒者也不宜多食。糖尿病患者忌食。另外，慎用橙皮泡水饮用，因为橙皮上的保鲜剂很难用水洗净。

下面介绍橙子的食谱和便方：

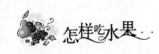

怎样吃水果

橙子食谱

橙子猪肉 鲜橙 2 个剥皮,1 个切方丁,橙皮洗净切细丝,1 个榨橙汁;猪里脊肉 800 克洗净,切成 6 厘米厚的大片,两面用刀背捶松,加味精、酱油、葱段、姜末拌匀,腌渍 30 分钟,湿淀粉和 1 个鸡蛋拌匀。锅置火上,倒入植物油浇至六成热,下入肉片,煎炸至两面金黄时捞出,沥净油。净锅置火上,倒入橙汁和香醋煮沸,加入橙肉丁和橙皮丝,湿淀粉勾薄芡,出锅浇在里脊肉片上即成。此菜滋阴润燥、和胃助消化,适合治食欲不振、慢性胃炎、高血脂等。

小排骨 600 克洗净,切成 5 厘米长条,拌入酱油、料酒、精盐腌渍半小时。锅置火上,倒入植物油烧热,放入小排骨炸至外皮酥黄,熟软时捞出。净锅置火上,油烧热,倒入橙汁、料酒、精盐、酱油,放入小排骨快速拌匀,湿淀粉勾芡即成。此菜滋阴润燥、和胃助消化,适合治食欲不振、慢性胃炎、高血脂等。

橙子鸭肉 鲜橙 400 克剥皮切片;净鸭 2 000 克冲洗,沥干,鸭体内外撒匀精盐、胡椒粉,腌渍片刻,放入烤盘,送入烤炉烤制,边烤边不断翻动,并浇上烤鸭原汁,烤制熟透取出。锅置火上,加入烤鸭原汁适量、橘子酱 20 克、鸡汤 50 毫升煮沸,调入玉米粉 50 克、橘子酒 30 毫升制成酱料。烤好的鸭切成块,码放盘中,橙片码放在鸭块周边,酱料浇在鸭块上即成。此菜滋阴润燥,适合治高血脂等。

鲜橙 4 个剥皮,每个切成 4~6 瓣;鸭翅 500 克洗净,每只剁成 3 段。锅置火上,倒入植物油烧热,下入葱段、姜片、蒜末爆香加入鸭翅,翻炒片刻,加入清水、酱油、白糖、精盐、味精、鲜橙,盖上锅盖,小火炖至鸭翅熟透,湿淀粉勾芡即成。此菜滋阴润燥,适合治高血脂等。

橙子鱼肉 橙子 12 个洗净,在每个橙子高度的 1/5 处用"U"形刀沿圆周雕刻成锯齿形,取下上盖,挖空橙子里的果肉。净鱼肉和鸡脯肉各 300 克分别切成米粒状,放入容器,加入精盐、味精、鸡蛋清、淀粉拌匀上浆。4 个挖出的橙肉榨汁和精盐、料酒、味精、高汤、淀粉放入另一碗内,对成芡汁。锅置火上,注入植物油,烧至三四成热,入鱼米、鸡米滑散至熟,倒入漏勺沥油。锅留余油,回火上,下葱姜炸香捞出,放入鱼米、鸡米和水发枸杞子 30 克炒匀,下入兑好的芡汁,颠翻推匀出锅,分别装入橙子中,盖上盖,上笼蒸 2 分钟,取出装盘,香菜围边即成。此菜补益精气、开胃补虚、润燥美肤。

橙汁 50 毫升加料酒、白糖、精盐、淀粉兑成味汁;比目鱼肉 200 克洗净,切长 4 厘米、宽 3 厘米的片,淀粉、料酒、精盐和蛋清 1 只上浆;柿子椒和冬笋各 50 克,切片。锅置火上,加入色拉油烧热,下葱花、柿子椒、笋片煸炒,放入鱼片,烹入味汁,翻炒即成。此菜清热、明目,适合治咽喉炎、高血压等。

橙子虾肉　橙子 4 个洗净,每个切去圆顶,挖出部分橙肉,切成丁;虾仁 150 克和豌豆 25 克洗净,放入沸水锅焯一下,取出沥干,入碗,加挖出的橙肉丁、姜末、精盐、料酒、米醋和麻油拌匀成馅料。馅料放入橙内,盖上橙盖,上笼蒸约 6 分钟取出即成。此菜益肾强精,适合治阳痿、下乳汁等。

虾仁 350 克洗净;玉米粒适量入沸水锅烫一下;鸡蛋 2 个加水调成糊,放入虾仁、玉米粒调匀。锅置火上,加入色拉油,六成热时下玉米粒、虾仁糊炸熟至金黄色捞出。锅内放少许油,倒入橙汁、白醋、白糖熬一会,至浓汤时倒入炸好的玉米虾仁翻匀即成。此菜健胃益气,适合治食欲不振等。

橙子海带　橙皮 150 克洗净,切成 5 厘米长的细丝,入沸水锅焯透,取出冷水过凉,控净水分。海带 75 克上笼屉蒸 20 分钟,取出,热水浸泡发透,洗净泥沙,沥净水分,切成细丝。橙丝和海带丝同入碗,加入精盐、白糖、米醋、味精和麻油调拌均匀即成。此菜健胃益气,适合治食

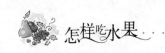

欲不振、慢性胃炎、高血压等。

橙子冬瓜 冬瓜 15 千克去皮和籽瓤,洗净,切成 2 厘米见方的块,放入不锈钢盆中。橙汁、柠檬汁各 500 毫升和白糖 3 千克加清水 2.5 千克同熬化,倒入冬瓜拌匀,用大盘压上,10 小时后取出即成。此菜滋阴去燥、削脂瘦身。

橙子菠菜 橙子 50 克洗净,带皮切块;苹果 1 个洗净,带皮去核;菠菜 50 克、甘蓝 100 克各洗净切碎,一起入果汁机榨汁即成。此汁清热润肺,适合治气喘、贫血等。

橙子布丁 甜橙 500 克剥皮榨汁,鸡蛋 400 克打开取蛋黄。橙汁和白糖 20 克同入锅,小火煮至稠厚,冷却后逐渐倒入蛋黄拌匀,放入抹油的布丁模具内,入蒸锅蒸熟,冷却即成。此食健脾益气,滋补肝肾,适合治更年期食欲减退、烦躁不安、潮热、多汗等。

橙子便方

感冒 鲜橙皮 30 克(干品 15 克)、生姜 3 片、白糖适量加水煎服,趁热喝。每次 1 剂,每日 3 次,连服 2 周。

头痛 干橙皮 6 克和茶叶少许,加水煎服,代茶饮。

眩晕 橙皮 9 克、薏苡仁 30 克和红糖适量加水煎服,每日 1 剂,连服数日。

肺炎 生黄芪 30 克浓煎取汁,加粳米 100 克和清水煮粥,加橙皮 3 克稍煮,加红糖调匀,日服 2 次。

腹泻 橙饼切薄片入碗,以沸汤泼,盖住,泡汁饮汤食饼。

腰痛 橙核、杜仲各 100 克共研末,黄酒送下,日服 2~3 次。

粉刺 橙核浸湿研末,每晚涂于面部。

便秘 橙皮浸酒,再煮至软,焙干为末,温水调服。日服 1~2 次,每次 6 克。

解酒 橙皮 1 000 克和生姜 250 克各切片,加炙甘草末 10 克、檀香末 25 克制成小饼,沸汤加精盐送服,日服 3~5 克。

冻疮 橙皮、萝卜缨各 120 克加水煎煮,频洗患部。

高血脂 橙皮 30 克放入 1 000 毫升清水煮沸 15 分钟,代茶饮。

咽喉炎 ① 甜橙 4 个剥皮榨汁,日服 2 次。② 橙子 150 克剥皮加白糖 25 克榨汁,日服 1 剂,早、晚饮服。

气管炎 橙子 100 克洗净,连皮煎汤,兑入蜂蜜适量。日服 1 剂,分 2 次日服,连服 10 天为 1 疗程。

胃肠炎 甜橙 300 克剥皮、切丁,莲子 150 克去芯,上笼蒸熟,取出加白糖,湿淀粉勾芡,当点心食用。

乳腺癌 鲜橙 8 个剥皮榨汁,加入米酒 20 毫升,调匀饮用,日服 1 次。

脂肪肝 甜橙 250 克剥皮、切丁。锅加水、白糖煮沸,放入橙丁、糖桂花,湿淀粉勾芡,当点心食用。

风寒咳嗽 橙皮、玉米须煎服,日服 2~3 次。

咳嗽痰多 甜橙 1 个洗净,连皮切成 4 瓣,加入冰糖适量和清水 200 毫升,盖好隔水蒸熟。连皮食橙喝汤,早、晚各服 1 次。

咳嗽咯痰 鲜橙 500 克用刀划棱,放入水中浸去酸涩味（每日换水）,软后取出去核,再浸 1~2 日取出,将三棱针插入棱缝,触碎内瓤,入锅加水煮七八分烂时趁热拌白糖 500 克晾晒,待糖溶尽,晒干压扁,日食 1 个。

清肺化痰 橙皮放入白酒中,浸泡 3~5 日后饮用。

慢性胃炎 鲜橙 250 克在沸水中稍烫,榨汁,日服 1 剂,分 2 次饮。

胃脘气滞 橙皮和生姜各 10 克,加水煎服。

胃滞纳少 甜橙 1 个洗净,带皮切成 4 瓣,加水 300 毫升煮沸,加蜂蜜 30 克,小火煮至熟去渣,代茶饮。

夏暑烦渴 甜橙 250 克和柠檬 15 克均剥皮去核,加凉开水 250 毫

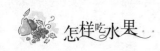

升、白糖 25 克、冰块 100 克搅拌 1 分钟,过滤取汁,日服 1 剂,分 2 次饮。

月经不调 鲜橙 2 个放水中浸泡 15 分钟,连皮切块入锅,加适量清水和蜂蜜 30 克同煮汁,分早、晚饮服。

小便赤短 橙子 100 克剥皮榨汁,与蜂蜜 20 克搅匀,加适量冰块再搅拌 20~30 分钟,注入苏打水 100 毫升,日服 1 剂,代茶饮。

痔疮肿痛 橙子(隔年风干者为佳)10 个置于桶内,烧烟熏之至熟,日服 4 次,每次 0.5 个。

慢性气管炎 橙子 3 个剥皮去核,切块,在容器中放一层橙,加一层白糖 50 克,存放 4 个小时,再加入葡萄酒 500 毫升,密封 5 日,日服 2 次,每次 25 毫升。

乳腺炎早期 甜橙 4 个剥皮榨汁,和黄酒 30 毫升混匀,日服 1 剂,连饮 1 周。

脑血管后遗症 鲜橙叶 180 克、鲜生姜 120 克和鲜大葱 80 克共捣烂如泥,入锅加清水蒸熟,取适量贴于头顶处,每日 1 次,连用 1~2 个月。

········天然水果罐头——柚子········

柚子又名文旦、雪柚、胡柚,我国在 2 000 多年前南方地区就已栽培。由于它个大体圆,果肉甜酸清香,适逢中秋大量上市,又与"佑子"谐音,含有吉祥团圆之意,人们常把柚子与月饼一起作为中秋赏月的应时食物。柚子是秋令果中最硕大者,一般重约千克以上,于农历八月至十月采摘,皮厚耐藏,在阴凉通风处存放 3 个月仍不失香味,故被称为"天然水果罐头"。

柚子性寒、味甘酸,营养价值很高,富含蛋白质、醣类、有机酸及维生素 A、维生素 B_1、维生素 B_2、维生素 C、维生素 P 和钾、钙、磷、镁等矿物质。中医认为,柚子有理气化痰、润肺清肠、补血健脾等功效,能治食少、口淡、消化不良等。现代医学认为,吃柚子可防心脏病,还有降血糖、降血脂功效。经常食用,对高血压、糖尿病、血管硬化等疾病有辅助治疗作用。美国佛罗里达大学医学教授詹姆斯·金达发现,柚子的果胶含有一种降低胆固醇的物质,血液中胆固醇浓度偏高的人,每日吃 15 克柚子胶囊,连吃 4 月,平均可以降低 8% 的胆固醇;其中 1/3 的人更可以降低 10%~18% 的胆固醇。研究发现,每降低 1% 的胆固醇,罹患心脏病的危险就减少 2%。柚子的果胶是一种黏性物质,与大豆蛋白粉混合后更易为小肠吸收利用,从而进一步增加其功效。

现代医学还发现,柚子能促进肝细胞的再生和肝糖元的合成,增强肝脏的解毒和抗病能力,改善慢性肝炎和肝硬化症状,防止亚硝酸胺的形成和抑制癌细胞的增殖。美国最新的研究还表明,如果体重超标者平常能多吃些柚子,它就能带来较为明显的减肥效果,多吃柚子还能起到预防糖尿病的作用。为了验证柚子的减肥作用,美国的食品专家召集了 100 名减肥自愿者参加此项研究活动。这些减肥自愿者的平均体重为 218 英磅(约 99 千克),活动时间为 12 周。结果表明,柚子的减肥作用确实很明显。专家发现,研究活动期间,在不改变正常饮食习惯的前提下,只要这些减肥者每日都吃一些柚子,到活动结束时,他们的体重可以最多减少十多英磅。同时还发现,这些减肥者体内胰岛素的水平也有相应下降,这表明多吃柚子还能起到预防糖尿病的作用。

柚子适宜有胃病消化不良的人和慢性支气管炎、咳嗽、痰多气喘的人食用,对饮酒过量和宿醉未解的人有解酒毒的功效。气虚体弱的人不宜多食,脾虚泄泻的人吃了柚子会腹泻,因为他们对食物营养的吸收和转化能力较弱,粗纤维的柚子可能未消化完毕就被排出体外,造成所谓湿热的错觉。另据美国的一项研究,食用柚子太多,如每日食用¼个以上,会提高血液中雌激素的含量,从而提高中老年妇女患乳腺癌的概率。

柚子皮放入冰箱可作为除臭剂,消除冰箱中的异味。夏日还能免受

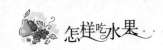

蚊虫叮咬,因为蚊虫不喜柚皮的味道。

下面介绍柚子的食谱和便方:

柚子食谱

柚子猪肉　柚肉 5 瓣;瘦猪肉 250 克洗净、切块;白菜根 60 克洗净,切碎,与黄芪 15 克一起用纱布包好,成药袋。锅置火上,注入清水,放入柚肉、猪肉、药袋,旺火煮沸,改小火炖熟,拣出药袋,加入调料即成。此菜益气养阴、润肺化痰,适合治肺炎等。

柚肉 100 克和瘦猪肉 200 克洗净、切片与黄芪 10 克一起入锅,加清水 500 毫升煮至猪肉熟透,去黄芪,下精盐、味精调味即成。此菜润肺化痰,适合治肺燥咳嗽等。

柚子鸡肉　柚子 1 个剥皮、掰瓣;童子鸡 1 只去杂、洗净。柚肉放入鸡肚,放入炖盒,加适量清水蒸 3 小时,调味即成。此菜补脾养气、抗炎化痰,适合治慢性支气管炎等。

柚子 1 个(留在树上,用纸包好,霜后摘下)剥皮、切碎;童子母鸡 1 只去杂、洗净,一起入锅加黄酒、红糖、清水适量,蒸至鸡肉烂熟即成。此菜散寒理气,适合治寒冷腹痛、胃痛等。

柚子 1 个(隔年越冬者佳)剥皮、掰瓣;公鸡 1 只去杂、洗净。柚肉放入鸡肚,加适量清水隔水蒸熟即成。此菜温中益气、下气消痰、润肺止咳,适合治肺虚咳嗽、发作性哮喘等。

柚子 1 个剥皮、切碎;母鸡 1 只去杂、洗净、切块,一起放入大瓷碗,加姜片、精盐和清水 400 毫升,盖好隔水蒸至鸡肉酥烂,调入味精,淋上麻油即成。此菜散寒理气、化痰消炎,适合治寒冷腹痛、慢性支气管炎等。

柚皮 1 个洗净;乌骨鸡 1 只去杂、洗净。柚皮放入鸡肚,砂纸密封,黄泥包裹,烧熟即成。此菜化痰消炎,治支气管哮喘。

柚皮 150 克洗净切丝,入沸水锅焯一下,捞出用冷开水过滤,控净水分;鸡蛋 1 只,去黄留清;鸡胸脯肉 250 克洗净,切丝,加鸡蛋清、精盐、淀粉拌匀。锅置火上,倒入植物油 500 毫升(约耗 50 毫升)烧至四成热,加入鸡丝滑散,放入柚皮丝冲一下,一起捞出沥油。锅留少许底油,复置火上烧热,下葱、姜末炝锅,加入柚皮丝、鸡丝翻炒片刻,加精盐、料酒、米醋,调入味精,淋上麻油即成。此菜补脾养气、健胃消食,适合治慢性胃炎等。

柚子红椒 柚皮 300 克洗净,切成 2 厘米大小菱形片,入沸水锅焯一下,捞出控净水分,入碗,加料酒、生抽腌 5 分钟。青、红椒各 1 个去蒂和籽,洗净,切块。锅置火上,倒入花生油烧至七成热,放入青、红椒块,炒出香味,加柚皮片、精盐、白糖、胡椒粉,调入味精,迅速炒匀,淋上花椒油即成。此菜健胃消食、行气解酒,适合治消化不良、食欲不振,醒清解毒等。

柚子白薯 柚子 150 克剥皮,掰瓣;白薯 500 克去皮,切成 2 厘米厚的圆片。锅中放入清水,下白薯煮开,放精盐、柚肉、白糖,直到白薯煮熟即成。此菜健胃消食,适合治消化不良等。

柚子葱饮 柚皮 2 个洗净,沥干,放炭火上烧焦,剥去外层,入清水中浸泡 1 日,去除苦味,切块加水炖熟,加碎葱、精盐,淋上麻油即成。此菜理气化瘀,适合治积食不化等。

柚子菠萝 柚子半个剥皮、掰瓣,每瓣切成 2~3 段;菠萝 100 克削皮,洗净,切成小块。锅置火上,注入清水,放入柚肉、菠萝煮 3 分钟,加白糖、米醋,沸后湿淀粉勾薄芡,撇去浮沫,出锅入碗,摆上红绿樱桃少许点缀即成。此食健胃消食,适合治食欲不振、高血糖等。

柚子便方

感冒 柚子肉榨汁,倒入烫热杯中,加入蜂蜜,注入热开水稀释饮用。

伤风 柚子 1 个果肉挖空,填入茶叶,置通风处风干,待整个柚子

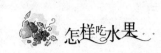

缩小,呈咖啡色,取出茶叶泡茶喝。

头痛　柚叶、葱白各等量捣烂,敷太阳穴上。

斑秃　柚子核 15 克沸水浸泡 1~2 小时,涂患部,日涂 2~3 次。

冻疮　柚皮 50 克入锅,加适量清水煎汤,浸泡冻疮部位,每日数次。

癌症　柚子 1 个早、晚分食,同时每日服鱼肝油丸 1 粒。

关节痛　柚叶、生姜各 20 克共捣烂,加适量桐油敷患处。

咳嗽痰多　① 柚肉 90 克、米酒 15 毫升、蜜糖 30 克同入锅,加适量清水,炖熟,日服 1 次。② 柚子 1 个剥皮,去内层白瓣,果肉切碎,加黄酒 15 毫升腌浸,隔水蒸烂,加蜂蜜 30 克调匀,含咽,日服 2~3 次。

肺热咳嗽　柚子和梨各 100 克,蜂蜜少许,同煮烂,加冰糖调匀,日服 2~3 次。

消化不良　柚子 1 个剥皮,掰瓣,日食 3 次,每次 60 克。

妊娠呕吐　柚皮、生姜各 10 克和萝卜籽 12 克加适量水煎汤,日服 1 剂,分 2~3 次饮服。

恶心呕吐　柚子 5~8 个剥皮,掰瓣榨汁,小火煎浓稠,加蜂蜜 500 克、冰糖 100 克和姜汁 10 毫升,同熬成膏状冷却装瓶,沸水冲服,日服 2 次,每次 20 克。

饮酒过多　柚子肉 150 克,慢嚼顿食。

皮肤过敏　柚子 1 个洗净,皮肉同切碎,水煎汁,外洗患处,日洗 3 次;同时食柚肉 60 克,日食 3 次。

创伤出血　柚皮 60 克烧灰存性,研细末敷伤口。

睾丸胀痛　柚核、小茴香、荔枝核各 15 克同入锅加适量清水煎汤,日服 2~3 次。

顽固性头痛　柚子肉 500 克切碎放入瓷罐,加白糖 25 克,封罐口浸泡 1 夜,柚肉倒入铝锅,小火熬至浓稠,加蜂蜜 250 克拌匀,晾凉,温开水冲服,日服 3 次,每次 5~10 克。

支气管哮喘　柚子肉 200 克切片和百合 20 克同入锅,加清水 600 毫升煮沸,小火炖 2 小时,白糖 20 克调匀,日服 1 剂,分 2 次连渣服。

慢性支气管炎　柚皮 10 克洗净切碎,沸水冲泡,代茶饮。

急性乳腺炎初期　柚叶 4~7 片和青皮、蒲公英各 30 克同入锅,加适量清水煎汤,日服 1 剂。

补血果——甘蔗

甘蔗又名竿蔗、糖梗,我国是世界上最古老的植蔗国之一,早在公元前 4 世纪已有种植甘蔗的记载,历代又受帝王显贵、文人墨客的青睐。三国时魏文帝曹丕爱蔗如命,他常把甘蔗当手杖,和大臣议事竟边吃甘蔗边议事。至唐朝大历年间已有制蔗糖的记载,《本草纲目》说甘蔗的名源是"凡草皆正生嫡出,惟蔗侧种,根上庶出,故字从庶也。嵇含作干蔗,谓其茎如竹竿也"。

甘蔗性寒、味甘。中医认为,甘可滋补养血,寒可清热生津,它含糖量十分丰富,约为 18%~20%,由蔗糖、果糖和葡萄糖构成,极易被人体吸收利用,还富含多种维生素、氨基酸。甘蔗中的钙、磷、铁、锰、锌等无机元素的含量也较高,其中铁的含量特别多,每 1 000 克的甘蔗中含 13 毫克,居水果之首,故甘蔗素有"补血果"的美称,民间也有"秋日甘蔗赛过人参"的说法。

甘蔗可分为黑皮蔗和青皮蔗两种。皮色深紫近黑的甘蔗,俗称黑皮蔗,性质较温和,喉痛热感者不宜;皮色青的青皮蔗,俗称竹蔗,味甘而性凉,有清热之效,能解肺热和肠胃热。吃甘蔗是茎去皮嚼汁或榨汁饮用,甘蔗汁生饮性甘寒,适宜热病伤津、心烦口渴、身热尿赤、肺燥咳嗽,而热性病饮生蔗汁最好,古人称其为"天生复脉汤"。甘蔗汁煮热则性转温,具有益气补脾、和中下气、滋养保健功能。甘蔗除嚼食和饮汁外,还可烤甘蔗,

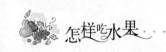

有防治伤风的功效。近年从甘蔗提取的糖汁中分离出一种棕色多醣,该物质具有免疫性抗肿瘤和抗病毒的作用,而且有明显的抗高血脂效应。

甘蔗是一种季节性较强的水果,春季不宜食用,因为经冬季长期储存,加上长途运输温度不恒定,易造成污染。甘蔗剖面发黄、味酸,有霉味和酒糟味,如果吃了这种甘蔗,轻者会出现恶心、呕吐、腹泻、头晕等症状,重者引起中毒、中枢神经系统受到侵害而导致死亡。另外,脾胃虚寒、便溏腹泻者慎食,糖尿病患者忌食。

下面介绍甘蔗的食谱和便方:

 甘蔗食谱

甘蔗鸡汤 甘蔗 200 克削皮、切成小段;苦瓜 200 克洗净、去籽、切块。鸡胸骨 1 副入沸水汆烫,捞起冲净,与甘蔗同入锅中,加清水 800 毫升旺火煮沸,转小火煮 1 小时,加入苦瓜与黄芩 10 克、枇杷叶 8 克续煮 30 分钟,加入调味料拌匀即成。此汤滋润解热,适合配合各种癌症放疗期间或放疗后辅助治疗,减轻咽喉肿痛、口干等症状。

山药 45 克洗净、去皮、切片,入锅加适量清水煎沸 5~7 分钟,倒入甘蔗汁 30 毫升、石榴汁 20 毫升和生鸡蛋黄 4 个,稍煮即成。此汤滋阴益气、止咳平喘,适合治久咳哮喘等。

甘蔗胡萝卜汤 甘蔗 1 根削皮、切段、剖开;马蹄 250 克去皮、切两半;胡萝卜 250 克去皮,一起入锅,加清水煮沸,小火炖 1~2 小时即成。此汤生津止渴,适合配合各种癌症放疗期间或放疗后辅助治疗,减轻咽喉肿痛、口干等症状。

 甘蔗便方

咯血 甘蔗皮、沙参各 30 克和五味子 3 克同入锅,加适量清水煎汤,日服 2~3 次。

呕吐　甘蔗汁半杯、鲜姜汁 1 汤匙和匀,稍温饮服,日服 2~3 次。

呃逆　甘蔗汁 100 毫升、生姜汁 9 毫升和匀,日服 1 剂。

倒经　鲜甘蔗、鲜藕各 500 克和鲜生地 100 克一起榨汁,混匀,倒经时饮用。

便秘　甘蔗汁 150 毫升加入蜂蜜 30 克混匀,早、晚空腹服。

尿道炎　甘蔗汁、生藕汁各 60 毫升混匀,日服 2 次。

肺热咳嗽　甘蔗 250 克削皮、切小段,白茅根 50 克洗净、切段,加清水 600 毫升,煎至 300 毫升去渣取汁,分 2 次服。

虚热咳嗽　百合 100 克洗净、加水煮烂,加入甘蔗汁和萝卜汁各 100 毫升,于睡前服。

痰热咳嗽　甘蔗汁 30 毫升、荸荠汁 15 毫升混匀,温开水冲服。

咽喉肿痛　甘蔗、萝卜各 250 克,金银花、淡竹叶各 10 克,加清水 600 毫升,煮沸后小火再煮半小时,去渣留汁,加冰糖适量,日服 1 剂,分 2 次服。

咽干痰稠　甘蔗汁、梨汁各 50 毫升混匀,日服 2 次。

口干舌燥　黑皮甘蔗 1 根削皮、榨汁,荸荠 7 个洗净、榨汁,两汁混匀,代茶饮。

声音嘶哑　甘蔗汁 200 毫升加入葡萄 20 颗榨汁,混匀,早、晚各服 1 次,连服 2~3 日。

小儿哮喘　生山药 100 克去皮、切片、捣烂,加入甘蔗汁半杯,小火炖熟。温热服食,日服 1 剂,分 2 次服。

燥热口渴　甘蔗汁、西瓜汁各 200 毫升混匀,冰冻更佳。

胃热口苦　甘蔗汁 50 毫升和蜂蜜 30 克混匀,早、晚空腹服。

肺胃火旺　甘蔗、萝卜、荸荠各 500 克均去皮、捣烂、榨汁和匀。日服 1 剂,分 2~3 次服。

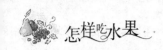

胃津亏损 甘蔗 100 克削皮、切段,生地黄 15 克、石斛 5 克、芦根 15 克、梨 1 个洗净同榨汁。日服 1 剂,分 2 次服。

慢性胃炎 ① 甘蔗汁 30 毫升与少许生姜汁混匀,早、晚各服 1 次。② 甘蔗汁和葡萄酒各 15 毫升混匀,早、晚各服 1 次。

饮酒过多 甘蔗 1 000 克削皮、榨汁,热服,日服 3 次,每次 150 毫升。

酒精中毒 甘蔗皮、茨实各 30 克加水煎汤,日服 2~3 次。

妊娠水肿 甘蔗 500 克削皮、切成小段,加适量清水煎汁,代茶饮。

尿路感染 甘蔗 250 克削皮、切段,莲藕 250 克去皮和节,榨汁混匀。日服 1 剂,分 3 次服。

大便燥结 甘蔗汁 50 毫升、梨汁 30 毫升,荸荠汁和莲藕汁各 15 毫升混匀,隔水蒸熟。日服 1 剂,分 1~2 次服。

大便秘结 甘蔗 250 克削皮、切段和莲子心 10 克、芦根 50 克加适量清水,煎汁饮服。

肺结核咳嗽 甘蔗汁 200 毫升和山药 60 克洗净、捣烂同入碗盖好,隔水蒸熟。日服 1 次,连服 3~5 日。

慢性支气管炎 甘蔗汁 50 毫升、荸荠汁 25 毫升和百合 15 克加清水 500 毫升,煮沸 30 分钟后冷却。日服 3~4 次,每次服 100 毫升,连服 7 日。

········ 宜母果——柠檬········

柠檬又名柠果、洋柠檬、宜母果、宜母子等,我国南方一些省有栽培,是典型的优质酸果。西餐多用柠檬作调味,亚洲菜则直接用它烹任,突显其酸甜食味,我国爱吃烤鸭、烧鹅的人也少不了柠檬这一调味品。柠檬还深受孕妇的青睐,古医书载"柠檬,宜母子,味极酸,孕妇肝虚嗜之,故曰宜母。当熟时,人家竞买,以多藏而经岁久为尚,汁可代醋。"孕妇常将柠檬放在床边,早上起来嗅一嗅,有消除晨吐的效应。古代因柠檬能安胎,故有改善子宫前倾、子宫韧带松垂,甚至闭经的疗效,又有"宜母子"、"宜母果"之称。

柠檬性微温寒,属平性水果,味甘酸,不像其他水果一样生吃鲜食,多作调制品或加工成饮料、果汁、果酱,制作蛋糕、蜜饯、罐头等食用。其实,用柠檬果肉加入白糖拌匀,口味酸甜,味道也特鲜美,柠檬果皮富含芳香挥发成分,生津解暑,开胃醒脾。夏日暑湿较重,很多人易神疲乏力,长时间工作或学习后往往胃口不佳,喝一杯柠檬冰水令人精神一振,大开胃口。英国人的下午茶也喜喝红茶中加入柠檬片的柠檬茶,泡好后马上喝,消除疲劳特有效。爱吃烤肉的巴基斯坦人,烤肉时总要洒些新鲜的柠檬汁,拌色拉时,柠檬片和柠檬汁必备,茶中也加柠檬片。这是因为烤肉中含有致癌物,而柠檬含维生素C、柠檬酸、苹果酸等有机酸,还有丰富的橘皮苷等黄酮苷类物质,它们都能有效地分解、中和致癌物,使之转化为无毒物质,又能抑制促进癌细胞生长的各种酶的活性,使其失去作用。此外,将柠檬汁淋在烤肉上,还能帮助肉类释放其自身的香味并去除腥味,使烤出的肉更鲜嫩可口。

柠檬的营养价值极高,富含糖类、多种维生素及钾、铝、磷、铁等矿物质。它具高度碱性,有助人体的血液循环,富含的维生素C和维生素P,能增强血管弹性和韧性,可预防和治疗高血压、胆固醇、心肌梗死和癌症。近年国外研究还发现,青柠檬中含有一种近似胰岛素的成分,可使异常的血糖值降低。柠檬的抗菌消炎作用特强,据实验显示,酸度较强的柠檬汁在15分钟内就可把海生贝壳内所有细菌杀死。柠檬汁中的柠檬酸还有抗肠炎菌、沙门菌、肠道出血性大肠菌的效果,也能减少人体内疲劳物质乳酸产生。柠檬汁中含有大量柠檬酸盐,其中柠檬酸钾盐能抑制钙盐结晶,阻止肾结石形成,甚至已成结石也可被溶解掉。柠檬

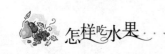

酸还可提高人体对钙的吸收率,增加人体骨质密度,进而预防骨质疏松症。柠檬所含枸橼酸、维生素 C、橘皮苷能抑制活性氧的破坏作用,有效预防、改善痙夏症状。枸橼酸刺激味蕾,产生独特美味,刺激大脑中枢,增加消化液分泌,提高胃肠消化功能,增进食欲。枸橼酸还可防止和消除皮肤色素沉淀,对皮肤有漂白功效。

柠檬皮有丰富的钙质,榨汁时最好连皮榨,但柠檬皮不平坦,容易堆积秽物,榨汁前一定要清洗干净,可用盐抹一抹,再用清水冲洗。完整的柠檬宜置于冰箱中保存,切开的柠檬最好在 1~2 小时内食用,时间久了会干掉,和空气接触太久,会使其营养成分丢失变质,暂不食用可用保鲜膜包好,置于冰箱冷藏。

食用柠檬每次以 50 克为宜。因柠檬味酸,易伤筋损齿,不宜过食。凡发热、胃溃疡、胃酸过多、龋齿和糖尿病患者应慎食或忌食。

下面介绍柠檬的食谱和便方:

 ## 柠檬食谱

柠檬猪肉 瘦猪肉 500 克洗净,切丁,加入黄酒、精盐、味精、嫩肉粉拌匀。锅置火上,倒入少许植物油烧热,抓一大把松子放入锅中,小火翻炒至松子微黄盛起。再倒入油,下肉丁,旺火爆炒,加入精盐、白糖,肉丁熟时倒入松子,淋入柠檬汁,翻炒即成。此菜和胃安胎,适合治胎动不安等。

柠檬鸡肉 稚母鸡 1 只去杂洗净,切块,入碗,倒入柠檬汁 15 毫升,拌匀,入锅,加清水 500 毫升,小火煨至鸡肉酥烂即成。此菜润肺生津,和胃安胎,适合治肺虚咳嗽、胎动不安等。食肉喝汤,连服 5~7 日。

柠檬 2 个洗净,取出果肉榨汁,柠檬皮 1/4 切成细丝;鸡腿 2 只洗净,剔出大骨;香菜切成碎末。酱油、料酒、白糖、精盐、香油、柠檬丝入碗调匀,加入鸡腿肉拌匀,腌渍 30 分钟。锅置火上,倒入植物油烧热,下鸡腿肉炸至两面呈金黄色,加入清水、辣椒油、番茄酱、白糖、精盐、柠檬汁、味精,旺火烧 3 分钟,取出鸡肉剁成块入盘,淀粉勾芡出锅浇在鸡肉上,撒上香菜即成。此菜和胃安胎,适合治胎动不安等。

柠檬 2 个洗净,1 个连皮切片,1 个榨汁;鸡脯肉 300 克洗净,刀背拍打使之松软,入碗,加鸡蛋黄 1 个,倒入一半柠檬汁和料酒、麻油适量,腌 20 分钟,淀粉拌匀。锅置火上,倒入植物油烧至五成热,放入鸡脯肉炸至两面呈金黄色,取出切成条入盘,将另一半柠檬汁、白糖、白醋、精盐和汤或水 100 毫升入锅煮沸,湿淀粉勾薄芡,淋在鸡肉条上,柠檬片围四周即成。此菜和胃安胎、嫩肤养颜,适合治胎动不安等。

柠檬 2 个洗净,去皮和核,切丁;鸡脯肉 100 克洗净,切丁;豌豆 25 克洗净,入沸水锅焯一下,捞出沥水。锅置火上,放入清汤 750 毫升煮沸,加入鸡丁,筷子拨散,撇去浮沫,放入精盐、白糖煮至肉熟。湿淀粉勾芡,倒入柠檬丁和豌豆拌匀即成。此菜和胃安胎,适合治胎动不安等。

柠檬 1/2 个洗净,连皮切薄片;鸡脯肉 200 克洗净,切片,加芡粉、调料拌匀入油锅爆热,放入柠檬片和笋片同炒,加适量调料即成。此菜益气生津、嫩肤养颜,适合治食欲不振等。

柠檬鱼肉 柠檬 2 个洗净,半个切薄片,另一半榨汁;鲈鱼 1 条去内脏,洗净,精盐抹遍鱼身。蒜茸、红辣椒丁、香菜末入碗,加鱼露、白糖和柠檬汁拌匀成酱汁,与鱼一起入锅,旺火蒸 7~8 分钟,直至鱼眼突起,鱼身用筷可穿透时取出,酱汁淋在鱼身上,柠檬片围四周即成。此菜利尿消肿、润肤消斑,适合治水肿、乏力、皮肤枯涩等。

柠檬 2 个洗净,切块;鳖 1 个杀后去内脏,洗净,沸水烫去膜,肉切

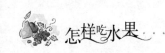

块。锅置火上,注入清水 500 毫升,放入鳖块,旺火煮沸,撇去浮沫,小火炖至鳖肉八成酥烂,放入柠檬块和适量黄酒、姜片、精盐,炖至酥烂,去柠檬,调味精,淋麻油即成。此菜利尿消肿,适合治全身浮肿。食鳖肉喝汤,连服 5 日。

柠檬 1 个洗净,榨汁,加白糖调匀;墨鱼 160 克去骨和内脏,洗净切片,在沸水中烫一下捞出;洋葱 100 克洗净,切细丝。锅置火上,倒入植物油烧热,蒜末煸香,放入墨鱼片、洋葱丝,加入精盐、辣椒丝,倒入柠檬汁拌和即成。此菜益脾补血、散寒通经,适合治妇科病等。

柠檬番茄 柠檬 1/2 个洗净;番茄 1 个洗净,去蒂切块;芹菜 50 克洗净,切段,一起入果汁机榨汁。此汁调节内分泌,适合治腰酸背痛。

柠檬芦荟 柠檬 1 个洗净,连皮切块;芦荟 30 克去刺,削皮,洗净,切片;苹果 1 个洗净,连皮切块;圆白菜 3 片洗净,一起入果汁机榨汁。此汁清热、美颜、健胃,适合治胃肠功能失调、胃癌等。

柠檬樱桃 柠檬 2 个洗净,去皮和核,切块,加白糖 150 克拌匀,入冰箱腌制 24 小时后,放锅内熬至汁液将干,出锅晾凉,放入红绿樱桃25 克、白糖 50 克拌匀即成。此食清热、美颜、预防癌症,适合治高血压、胃癌等。

柠檬甘蔗 柠檬 1 个洗净,连皮切块;甘蔗 250 克去皮切段,一起入果汁机榨汁。此汁解酒清热,适合治饮酒过度、心烦口渴等。

柠檬便方

感冒 ① 柠檬 1 个洗净,连皮切片,加少量蜂蜜冲水饮。② 柠檬 1个洗净切片,大豆 100 克洗净和 500 毫升果醋同放入密封容器,1 日后连醋带豆一起食,日服小半碗。③ 加热后的红葡萄酒里放一些柠檬汁和砂糖,晾至稍温徐徐饮下。

咽喉炎 柠檬 1 个去皮,果肉捣烂,泡开水代茶饮。

高血压　① 柠檬 1 个去皮切块和荸荠 10 个洗净削皮,加清水 500 毫升煎煮,代茶饮。② 柠檬 2 个、荸荠 10 个、海带 30 克、山楂 30 克水 煎服,日服 2 次。

高血脂　柠檬 3 个洗净、切片,晾干;香菇 50 克去柄,洗净、晾干和 蜂蜜 100 克一起浸泡于 1 800 毫升白酒中,7 日后取出柠檬,余密封再 浸 1 月,日服 2 次,每次 15~20 毫升。

咳嗽痰多　柠檬 3 个洗净,切块,加适量冰糖隔水蒸服。

痰热咳嗽　柠檬 100 克、桔梗 12 克、胖大海 10 克、甘草 9 克,水煎 服,日服 1~3 次。

暑热烦渴　① 柠檬 150 克洗净,榨汁饮服。② 柠檬 150 克洗净,榨 汁;甘蔗 500 克削皮,榨汁。两汁混合,日服 2~3 次。③ 柠檬 100 克洗 净,切片,加白糖 25 克,沸水冲泡,半小时后代茶饮。

妊娠呕吐　柠檬 500 克去皮和核,切块,加白糖拌匀,腌渍 1 日后 放锅中,加清水适量,小火熬至将干时,拌少许白糖,随意食用。

声音嘶哑　咸柠檬 1 个洗净,切片和无花果 2 片同放茶盅,加沸水 250 毫升,盖好泡浸 15 分钟,代茶饮,饮完再浸泡 1 次。

胃痛嗳气　陈柠檬(愈陈愈好)1 个洗净,切小丁入碗,加入蜂蜜适 量拌匀,分 2~3 次食完。

支气管炎　柠檬汁加热,调入适量蜂蜜,日服 3 次。

皮肤枯涩　柠檬 1/2 个和鸡蛋黄 1 个同搅成汁,加葡萄酒 150 毫 升和蜂蜜 20 克拌匀,分 2 次饮完。

体癣脚癣　柠檬 1 个去皮捣烂,纱布绞取汁液,外涂患处,日涂 3~ 4 次。

小儿百日咳　柠檬 1 个洗净,加冰糖适量,隔水炖烂熟,日服 1 剂, 早、晚各服 1 次。

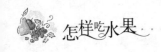

········ 夏季瓜果王——西瓜 ········

西瓜原产于非洲，传说 4 000 多年前非洲南部沙漠长有一种碧绿圆球的东西，有个旅行者因缺水干渴将它打开，食之甘甜又无中毒，便将其带出沙漠，加以栽培。公元前 2 000 多年埃及、利比亚等地已广泛种植。公元前 4 世纪亚历山大远征时，把种子带到印度，又相继传入东南亚。我国汉代从西域引入，故称西瓜。因其含水量高达 90% 以上，甘甜多汁，夏日清爽解渴，又名水瓜、夏瓜和寒瓜，堪称夏季瓜果之王，民间有"热天两块瓜，药物不用抓"的说法。现今各地均有栽培，还培育出不少优良品种，除无籽西瓜外，近年我国还培育出一种绿色生态西瓜，它用牛奶当肥料，浇灌出的西瓜品质、口感和甜度都上一个台阶。牛奶含有人体所需要的各种营养成分，植物吸收后，叶面光泽，抗病不用施任何农药。农业科学家认为，牛奶是天然的高级肥料，浇水时进行漫灌，不仅能增强果实的口感，还能减少化学制剂对土地及水质等的环境污染，是一举两得的物理农业技术。

西瓜性寒、味甘，不含脂肪和胆固醇，却含有人体所需的几乎各种营养成分，是一种富有营养、纯净和安全的食品。暑热口渴、心胸烦热，西瓜含有大量水分，能改善口渴多汗症状，并对急性热病发烧者有降温作用；西瓜含有瓜氨酸和精氨酸物质，可促进肝脏合成尿素从尿中排出，起到渗透性利尿作用。美国科学家研究发现，西瓜含有的瓜氨酸还能使人体产生氮氧化物，是男性增强性功能的重要物质。西瓜中含钠量极少，促使肾脏减少对水的吸收，利尿降压；其含有的蛋白酶可将不溶性蛋白质转换为可溶性蛋白质，从而加强肾炎患者的营养。西瓜中含有的蛋白质、糖和微量的盐，能降低血脂，促进新陈代谢，软化及扩张血管，防治心血管疾病。西瓜所含的多种维生素和番茄红素有调节心脏功能和防癌抗癌功效。常食西瓜生津止渴，可改善胃肠功能，增进食欲，还能滋润皮肤，清除血中的有毒物质，为机体补充一定的热能。

西瓜除果肉外，果皮和种子都可食用。瓜皮有清热、解暑、止泻、利尿功效，可治肾炎水肿、肝病黄疸、糖尿病；瓜子有清肺润肠，能和中止泻、助消化，可治吐血、久咳，是治肠、胃、脾之要药。

吃西瓜不会发胖，有减肥作用。靠西瓜皮边缘的红白相间部分，虽不如西瓜中间部位味好，但它药用和减肥功效却极佳。还可做菜肴，取稍带红色瓜瓤的西瓜皮，去除最外面的硬皮，切成小块，然后根据自己口味，加糖、盐各种调味品即可，不但爽口，又能美容减肥。另外，还可将里层的白皮切片煎水，加适量白糖制成消暑止渴清凉饮料。

吃西瓜每次不超过 200 克，如一次吃得太多，会使大量水分进入胃中，冲淡胃液，造成消化不良，使肠胃道抵抗力下降，尤其是肾功能不完全者，不宜多吃。西瓜性寒，婴幼儿不宜多食，感冒初期患者和胃寒大便稀溏、口腔溃疡者都不宜多吃。西瓜含糖量高，糖尿病患者要慎食。夏日人们爱吃冰镇西瓜，西瓜甜味来自果糖，果糖冰了后会显出其甜味，但西瓜放冰箱冷藏不宜超过两小时，对患暑热、身体虚弱或久咳痰多者，不宜食用冰镇西瓜。病后、产后及月经期忌食西瓜。

下面介绍西瓜的食谱和便方：

西瓜食谱

西瓜猪肉 西瓜皮 200 克洗净，削去外皮，切成薄片；猪肉 150 克洗净，切成薄片。锅置火上，倒入植物油烧热，放入猪肉片，快速翻炒，加入姜片、西瓜皮片、酱油、精盐、味精、白糖，稍翻炒即成。此菜滋阴清热、生津润燥，适合治贫血、慢性胃炎、厌食、暑热、月经不调、更年期综合征等。

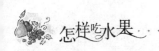

西瓜皮 300 克洗净,削去外皮,切成丝,精盐拌匀,稍腌,挤出盐水;瘦猪肉 150 克洗净,切成丝。锅置火上,倒入花生油 60 毫升烧热,投入肉丝,煸炒断生,放入葱、姜、西瓜皮,稍炒,加入料酒、精盐、味精调匀,淋入麻油即成。此菜滋阴清热、消火润燥,适合治贫血、慢性胃炎、厌食、暑热、月经不调、更年期综合征等。

西瓜鸡肉 西瓜 1 个(约 1.5 千克)洗净,剖开,挖出瓜瓤,成空壳状;扁尖笋 50 克放水中泡软。净仔鸡 1 只放入盘中,加入扁尖笋,倒入鲜汤,撒入精盐,上笼蒸至熟烂,取出,放入西瓜空壳,再入笼蒸 40 分钟即成。此菜补益脾胃、清热解暑,适合治暑热、厌食、慢性胃炎等。

西瓜 1 个洗净,瓜蒂处切口,挖出瓜瓤,成盅形;母鸡 1 只去内脏,洗净,切块;枸杞子 20 克洗净。锅置火上,倒入植物油烧热,下姜、葱和鸡块煸炸,加清水 400 毫升煮沸,加入枸杞子、黄酒、精盐,小火炖半小时,连汤一起入西瓜盅,盖顶盖,上笼蒸 20 分钟,调味即成。此菜生津止渴、利尿通便,适合治口干舌燥、心胸烦热、大便秘结等。

西瓜 1 个洗净,挖出瓜瓤,瓜皮切成小块;乌鸡 1 只去内脏,洗净,切块。锅置火上,倒入清水煮沸,放入鸡块、姜片、瘦猪肉 200 克、蜜枣 1 枚,旺火煮沸,改中火炖 1 小时,放入西瓜皮块,中火再炖半小时即成。此菜清热解暑、除烦止渴,适合治咽喉疼痛、口舌生疮、风火牙痛、尿路感染等。

西瓜瓤 100 克切片;鸡脯肉 1 块撒精盐、味精、胡椒粉,裹上面粉,放入煎盘,小火煎熟。锅置火上,放入黄油,下咖喱粉稍炒,倒入淡奶油,小火熬炖,搅拌,浇在煎熟的鸡脯肉上。西瓜瓤片用黄油稍炒,倒在浇好汁的鸡脯肉上即成。此菜滋阴补血,适合治贫血、月经不调、厌食、慢性胃炎、慢性肝炎等。

西瓜瓤 500 克切碎,干净纱布包裹,放入盛 3 个鸡蛋清的碗中,加精盐调匀。锅置火上,倒入植物油烧热,加入葱花略爆,放入西瓜瓤鸡蛋糊,炒熟即成。此菜滋阴润燥、养胃生津,适合治声音嘶哑、喉头水肿、扁桃体炎等。

西瓜鸭肉 西瓜1个(约2千克)洗净,瓜蒂处切口,挖出瓜瓤;光鸭1只去内脏,洗净,剁小块。锅置火上,放入鸭油烧热,投入鸭块、葱段、姜片、精盐、黄酒、味精,炒至八成熟起锅,倒入西瓜空壳,盖顶盖,并用湿绵纸封住,上笼蒸约1小时即成。此菜滋阴清热、利水消肿,适合治营养不良性水肿、慢性肾炎、贫血、月经不调等。

西瓜乳鸽 西瓜1个(约1.5千克)洗净,瓜蒂处切口,挖出瓜瓤;乳鸽2只(约500克)闷死,去毛,洗净内脏,剁成小块。锅置火上,倒入植物油烧热,下葱、姜煸香,加入乳鸽块、精盐、黄酒及适量清水,鸽肉烧至八成熟时起锅倒入西瓜空壳,盖顶盖,并用湿绵纸封住,上笼蒸约1小时即成。此菜滋阴补虚、养肝补血,适合治贫血、月经不调、精神委靡、性欲减退、疲劳综合征等。

西瓜番茄 西瓜瓤100克切碎绞汁;番茄2个、黄瓜1条去皮切丁;银耳15克温水浸泡去蒂。茶叶5克开水冲泡,放入银耳,加精盐,西瓜汁浇于银耳表面,番茄丁、黄瓜丁点缀即成。此菜滋阴生津、润肺和中,适合治慢性气管炎、淋巴结核、肺结核等。

西瓜半个(约1千克)剖开,去籽,取瓤,入果汁机榨汁;番茄500克沸水冲烫,去皮和籽,入果汁机榨汁。西瓜汁和番茄汁合并,搅匀即成。此汁滋阴润燥、利水降压,适合治高血压、小便赤热、食欲不振、慢性肾炎等。每日1剂,代茶饮。

西瓜芹菜 西瓜1个(约1.5千克)切开,取瓤,去籽;芹菜150克洗净,放入冷开水中浸泡片刻,连根、叶、茎切碎,与西瓜瓤一起入果汁机榨汁即成。此汁清热祛风、除烦降压,适合治高血压、动脉硬化、卒中(中风)等。

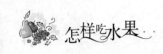

凉拌西瓜 西瓜皮 500 克洗净,削去外皮,片去瓜瓤,切成 6 厘米长的细条入碗,加入精盐、凉开水,腌制 10 分钟,挤干水分,入盘。锅置火上,放入麻油 15 毫升,烧至七成热,投入花椒,炸出香味,用漏勺去花椒,将热油淋在西瓜皮丝上,撒入味精,淋入红油,拌匀即成。此食生津止渴、利尿通便,适合治暑热、咽喉炎等。

拔丝西瓜 西瓜瓤 500 克去籽,切块,蘸匀面粉;鸡蛋清 1 个加面粉、湿淀粉,搅成稠糊。锅置火上,倒入植物油烧热,将西瓜块裹匀鸡蛋面粉糊,入锅炸至金黄色,捞出控油。原锅留底油上火,加入白糖 30 克,烧至溶化起小泡,放入炸西瓜块,洒入清水,稍翻炒,出锅放入抹好油的盘中即成。此食清热解毒、除烦止渴,适合治暑热、咽喉炎、口腔炎、口腔溃疡等。

西瓜盅 西瓜 1 个洗净,瓜蒂处切口,挖出瓜瓤去籽,瓜成盅形;莲子适量泡发去皮和心;白果适量去壳和心;百合适量浸泡洗净,一起入碗上笼蒸熟取出。山楂糕、金橘饼切丁入盆,加入西瓜瓤、葡萄干、莲子、白果、百合、白糖、冰糖、糖桂花,调匀,制成酿制西瓜的馅心,装入西瓜盅,上面摆上樱桃,盖顶盖,西瓜皮上雕刻图案,上笼蒸熟即成。此食健脾开胃、生津止渴、养心安神,适合治慢性胃炎、慢性咽炎、神经官能症等。

西瓜 1 个洗净,瓜蒂处切口,挖出瓜瓤去籽,瓜成盅形,西瓜瓤浸泡白开水中。冰糖 750 克入炖盅,加白开水 2 000 毫升,入笼蒸 15 分钟,取出纱布过滤,晾凉,倒入瓜盅冰糖水 1 500 毫升,加盖入冰箱冷藏。苹果、雪梨各 250 克,和罐头荔枝、罐头菠萝各 150 克切 4 厘米见方的粒,莲子切成两半,放入汤盅,淋入其余的冰糖水浸 30 分钟,取出沥去糖水。瓜盅取出,倒入全部果料,盖盅盖,再入冰箱冷藏 30 分钟,取出即成。此食清热去火、润肺止咳,适合治咽喉肿痛、口舌发干、尿路感染、利小便、解油腻等。

西瓜便方

中暑 ① 西瓜 1 个剖开随意食,日服 3 次。② 西瓜取瓤 1 000 克榨汁,与白糖、蜂蜜各 30 克煮沸,晾凉,装坛封口冷藏,7 日后饮服。③ 西瓜汁 100 毫升、陈醋 10 毫升,混合调匀,1 次服下,日服 2~3 次。

防暑 ① 西瓜汁、梨汁、生地汁、甘蔗汁各 250 毫升混合搅匀,分 4 次饮服。② 西瓜 1 个切口,伸入筷子将瓤搅成汁,放入蜂蜜 30 克搅匀封口,放进冰箱冷藏,分 2 次饮服。

感冒 西瓜与番茄混合榨汁,代茶饮。

咳嗽 西瓜 1 个开小口取出部分瓜瓤,放入冰糖 50 克,瓜皮封口,隔水蒸 90 分钟,凉后吃瓜饮汁,日服 1 剂,连服 7 日。

水肿 西瓜 2 500 克去皮和籽,榨汁,煮成青液状冷却,加白糖适量,汁膏吸干拌匀晒干,压成粉。每次服 15 克,日服 2~3 次,温开水冲服。

腹水 西瓜 250 克和大蒜 50 克加清水 500 毫升,煎至 250 毫升。日服 1 剂,分 2 次饮服。

夜盲症 西瓜皮 60 克和玉米须、酸枣仁各 20 克加适量清水共煎汤。日服 1 剂,分 2 次饮服。

高血压 ① 西瓜 1 个取出瓜瓤榨汁,调入蜂蜜 20 克,日服 1 次。② 西瓜 1 个瓜蒂处切盖,塞入葡萄干 100 克盖好,竹签紧口,瓜外用黄泥糊严冷藏,2 日后饮汁,每次 100 毫升,日服 2 次。③ 西瓜干品(切片曝干)13 克、草决明子 10 克水煎,代茶饮。

糖尿病 西瓜皮、冬瓜皮各 16 克和天花粉 12 克水煎服,日服 1 剂,分 2 次饮服。

口舌溃烂 西瓜 1 个切开去瓤,取其皮及内衣,切碎,与烧栀子 6 克、赤芍 10 克、黄连 1.5 克、甘草 1.5 克共入锅,加适量清水煎汤。日服

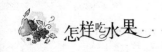

1 剂,代茶饮。

目赤口疮 西瓜去籽切条,晒至半干,加白糖适量腌渍,再曝晒至干后,加白糖少许,每次食 1~2 条,日服 2~3 次。

食欲不振 西瓜和番茄各 500 克加凉开水混合榨汁,代茶饮。

慢性肾炎 西瓜 1 个切口,塞入去皮大蒜 250 克,盖好上笼蒸熟,趁热饮汁食瓜肉。

月经过多 西瓜籽 9 克研末,开水冲服,日服 2 次。

前列腺炎 西瓜皮 10 克、蒲公英和紫花地丁各 12 克加适量清水共煎汤,日服 1 剂。

慢性气管炎 西瓜 1 个切小口,放入白糖 50 克(或生姜 60 克)盖好上笼蒸 2 小时,吃瓜饮汁,每日 1 个,连吃 10 日为 1 疗程。

酒醉酒精中毒 饮西瓜汁 1 碗或吃冰镇西瓜。

小便淋涩不利 西瓜皮、白茅根各 50 克洗净、切小块,和赤小豆 50 克洗净同入锅,加适量清水,小火煮半日,煎汤,连服 1 周。

· · · · · · · · 瓜中之王——哈密瓜 · · · · · · · ·

哈密瓜是产于我国新疆的一种甜瓜,已有 1 600 多年栽培历史,维吾尔语称甜瓜为"库洪",除少数高寒地带外,新疆各地都有种植。清朝康熙 35 年(公元 1696 年)维吾尔族首领额贝都拉被封为一等札隆克,哈密王向朝廷进贡当地生产的甜瓜,哈密瓜由此得名。它以甜蜜醇香闻名于世,有"瓜中之王"的美称。哈密、吐鲁番和南疆伽师产的瓜最受青睐,其大小、形状和肉色千差万别。大的有 20 千克重,像炮弹;一般重 10 千克,小的像椰子,不足千克,形有圆、椭圆、卵圆、长棒、短筒等。瓜皮色有白玉、金黄、青表色、果绿和杂色数种,肉色雪白、红嫩或绿白,香脆甜爽。哈密瓜有早熟夏瓜和晚熟冬瓜之分,冬瓜只要用绳子或尼龙袋把它吊起来,或用腊纸、塑料套包好,及时储存可以放到来年春天,仍然新鲜可供食用。

哈密瓜性寒、味甘,营养丰富,《本草纲目》中记载,哈密瓜有"止渴、除烦热、利小便、治口鼻疮"之功效。现代医学研究认为,哈密瓜对人体造血功能有显著的促进作用,适宜于肾病、胃病、咳嗽痰喘、贫血和便秘患者食用。哈密瓜的蒂含苦毒素,具有催吐作用,能刺激胃黏膜引起呕吐,适量内服可急救食物中毒,而不会被胃肠吸收。

哈密瓜是解暑佳品,也是女性瘦身美容的滋补水果,还是与牛奶绝配的绿色水果。有些人不喜欢喝牛奶,又想得到牛奶中的营养,或是因为体质问题无法直接喝牛奶,就可以把牛奶和哈密瓜混合后饮用,哈密瓜有助于对牛奶的消化吸收。所以哈密瓜一般人都可食用,每次100克即可。过多易引起腹泻;患有脚气病、黄疸、腹胀、便溏、寒性咳喘以及产后、病后的人不宜食用。哈密瓜中含糖较多,糖尿病患者应慎食。

下面介绍哈密瓜的食谱和便方:

哈密瓜食谱

哈密瓜牛肉 哈密瓜肉200克切小丁;牛柳300克洗净,切成约1厘米见方的丁,加入料酒、精盐、味精、葱姜汁和小苏打粉1克,拌匀,腌入味,加鸡蛋清1个、淀粉30克拌匀,浆好。锅置火上,倒入植物油500毫升烧至四成热,下入浆好的牛柳丁,滑散至熟,捞出沥油。锅留底油30毫升复置火上,加入菠萝汁30毫升、番茄酱15克、白糖适量、清汤20毫升煮沸,淀粉调稀勾芡,放入哈密瓜丁、牛柳丁颠翻挂汁,淋明油即成。此菜止渴补血,适合治暑热烦渴、贫血等。

哈密瓜鸡肉 哈密瓜肉100克切片;鸡脯肉125克洗净、切片,加入鸡蛋清1只,湿淀粉拌匀,浆好;菠萝肉75克切片。锅置火上,加入清水煮沸,下入哈密瓜片和菠萝片烫透,捞出沥干。芡汤、胡椒粉、湿淀粉、

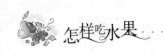

麻油调匀成芡汁。净锅置火上,倒入植物油烧至三成热,下入浆好的鸡片,拨散,炸至断生捞出,沥油。原锅留底油,复置火上烧热,下入葱花、姜末、蒜茸煸香,放入炸鸡片、哈密瓜片、菠萝片炒匀,加入绍酒、芡汁,颠翻均匀即成。此菜止渴补血,适合治暑热烦渴、贫血、通便等。

哈密瓜带子 哈密瓜肉 100 克切片;菠萝肉 75 克切片;鲜带子 125 克洗净、沥干。锅置火上,加入清水煮沸,下入哈密瓜片和菠萝片烫热,捞出沥干。芡汤、湿淀粉、胡椒粉、麻油调匀成芡汁。净锅置火上,倒入植物油烧热,下入鲜带子,过油至断生,捞出沥油。原油锅留底油,复置火上烧热,下入葱花、姜末、蒜茸煸香,放入哈密瓜片、菠萝片炒匀,投入鲜带子炒匀,加入芡汁,淋麻油即成。此菜生津补血,健脾养胃,适合治贫血、习惯性便秘、月经不调、厌食等。

哈密瓜鱿鱼 哈密瓜肉 100 克切片;鲜鱿鱼 75 克和水发土鱿 50 克洗净,切长方形片;菠萝肉 75 克切片。锅置火上,加入清水煮沸,下入哈密瓜片和菠萝片烫热,捞出沥干;下入鲜鱿鱼片,烫成麦穗形,捞出沥干。净锅置火上,倒入植物油烧至三成半热,下入土鱿片,将熟时捞出沥油。芡汤、胡椒粉、湿淀粉、麻油调匀成芡汁。原油锅留底油,复置火上烧热,下葱花、姜末、蒜茸煸香,下入鲜鱿鱼卷、土鱿卷、哈密瓜片、菠萝片炒匀,加入绍酒、芡汁,颠翻均匀即成。此菜健脾开胃,适合治单纯性消瘦、慢性胃炎等。

哈密瓜黄鳝 哈密瓜肉 200 克切块;黄鳝 300 克洗净、切片,加精盐、胡椒粉拌匀,腌渍片刻,撒入淀粉,放入油中炒脆,捞出控油;红辣椒 2 个洗净、切丝。锅置火上,倒入植物油烧热,下葱花、姜末、蒜茸煸香,放入哈密瓜,加白糖、醋、酱油、料酒、精盐,撒入红辣椒丝,炒匀即成。此菜止渴补血,适合治暑热烦渴、贫血、通便等。

哈密瓜虾球 哈密瓜 1 个(约 5~6 千克)洗净,将瓜肉改刀成牡丹形大花瓣,摊开摆在盘中央,哈密瓜皮入沸水焯后,刻成牡丹花叶 5 片,等距离围摆在哈密瓜大花瓣外。大虾20只洗净,去虾头,剥虾壳,加精盐、味精、葱汁、姜汁、淀粉拌匀,腌渍浆好。锅置火上,倒入花生油1 000毫升烧至五成热,下入大虾滑油,成虾球后捞出沥油。原锅留底油,复置火上,加入虾球、高汤150毫升、精盐、味精煮沸,淀粉调稀勾芡,淋入明油,出锅盛放在哈密瓜花瓣中即成。此菜健胃补肾,适合治男性更年期阳痿、早泄、性功能减退等。

哈密瓜便方

咳嗽 哈密瓜250克洗净,连皮切碎,加川贝粉9克、陈皮3克,水煎服。

中暑 哈密瓜肉40克和柠檬汁一大匙、蜂蜜适量加冷开水200毫升榨汁饮服。

贫血 哈密瓜肉捣烂挤汁,早、晚各服1次,每次1茶杯。

失眠 哈密瓜肉250克、乌梅9克、红枣15克,水煎服。

便秘 每日空腹食哈密瓜250克,连籽食用。

尿道炎 哈密瓜肉50克和葡萄20颗榨汁,日服1剂,连喝2~3日。

胃溃疡 每晚食哈密瓜250克。

小便不利 哈密瓜肉40克、柳橙1个、鲜奶90毫升榨汁,倒入雪碧或苏打水,代茶饮。

前列腺炎 哈密瓜肉40克、葡萄20颗、菠萝肉40克和去皮香蕉1个榨汁,日服1剂。

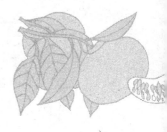

后　记

　　我国亚圣孟子关于"食色,性也"对性学精辟的论述,即今日人人关注的生命工程。健康的饮食和健康的性生活是人的健康总和,既延长了人的生命,又改善了人的素质。近20年,我遵照孟子的箴言,结合当代中国国情,编写了食和色两个系列的书。在食的方面,已由上海科学技术文献出版社出版了《秀色美餐——花卉食谱与便方》、《秀色养生——花卉药膳与便方》和《性保健食疗》,现在又完成了系列之四水果养生保健的书。在色的方面,也就是性教育,已由中国人口出版社出版了《性爱健康指南》、《现代人性爱与保健》和上海科学技术文献出版社出版的《走进禁区——家长与孩子谈性》、《青春话性——生活教育和人格教育》四书。

　　为什么要专门写一本水果养生保健的书?是不少朋友要我把自然疗法的切身体会告诉大家,怎样才是吃对水果,只有吃对了才能防治疾病、增进健康。认识我的人都说"你是个奇迹"。16年前我因高血压突发脑溢血,7个出血点,昏迷数日,差点送命。醒来后开不了口,也握不住任何东西。妻子是位资深医生,她配合医院的治疗,帮我在病床上对接语言中枢,教我讲话,还不断给我按摩手足,排除肌肉萎缩,果然不久能用普通话和上海方言与亲友继续交流,1个月后也从练字飞跃到继续笔耕,我在海外报刊的专栏文章从未中断。唯一遗憾的是当时在对接语言中枢时,未把学过的外语也作一对接,以致今日只能听懂对方的一些口述,无法与之交流,因为没有人能听懂我把几种语言混杂在一起了。4年多前又做了结肠癌手术,医生幽默地说你大概吃得太好了,提醒我要思考如何才是吃对吃好。

　　战胜两大顽疾康复后,有机会去海内外观光,特别是跑了欧美亚澳

294

几个发达国家,发现洋人饮食没国人那么复杂。他们讲究天然的营养,水果就是最方便的饮食,也是最富营养价值和药用价值的食品。它能平衡人体内食物的酸与碱,也能使人的"进口""出口"正常化,由此才会防治疾病、增进健康。近年我在美国每天坚持吃水果,量不多,但常是二三个品种按水果的属性来搭配,也喝果汁吃果酱,有时还凑兴喝几口果酒,古稀之年反而与医院疏远了。回国后友人赞赏我气色大为改善,要我把瓜果食疗介绍给大家。于是总览东西方人对瓜果的研究,在美国写了这本水果养生保健的书,也是花卉食疗和性保健食疗的姐妹篇。

本书为读者提供的千余种水果食谱和便方,是先祖延传下来的智慧,也是烹饪师傅和民众实践的结晶,用法仅供参考,并非代替医生诊断,读者可求教医生和营养师,根据不同的时令和每人不同的体质、口味和病情进食符合自身类型的瓜果。

本书是在美国盛产苹果的华盛顿州完稿的,我的外孙还真是从果树上摘下苹果,洗好后让我边写边连皮吃。加籍华人、加拿大上海商会名誉会长、年近九旬的资深作家李宗海,早年毕业于上海圣约翰大学,一生最爱吃水果,他是本书的顾问。另一位顾问澳籍华人、澳大利亚资深工程师罗记生也是数十年坚持日食水果 500 克,花甲之年看上去才 40 多岁,退休后德国和新加坡多家企业争相聘他。还有一位顾问是美籍华人、哈佛大学医学院博士后、辉瑞制药公司的药物分析专家邹虹,她期望本书能促使水果应用于新药。本书还得到上海商会副会长范洁,美国爱因斯坦医学院医学博士、自然医学康复中心杨岩夫妇和日本女报人时佳子的支持,他们多次与我通话,时佳子女士还从日本给我快递寄来资料。下列几位医生、营养师和烹饪家,他们(依姓氏笔画为序)是:王云凤、王建英、石晔、石静如、汤学良、陈德荣、张弘祺、戚轶、傅洪强和蔡桦,从各方面给我帮助。使我难忘的是原上海

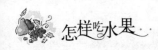

东南医院副院长范国华和浙江中医药大学教授张立人,我们在上海和杭州多次研讨选题,不料他俩先后不幸病逝,本书再版也是对他们的追思。

石四维

2011 年 6 月于上海